心灵花园：沙盘游戏与艺术心理治疗丛书
主编：申荷永

转化抑郁
用创造力治愈心灵

Transforming Depression
Healing the Soul through Creativity

[美] 戴维·H·罗森（David H. Rosen）/ 著

张　敏　高　彬　米卫文 / 译

中国人民大学出版社
·北京·

"心灵花园：沙盘游戏与艺术心理治疗丛书"编委会

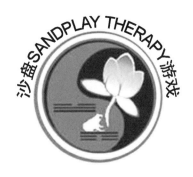

华人心理分析联合会

华人沙盘游戏治疗学会 　　　　　　　　　　　　　　　　**策划出版**

广东东方心理分析研究院

澳门基金会（澳门城市大学心理分析与沙盘游戏研究项目）

广州市教育科学"十一五"规划课题（项目编号10C034） 　　**资助与支持**

主编：申荷永

顾问：Ruth Ammann(瑞士)　Harriet Friedman(美国)

编委：刘建新　高　岚　范红霞　张　敏　陈　侃

　　　　王求是　李江雪　李春苗　江雪华　冯建国

　　　　徐维东　蔡成后　项锦晶　柳蕴瑜　宋　斌

　　　　Eva Pattis Zoja　Paul Kugler　Rie Rogers Mitchell

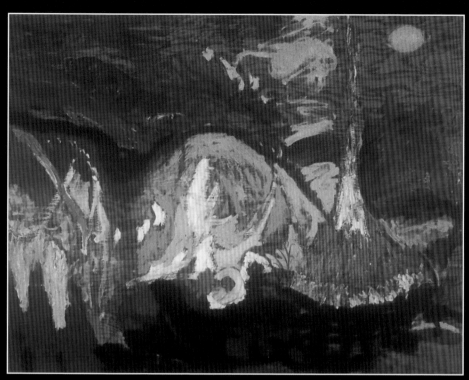

彩图 I　治愈的情绪风景画

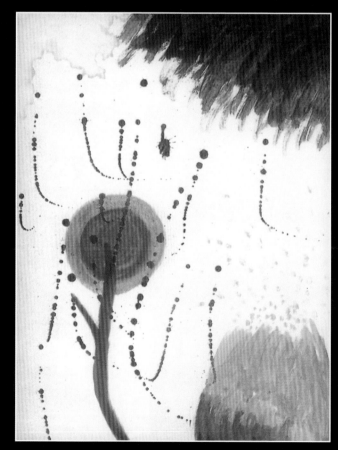

彩图 II　"悬浮于两种
状态之间"

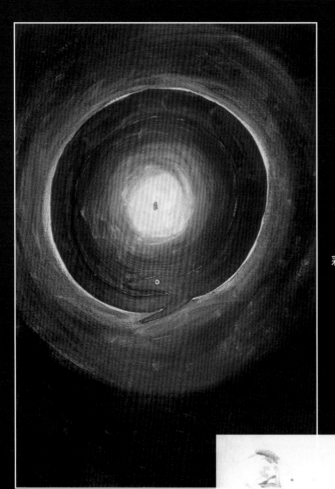

彩图 III　"孕育自己"

彩图 IV　龙

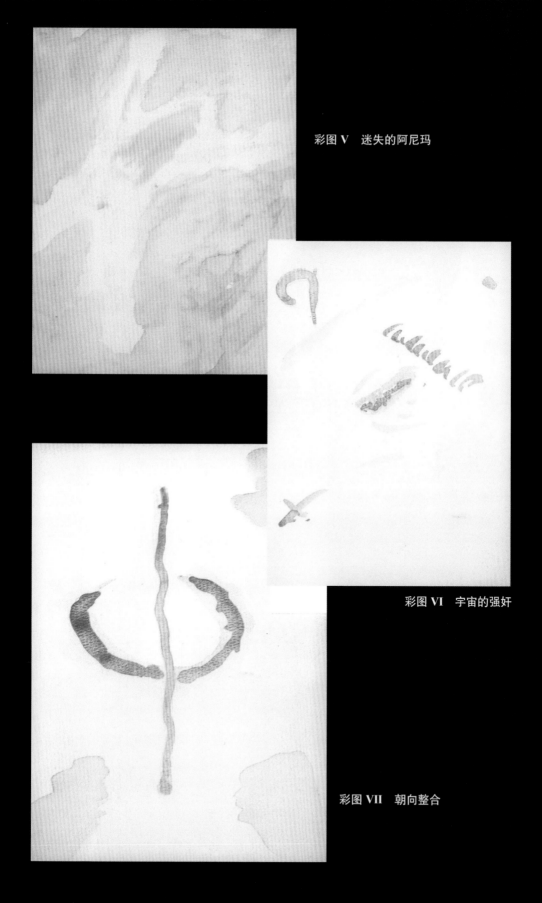

彩图 V　迷失的阿尼玛

彩图 VI　宇宙的强奸

彩图 VII　朝向整合

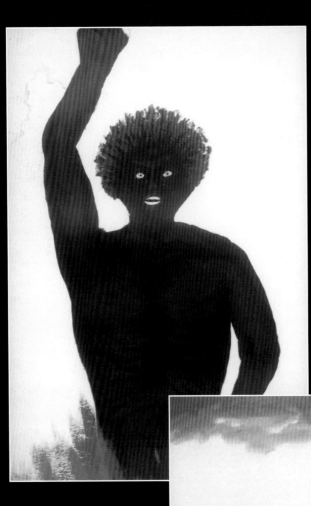

彩图 VIII "我的抑郁"

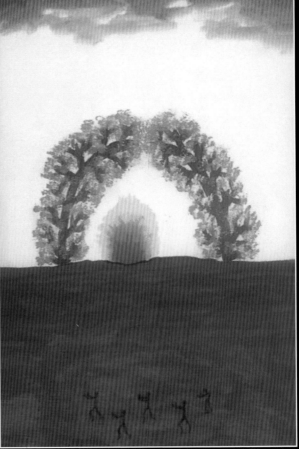

彩图 IX 净化

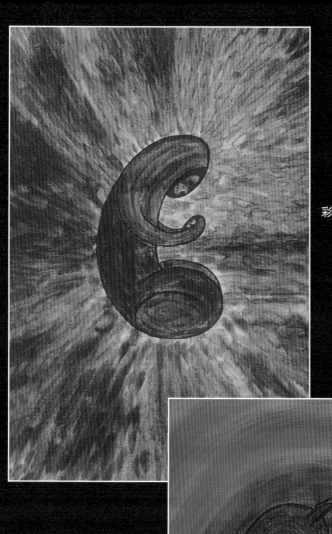

彩图 X　圣母与圣婴

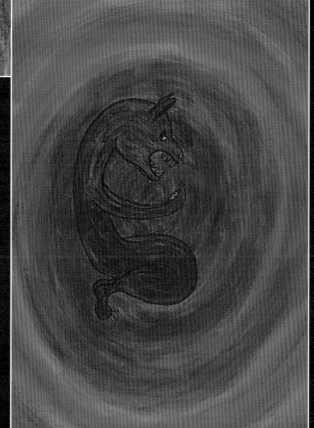

彩图 XI　"大狼"

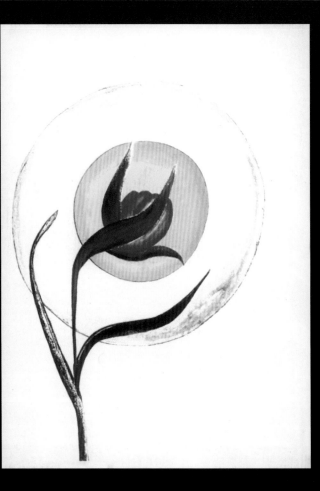

彩图 XII　　"向日葵/月光花"

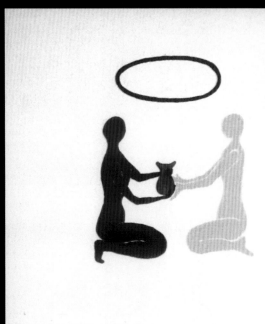

彩图 XIII　整合的意象

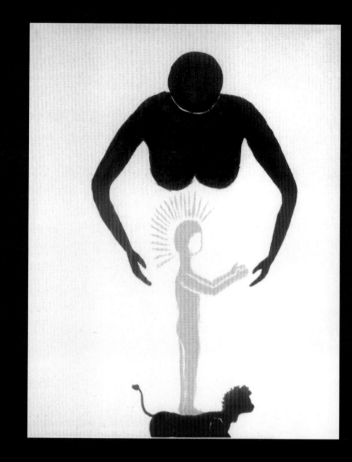

彩图 XIV　自我接纳

彩图 XV　治愈的象征

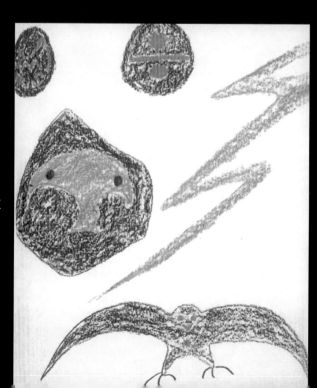

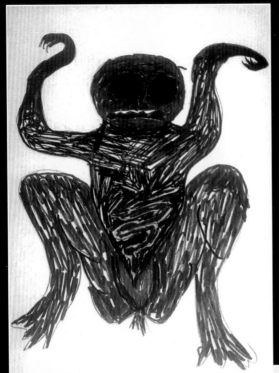

彩图 XVI　"死亡粪便"的排泄

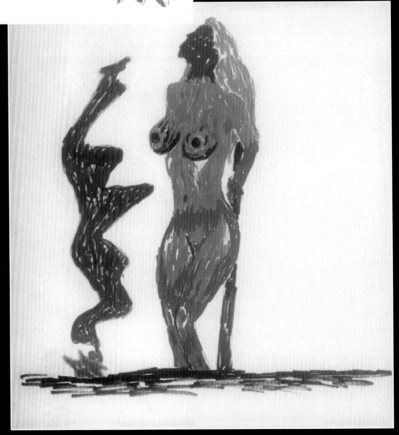

彩图 XVII　"阿尼玛"

总　序

　　"一沙一世界，一花一天堂。手中拥有无限，刹那便成永恒。"布莱克
这首《天真的预兆》也是沙盘游戏与艺术心理治疗的写照。在我们看来，
艺术关乎心灵，艺术中包含着人类古朴的心智，沙盘中展现出美妙的心灵
花园，这便是沙盘游戏与艺术心理治疗的生动意境。把无形的心理内容以
某种适当的象征性的方式呈现出来，从而获得治疗与治愈、创造与发展以
及自性化的体验，便是沙盘游戏与艺术心理治疗的无穷魅力和动人力量之
所在。

　　"心灵花园：沙盘游戏与艺术心理治疗丛书"是国内首次系统介绍沙
盘游戏的一套著作，在国际心理分析学会（IAAP，International Associa-
tion for Analytical Psychology）、国际沙盘游戏治疗学会（ISST，Interna-
tional Society for Sandplay Therapy）、华人心理分析联合会（CFAP，Chi-
nese Federation for Analytical Psychology）、华人沙盘游戏治疗学会
（CSST，Chinese Society for Sandplay Therapy）、广东东方心理分析研究
院、澳门基金会、澳门城市大学的支持下完成。丛书的缘起于 2002 年第二
届"心理分析与中国文化国际论坛"，哈里特·弗里德曼（Harriet Fried-
man）和伊娃·帕蒂丝·肇嘉（Eva Pattis Zoja）等国际著名沙盘游戏治疗
师以"沙盘游戏治疗"为主题，在广州珠岛宾馆做了三天会前工作坊，开
始了国际沙盘游戏治疗学会在中国的正式培训。

　　2003 年，在美国西雅图第 17 届国际沙盘游戏治疗学会年会期间，国
际沙盘游戏治疗学会及美国沙盘游戏治疗学会的主要负责人专门组织了关
于"沙盘游戏在中国的发展"的研讨，其中就确定了本丛书的选题和工作
计划以及丛书编委会的组成。作为丛书主编，很荣幸能有凯·布莱德威
（Kay Bradway）、黑格曼（Gretchen Hegeman）、哈里特·弗里德曼、茹
思·安曼（Ruth Ammann）、伊娃·帕蒂丝·肇嘉、瑞·罗杰斯·米切尔
（Rie Rogers Mitchell）、巴巴拉·图纳（Barbara A. Turner）、乔西·考宁
汉（Joyce Cunningham）等加入我们的工作。

　　选入丛书的译著，都是沙盘游戏治疗的经典和最新代表作，包括多

拉·卡尔夫（Dora Kalff）的《沙盘游戏：治愈心灵的途径》、哈里特·弗里德曼和瑞·罗杰斯·米切尔的《沙盘游戏：过去、现在与未来》、茹思·安曼的《沙盘游戏中的治愈与转化：创造过程的呈现》以及伊娃·帕蒂丝·肇嘉的《沙盘游戏与心理疾病的治疗》等。丛书的译者队伍基本上由心理分析方向的博士和硕士组成，他们都具有沙盘游戏的实践体验，都曾参加过国际沙盘游戏治疗学会认可的专业培训。

　　沙盘游戏从创意的产生到正式创建，再到国际学会的成立及在全世界具有广泛影响，几乎已有了百年的历史，在百年的历程中也获得了自身的发展与成熟。在我们的理解中，沙盘游戏不仅是心理分析的重要方法和技术，也是心理分析理论的重要发展。在中国文化的基础上，我们曾把心理分析的目标阐释为三个层面：安其不安与心理治疗、安其所安与心理教育和安之若命与心性发展，三者合而为一始为完整的心理分析。沙盘游戏也是如此，它不仅是一种心理治疗的方法，能够广泛地适用于诸多心理疾病的治疗，也是一种心理教育的技术，能够在培养自信与人格、发展想象力和创造力等方面发挥积极的作用，同时，以整合意识与无意识为目标的沙盘游戏，可以促进自性的成长和心性的发展，从而获得真实的自性化体验。

申荷永
华人心理分析联合会会长
华南师范大学、澳门城市大学教授
国际心理分析学会心理分析师
国际沙盘游戏治疗学会沙盘游戏治疗师
2014 年 8 月

《转化抑郁》一书书评

"罗森的书如此生动，是因为他让素材自己说话……它探讨的主题如此紧迫，超越了理论主张之差异，直击要害。"

——《心理学视角》（*Psychological Perspectives*）

"引人入胜……这是一本重要的书，它为我们带来痛苦可以转化为欢乐、人类的精神可以再次高涨的希望。"

——《利奇菲尔德郡时报》（*Litchfield County Times*）

"这一敏锐而聪慧的治疗抑郁症的方法，开启了全新的象征和实践的意义。读者会深受启发，把抑郁症视为疾病与转化之悖论，而这需要比精神病学更为广阔的理解力。本书实用、充满智慧，对那些遭受抑郁症折磨的人及看护他们的人大有助益。"

——波莉·杨-艾森德拉思（Polly Young-Eisendrath），《你并不是我期待的人：学会爱异性》（*You're Not What I Expected：Learning to Love the Opposite Sex*）一书作者

"罗森治疗抑郁症的方法是有效的。首先，它尊重心灵在变得抑郁的过程中自然的变化；其次，它不会欺骗自性的要求，即至少自我的某个部分需要死亡；最后，它理解当一个人必须经历艰险的转化之时，创造的过程是完成这一死亡的途径，同时又能保存个体的生命。"

——约翰·毕比（John Beebe），《深度之德性》（*Integrity in Depth*）一书作者

"在临床心理学越来越以药理学治疗为主导之时，能够遇到这样一种治疗方法，即从个体自身的无意识中汲取创造性的资源来指导心灵的重生，真是耳目一新。对于那些受抑郁的困扰，或家庭中有抑郁的成员的人们而言，这本书是拯救生命之作。"

——《直觉》杂志（*Intuition* Magazine）

献给我的女儿萨拉（Sarah）、劳拉（Laura）和雷切尔（Rachel），她们一直在我身旁，鼓舞我，支持我内在阿尼玛的成长、创造力的发展，以及与我的灵魂亲密接触。我把本书献给女性是自然而然的事情，因为独一无二的灵魂——原型的女性，是人类唯一的希望，不管是个人层面，还是集体层面。

"你选择黑暗，而我们的光义须照耀
不管有多暗淡，
为那些追随者指引道路。"

——梵语祷告词

"只有一个真正严肃的哲学问题，那就是自杀。"

——加缪

"如果我们按照人们现在的样子来对待他们，我们就会使他们越来越糟糕。如果我们按照他们应该达到的目标来对待他们，我们就能帮助他们成为他们能够成为的人。"

——歌德

致　谢

　　衷心感谢我的父母巴巴拉·罗森（Barbara Rosen）和马克斯·罗森（Max Rosen），他们教会我尊重观点，向我揭示了创造性的过程，为我展示了传达新的信念和概念的勇气，并以身作则，向我说明怎样度过艰难时刻。感谢我的分析师们，他们既有弗洛伊德学派的，也有荣格学派的，都是我的治愈者和导师：弗雷德·奥尔斯顿（Fred Alston）、约翰·佩里（John Perry）、凯·布拉德威（Kay Bradway）、保罗·库格勒（Paul Kugler）和詹姆斯·艾尔沃德（James Aylward）。感谢我的荣格心理分析培训导师：唐纳德·桑德勒（Donald Sandner）、达里尔·夏普（Daryl Sharp）、马里昂·伍德曼（Marion Woodman）、哈里·威尔默（Harry Wilmer）、约瑟夫·韦克菲尔德（Joseph Wakefield）、朱莉娅·摩根（Julia Morgan）和玛丽·艾琳·多布森（Mary Eileen Dobson）。还要感谢我的病人和我的学生们，关于教育（通过体验来获得知识）和自性化（朝向整合的治愈过程），他们教给我许多，超出了我的想象。还有我的荣格学派的同事们，他们给了我许多诚恳而有益的反馈意见［特别想提及的包括詹姆斯·霍尔（James Hall）、简·鲍尔（Jan Bauer）、朱莉娅·麦卡菲（Julia McAfee）和简·惠尔赖特（Jane Wheelwright）］。还要感谢我的朋友彼得·拉特（Peter Rutter），他第一时间就建议我把我的手稿提交给杰里米·P·塔彻（Jeremy P. Tarcher）。

　　我想感谢我以前的一位学生杰伊·朗格里奇（Jay Laengrich）所做的研究工作。需要重谢的还有哈德利·史密斯（Hadley Smith），她是一位艺术家、设计师、心理学家，也是我的朋友，在选用本书的插图方面，她提供了宝贵的意见。甚至还在我未提出要求的时候，她就已经浏览了整本书的文稿，并给出了重要的评论和建议。需要特别提出感谢的还有阿诺德·韦德利兹（Arnold Vedlitz）、路易斯·西弗斯特（Luis Cifuentes）、玛丽亚-克里斯蒂娜·加西亚（Maria-Cristina Garcia）、安妮·加德纳（Ann Gardner）、劳拉·托伯特（Laura Torbet）和乔尔·维绍斯（Joel

Weishaus），他们每一位都是优雅的读者和评论家。玛丽·莱恩·狄克逊
（Mary Lenn Dixon）和费思·肖特（Faith Short）既是读者，也是编辑顾
问。我还要特别感谢我的姐姐南希·罗森（Nancy Rosen），她也是一位编
辑，为本书的某些章节提供了非常好的反馈建议。还要重点感谢简·布拉
菲·欧文（Jane Blaffer Owen），她不仅细致认真地阅读了书稿，还为我提
供了时间和场地在印第安纳州的新哈莫尼这一历史古镇写作。此外，我还
想感谢维基·纽曼（Vicky Newman，她帮助我对个案进行了早期的编辑
工作），还有克里斯·巴托雷蒂（Chrissie Battocletti）、路易斯·勒克
（Louis Luck）、乔·林恩·罗斯（Jo Lynn Ross）、埃米·亨尼卡特（Amy
Hunnicutt）和乔迪·特伦科曼（Jody Trenckmann），他们做了许多文书
和编辑工作，他们尽职尽责，甚至做了许多职责范围之外的工作。乔迪，
虽然名字出现在最后，做的工作却是最多的。

　　我想重点提出感谢杰克·马奎尔（Jack Maguire），他给我的帮助十分
宝贵。杰克是梦的领域方面的专家，其编辑水平和写作技巧也是一流的，
他的工作使本书变得通俗易懂。

　　需要致以诚挚谢意的还有戴维·斯坦福（David Stanford，他是企鹅出
版社的编辑，负责编辑我的书）、我的版权代理内德·莱维特（Ned
Leavitt），是他们促成了本书第一版平装版的出版。此外，我还想衷心感
谢贝蒂·伦斯泰德（Betty Lundsted），是她让本书得以在尼古拉斯-海斯
（Nicolas-Hays）出版社再版。

　　本书第六章、第七章、第八章和第九章中的个案例证，涉及来自病人
的无意识的自发创作作品，它们都是积极想象这一治疗技术的产物，我在
第五章对这一技术进行了探讨。我想对我的个案中的这些病人致以诚挚的
谢意，他们同意分享治愈的意象和临床病史。对他们的身份特征和生活经
历都做了修改，以保证他们的个人资料的隐匿性。

　　最后，我的无限感激献给弗兰克·N·麦克米兰（Frank N. McMil-
lan）和他的家人梅布尔（Mabel）、弗兰克三世（Frank Ⅲ）、莫利（Mol-
ly）和安德鲁（Andrew），是他们的慷慨支持让我走上了分析心理学这一
创造性的追寻之路。

转化抑郁

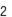

序　言

"毕竟，出生两次和出生一次一样都不会令人惊奇。"

——伏尔泰

这是一本关于转化抑郁和发现摆脱自杀的有意义的方式的书。本书孕育于个人痛苦的经历，并伴随着作为医生、精神科医生和心理分析师的多年研究和实践。25年前，当自杀的状况出现时，我并没有意识到其潜在的心理危机，要么是创造性地提升生活，要么就是破坏生活。我也没有把我个人的危机和远古、普遍的或原型的与死亡相关的模式联系起来。

个人人生经历描述

我对克服抑郁和自杀冲动的兴趣主要是由于青春期和成年期早期所发生的几件极度令人不安的事件。这些并不是不同寻常的事件，相反，事件如此寻常，以至于几乎可作为原型事例，因此也值得回顾。

我第一次严肃地面对抑郁是在我15岁那年。在密苏里州的斯普林菲尔德中心高中读完二年级后，我得到了人生中第一份真正的工作：在麦当劳制作奶昔。我期待着这个不同寻常的美妙夏天，一个可以赚钱、充满欢乐和自由的夏天，这个夏天开始，猫王的那首《时不我待》（It's Now or Never）开始发行。

突然，关于这个美妙夏天的愿景化为泡影。一天，母亲说："收拾行李！我们去祖母家过周末。"周末变成了两星期。从祖母在堪萨斯城的家，我们搬到了内华达，在那里，母亲和父亲离婚了。这个美妙的夏天够我受的了。远离家园、远离父亲、远离朋友，我感觉自己好像要死去了。但我并没有觉得毫无希望，在此留下了我拯救心灵的钥匙。

回想起来，我明白父母离婚和远离家园让我患上了应激性的抑郁症。[1]因此，我度过了一段自然的悲伤过程，虽然是无意识的。就当时而言，这个过程让我哀悼我所承受的丧失，并且让我适应新的环境；从长远来看，它让我为处理未来的危机做好了准备。

第一个危机发生在两年后。那时我和母亲、弟弟、三个姐妹定居在加利福尼亚州圣克鲁兹附近的旧金山南部。父亲拒绝在经济上资助母亲，希望以此迫使她回到他的身边。因此，与原来的生活方式相比，我们过着比较原始的日子：苹果筐做衣橱，门板上钉上柱子再铺上垫子当沙发，床垫放在地上当床。母亲在离家很远的地方上班，我在放学后还得工作，经常在晚上 9 点或 10 点才到家。在我孤独的时候，新朋友丹和他的家人给了我无比珍贵的支持。尤其是丹的父亲，米尔特，他帮助我承担责任，让我保持着乐观的生活态度。米尔特既不生气也不沮丧，充当着代理父亲的角色：他接纳我，关心我，并倾听我的心声。我实际上是和丹及他的家人生活在一起的。

中学毕业后的那个夏天，我去密苏里州探访亲戚和朋友。回家后，母亲告诉我一个令人震惊的消息：米尔特对着自己的头部开枪，自杀了。乍一听到这个消息，我只能一遍又一遍地哭喊着："这不可能！"当我问"为什么"时，母亲回答说："我不知道，没有人知道。"在我看来，米尔特拥有一切：幸福的家和家人，他喜欢的好工作。我在心里想如果米尔特会自杀的话，任何人都可能自杀。甚至，我也可能。

这种觉醒是我关于自杀的看法的转折点。尽管并没有其他的事情让我想象我会自杀，尽管自杀的想法让我很厌恶，我却有了一个极其重要的认识：没有人对自杀的倾向是免疫的。相反，我们很可能发现不了其他人内心自杀的倾向，即使你与此人关系密切。

几年后，我又有了另外的证据。山姆，和我一起在斯普林菲尔德长大，我在加利福尼亚大学伯克利分校读书时，他也在那儿；而当我入读密苏里大学医学院的时候，他也同时回到密苏里继续攻读文学创作的研究生学位。因为了解他大半辈子的生活，我觉得我对他的人格的印象还是非常准确的。大多数时候，他是一个外向、爱冒险、有爱心、有趣、快乐的人。但有时，他也会抑郁、退缩。因为他是个诗人，他身上表现出的这种奇特的、自相矛盾的个性特点的混合，似乎也是顺理成章的。不管他的精神多么低沉，他似乎总是会好起来的。

10 月份阳光明媚的一天，山姆拿着他惯用的酒壶到我家，我们坐在树下的草地上，聊着他和他妻子之间的那些烦心事。他想要离开她，但又犹豫不决，因为顾忌到离婚对年幼女儿所产生的影响。雪上加霜的是，他不能出版更多的诗集。对他的抱怨，我习惯于充当共鸣板的作用——而这可能就是问题所在。共鸣板并不一定真的在听。而且，我还在全身心地想着医学院和我自己的婚姻问题。山姆说他想要结束自己的生命，但出于想让他远离该念头的可理解的愿望，我只是简单地回答："噢，事情不会那么糟。一切都会好起来的，不要担心。"

山姆回家后，拿起菜刀，脱光衣服，走进浴缸，朝自己的胃部连刺七刀，并沿左手腕割了一圈，深见骨头。他妻子发现了他，急忙送他去医院，及时让医生挽救了他的生命。然而，了解他的人显然都知道他的灵魂已经离去。不管是医生还是朋友都无法将其灵魂拽回，六个月之后，他上吊身亡。[2]

这一惨痛的事件，我曾亲涉其中，给我遗留下了大量的问题，需要找寻答案。山姆怎么能如此背叛自己的缪斯女神，背叛我们这些爱他的人呢？我怎么会没有意识到，他是真的想要自杀？我怎么做才能阻止他呢？有没有人或事能够阻止他呢？

这些与抑郁和自杀相伴的经历——儿时家庭的解散，失去米尔特的震惊，失去山姆，虽说不那么震惊，但却更加惨痛——令人备受折磨，但与围绕着结束我第一次婚姻的那些情况相比，却并不是那么令人难以忍受。我的婚姻问题在我进入医学院不久就初现端倪。医学院第一学年即将结束时，我需要投入大量的时间和精力，而这让我们的关系紧张到了极点。我的妻子，一名演员，想在暑假独自去南卡罗来纳州的希尔顿海德岛剧院演出夏季剧目。不幸的是（或幸运的是）我坚持陪她一起去。

一天晚上，我坐在一家酒吧等她，她和扮演男主角的人一起走了进来。她没理会我，在演出结束后，继续和此人上演着浪漫的一幕。我看着他们俩，担心如果我将所感受到的愤怒发泄出来会发生什么。我跑出酒吧，跳进汽车，在岛上狭窄而弯曲的小道上疯狂地疾驶，我想象着撞上防波堤，或从桥上掉下去，我认为死可能比我现在经历的痛苦好得多。

然后，一件不同寻常的事情发生了。我驱车驶入一块空地，停下车，走出来，开始在这片月光皎洁的丛林地带上奔跑。跑着跑着，我看见自己出现在头顶上方，然后在树下消失、再出现。画面的质量，和承载着画面的头脑，变得越来越清晰——直到最后，我听见一个声音说："离开！"后来，我才意识到这种内在的声音来自于我们所称的"真正的自性"（Real Self）[3]。这种怪异的感觉仍然是我唯一的一次灵魂出窍的经历，现在我知道那是一次超越自我的经历。[4]通过这种夸张的身体表达，我无意间发现了我的灵魂和精神的中心，而我的自性也找到了我。我的自我保护的本能

序
言

3

把握着我的命运。

　　我立即离开了希尔顿海德岛，明白并接受了我的婚姻已经结束这个事实。但我获得拯救的事实并不意味着我的意识心理不会遭受绝望、无助和无价值感的折磨。我驱车前往纽约，咨询一位精神科医生，他也是我们家的世交。我发现自己对他所说的话就是我从山姆那里听到的话。"我是一个失败者，"我冲口而出，"生活毫无希望，为什么我还活着？"

　　他的回答简单而睿智，从那以后，我对很多挫折的回应都基于此。"你不是一个失败者，"他说，"你只不过是婚姻失败了。"

我从自己的经历中学到了什么

　　围绕着这一创伤经历的奇特事件，给我的生活，以及我当医生、精神科医生和心理分析师的从业经历都留下了难以磨灭的印象。我渐渐认识到，我自发出现的灵魂出窍的体验，只不过是我现在所说的自我死亡（ego-cide）的一个实例——放弃一个受伤的以及伤害他人的占主导地位的自我意象或同一性。英文中-cide这个后缀就是"致死"的意思。但是，自我死亡是导致自我象征性地死亡，体验为自我的死亡：牺牲自我，成全自性这一更高的原则。自我死亡是转化抑郁的核心策略，也是本书的心脏和灵魂。就我而言，我所牺牲的是我作为丈夫的自我意象。当我放弃这个意象，我发现自己可以遵从内在更崇高的力量——自性。[5]

　　从这一影响深远的事件，我认识到自我死亡是对抗自杀的良药，通过对生活的肯定而非拒绝找到对抗抑郁的方法。但自我死亡不一定像一个开关那样，能马上将一个悲伤的人转变为快乐的人。体验过自我死亡的人仍需经历一次悲伤的过程，哀悼放下的自我意象，就如我开车逃离南卡罗来纳后那样。然而，能够放手和遵从，的确代表着人们能够超越此前占主导地位的自我意象所强加给我们的局限，而且的确为最终实现对自我和自我同一性的转化扫清了障碍。[我用自我（ego）代表对个体意识同一性的觉察，用自体（self）代表人们独特的个人存在与自尊和自我实现的表达。]

　　到我从医学院毕业之时，就怎样实施自我死亡，我本人的经历中有两件事情意义重大。通过在希尔顿海德岛那片背信弃义的土地上驱车狂奔，我创造性地将自己的绝望发泄在那儿，我真真切切地超越了作为一个被抛弃的丈夫的这种自杀倾向的自我意象。同时，在我读本科和医学院的那些年里，绘画帮助我捕捉并克服了抑郁的状态。我第一次上绘画课是在我

19 岁那年，那时我还是加利福尼亚大学伯克利分校的一名本科生。然而，在教室时，我并没有想到要画画，有一段时间我沉溺于抑郁，不可自拔，在等待抑郁过去的时候，我毫无缘由地拿起笔，画了生平第一张情绪风景画——一张顺其自然的、风格随意的画（见彩图 I），我觉得它描绘了我当时的心理状态。让我感到惊奇的是，这种简单的活动完全驱散了我忧郁的心境。

多年以后，当我阅读隆梅尔（A. Lommel）的《萨满教：艺术的起源》（*Shamanism：The Beginning of Art*）一书时，我完全明白了为什么绘画能将我从抑郁状态中拉出来。从人类历史的起源到现在，萨满就是部落社会的治愈者，充当着多重角色，类似于当今世界的医生、心理治疗师或分析师以及宗教领袖的结合体。萨满之所以成为萨满是因为他们要面对个人的、威胁生命的疾病（通常是严重的抑郁）并利用创造性的活动，如绘画、制作工艺品、吟唱诗歌或神游（一种剧烈的、几乎是视像化的恍惚状态）来克服疾病。通过授予自己圣职并得到部落的认可之后，萨满利用自己的创造性天分帮助他人处理身体和情绪的疾病。因此，我受本能的驱使而做出的转化自己抑郁心境的行为，其价值得到了历史的证实。现在，在心理治疗和心理分析当中，我看到它一次又一次地在病人身上得到了验证。

作为一位医学院毕业生，在我面前的道路就是致力于在专业层次上追求对抑郁和自杀的更深层的知识。[6]恰当地说，后来发现，这一追求最早也是最重要的目的地之一就是金门大桥。

更多线索：自杀的幸存者说些什么

就其本身而言，金门大桥的结构异常漂亮，除此之外，作为连接城市与乡村、港口与海洋、大海与蓝天的通道，金门大桥还拥有无与伦比的象征性的美丽。因此，那些计划以跳海来结束自己生命的人选择金门大桥作为跳海点也就不足为奇了。大桥自 1937 年开通以来，估计有超过 2 000 人从这里跳海身亡，这里也就成为了自杀圣地。[7]跳海几乎总是致命的：从大桥扶手到水面的距离大约是 255 英尺（1 英尺约合 0.3 米），跳海者以每小时大约 75 英里（1 英里约合 1.6 千米）的速度撞击水面。然而，的确有百分之一的跳海者生还。

我当时是坐落在旧金山市的加州大学医学中心精神科的一名住院医

生，我感兴趣的是，面对这种舞台壮观的、明显的自杀尝试，同时又能生还，会有怎样的感受。这种兴趣是由我从头版新闻上读到的一位从金门大桥跳海自杀的幸存者的陈述所引起的。我决定着手调查研究，对这位幸存者和其他与他有着类似经历的人进行访谈。当我发现只有几位已知的幸存者还健在时，我将可能的采访对象扩展到从旧金山—奥克兰海湾大桥跳海自杀的幸存者，海湾大桥同样为自杀者提供了壮观的平台而且幸存率也同样很低。起初，我采访了金门大桥幸存者中的六位和旧金山—奥克兰海湾大桥幸存者中的一位。随后，我又采访了从金门大桥跳海的另三位幸存者。

除了从这些幸存者那里获得可能有用的见解以发现并阻止可能的自杀行为之外，我希望能搜集信息，帮助治疗那些经历过我之前提到的部分或象征性死亡类型的人们，诸如丧失、失败、被抛弃、抑郁或在心理上被消极的自我意象征服。具体来说，我希望完善我提出的自我死亡理论，让它在临床上更有治疗意义。出于这些目的，我特别想得到两个问题的答案：（1）这些幸存者后来是怎样处理这起令人苦恼的创伤事件的——如此接近死亡的经历？（2）这种事件对他们的生活有着怎样的长期影响？

我从受访者那里接收到的信息比我预期的更清晰、更有意义。这十位幸存者给出了不同的跳海理由，但其共同的核心感觉就是孤独、疏离、抑郁、拒绝、无价值感和绝望感。尽管在试图自杀前，这十位幸存者有着截然不同的宗教观，但他们都承认跳海后，他们觉得在精神上获得了超越。

有两位幸存者仍确确实实记得撞击水面的感觉，其中一位的话尤其有意义：

> 首先一片漆黑，然后变成灰棕色，然后变亮。我豁然开朗——似梦醒一般。四周非常宁静。当我浮出水面时，我意识到我还活着。我有种重生的感觉。我边踏着水，边歌唱——我很快乐，这是欢乐的时刻。它坚定了我的信念：还有一个更高级的精神世界。我经历了超越——在那个时刻我又再次充满着新的希望，体悟到活着的目的。[8]

尝试自杀又活了下来让另一位自杀者对我们文化中最典型的死亡超越原型——耶稣基督有了一种全新的、赋予自我力量的认同：

> 跳海前我是一个不可知论者——并不真的信上帝。跳海后，我成了一个实实在在的基督徒；我相信上帝和耶稣基督。对我来说，基督是一个活生生的实体（后来，在医院，他觉得基督和他的门徒就围在

转化抑郁

他的身边）。这种感觉仍在持续。我现在正处于一种痛苦的成长期——重生。

另一位幸存者在自杀行动前就认为自己是一位虔诚的基督徒并定期做礼拜，在经历了跳海自杀后有了更坚强的信念：

> 我感觉自己被选中了，因为我并没有死。我在教堂会众前说了这番话。我很感恩。我在他们面前哭了。我希望帮助其他人。我指出上帝是多么至高无上、多么强大，而我们却是多么渺小，一切都不由我们自己的意志所决定。我的内心更纯洁、更干净了。我寻思着不管怎样我都会在精神领域帮助他人，而他人也因我而受到帮助。

而另一位幸存者则用普世的话语表达了其感受到的精神超越和转化：

> 这是大多数人理解不了的。我感激生命中的奇迹——就像观看鸟儿飞翔一样——当你快要失去时你才会觉得这一切更有意义。我经历过与万物合一、与万人合一的感觉。在我获得心灵重生后，我对他人的痛苦也感同身受。幸存下来坚定了我的生活信念和目标。一切都很清晰、光明——我觉察到我与造物主的关系了。

选择跳海自杀却又幸免于难后，我所采访的十个人最终都用象征性的自杀——我称为自我死亡——取代了实际的自杀行动。[9] 回想过去的时候，他们每个人都意识到他们是在困惑和意志消沉的状态下计划自己的自杀行动的，那时他们用某一次特定的失败或消极的自我或自我意象不恰当地界定了自己整体的存在。更值得注意的是，他们每个人都建议应在这两座桥上设置防自杀的屏障。就每一个个案而言，我都把这种诉求当作是其反对自杀的内在屏障的投射。大部分非常严肃地尝试自杀的幸存者极有可能再次实施自杀，与之不同，我所采访的十位幸存者中没有一个继续实施自杀。

我从这些跳海自杀幸存者中所学到的经验已成为我自我治愈旅程中不可分割的一部分，也成为我病人的治愈旅程中不可分割的一部分：人们可以通过实施自我死亡来克服抑郁和自杀的冲动。在某种程度上，我从这些治愈旅程中所学习的，已演变成为本书的内容。[10]

在我提出自我死亡和转化理论的过程中，这些幸存者有些已成为我非常重要的老师。这十位实施自杀却有幸生存下来的人，发现在某种程度上他们已扫清了心灵重生的道路。为了生存，他们已象征性地杀死了自己以前消极的自我同一性。他们每个人都已超越内在的死亡与生活的力量、消极的自我与自性之间的裂缝。他们从抑郁与自杀倾向的状态下幸存下来，因此也转化了自己。他们的经历成为了我和我的病人的新范式的基础。

自我死亡和转化的常识模型

尽可能简单地表述，自我死亡和转化理论呈现出有关坏消息/好消息的心理发展的全景图。坏消息是我们所有人不时都会觉得抑郁：我们会失败、跌倒或迷失。对某些人而言，抑郁可能会让他们觉得自己毫无价值。在黑暗的深渊里，他们会经历精神和灵魂的失落：希望之火慢慢熄灭。自杀似乎是唯一的解脱。然而，好消息是只有部分自我不得不死（或被杀死）。这种象征性的死亡（或自我死亡）可引导出积极的心理转化或新的生活。

再重申一下，自我死亡和转化模型包括四个方面：坏消息、好消息、象征性死亡和新生命。坏消息是一种意志消沉的状态，一种由突然的失败，如失业导致的绝望或抑郁的消极转向。这种状态处于自我（主观的我、客观的我）的层次。坏消息涉及丧失，建立在被拒绝的基础上，体验为自我的受伤。如果我们能忍受并坚持，不利的因素就会转化为好消息。好消息是经历了挫折之后，我们仍能够重振自我。我们可能需要帮助、支持、鼓励和治疗，但我们能重新振作起来。消沉之后会有奋起，绝望之后会有快乐，失败之后会有成功。在好消息的基础上，自我再一次觉得拥有了掌控力，个体的自我意象也得到了提升。

人们大部分的生命都消耗在自我层次。然而，当重大的挫折，某种形式的生活危机降临时，人们就会直面死亡。这时，如果我们没有自杀倾向的话，也会经历严重的抑郁，感觉到灵魂的丧失。陷入绝望中，我们会一门心思地想结束自己的生命。匿名戒酒者协会声称，在重大的改变发生之前，人必须经历人生的最低谷，几乎不能有所作为。处于这种极端的被拒绝的状态，自我可能调动力量作最后绝望的一搏。自我感觉到它所剩下的唯一能掌控这种终极失败局面的资源就是自杀。这是有意识的自我行动。[11]

因此，在这个生死攸关的时刻，如果人们能超越生与死的内心挣扎，并获得洞察和理解力，他或她就可以选择自我死亡和转化，保存自己并保持与其他重要他人之间的联系。任何人都可以谈论并分析死亡这种悲剧性的局面，经历消极的占主导地位的自我意象的失落，这一切都将导致人们

转化抑郁

直面生命的终结。

要达到自杀的地步，消极的自我与阴影——人最黑暗的被压抑的一面[12]，是沆瀣一气的。生存的方法包括自我死亡（杀死消极的自我）和阴影死亡（杀死消极的阴影）。总之，就是把虚假的自我杀死。这一象征性的死亡导向更深层、更巨大的坠落，其感觉就像是死亡，就像是坠入了永恒的虚空。这是一个令人恐惧的转变阶段，以死亡和重生的挣扎为特征。当自我化为碎片，个体就会感到失落。但是当个体与心灵的核心——自性（至高无上的存在）发生联系，就会促发自我的重组和重构，此时自我从属于更高的原则。真实的自我（真正的存在）就会涌现。

最后的阶段涉及新生命，它建立在个人经历过死亡与重生之考验的基础上。个体觉得自己重生了，重获斗志。现在我将通过两个知名人士的经历来阐述我的观点：一个自杀了，一个实施自我死亡并经历转化。第一个案例的悲剧，和所有自杀者一样，本来是可以避免的。

猫王与贝蒂·福特

猫王（埃尔维斯·普雷斯利，Elvis Presley），第一个案例中的当事人，体现了伊卡洛斯综合征（Icarus syndrome）的特点。他飞得很高，离太阳太近。当蜡制翅膀融化后，他坠落入海，淹死了。他变得膨胀（情绪上和身体上），身陷王者的状态中不能自拔。猫王是一个创造力很强但却自我毁灭的王者。坏消息是他滥用毒品，并严重成瘾。离婚后，他的状况不断恶化。偶尔在兴奋剂和自然天分的基础上他会出现事业的上升。但他始终走不出绝望的境地，并在黑暗的深渊中越陷越深。坏消息不断恶化，他最终因吸毒过量而死亡。[13]他消极的自我和消极的阴影达成了合谋，吸毒成为他自我毁灭的利器。如果埃尔维斯经历象征性的死亡（实施自我死亡）并进行自我转化，他有可能停止吸毒，消除自杀情结，就能恢复精神状态，活到今天，并很有可能拥有完整的家庭。

我想提到另一个处于同样困境的人，但她最终的结果是活了下来。这个人就是贝蒂·福特（Betty Ford），一个受到很多人尊重的人。[14]具有讽刺意义的是，贝蒂·福特诊所本应是猫王可以寻求帮助的地方。贝蒂，与埃尔维斯不同，她能够承认自己情绪抑郁、有自我毁灭的倾向。但她有能力令自杀情结消亡；她没有让自杀情结毁灭自己，相反，她扼杀了它。坏消息是她酗酒成瘾，这有可能会让她沿着不断扩大的坏消息之路走向死亡。好消息是，在自我的水平上，她可以超越并洞察自己的处境，选择经历象征性的死亡或自我死亡并成功转化。在接触更高一级的力量——自性的基础上，她的新生命涉及一个谦卑的、次要自我的地位，处在这一位置，她知道她还不能完全控制一切，她遵从更高一级的力量。贝蒂·福特恢复了斗志，继续追寻治愈自己和治愈他人的事业（为他人的利益而服务），而这就是自性化的特征（朝向健康完满的过程）。

荣格的人本主义视角

在本书中，我采用荣格的心理学视角。卡尔·荣格重点关注个人在建构其自我同一性的时候（自我是意识的中心），心灵结构中那些被压抑或无意识的主要方面。荣格将这些方面界定为：男性的阿尼玛（anima，男性的女性原则）或女性的阿尼姆斯（animus，女性的男性原则）、人格面具（persona，人们所戴的面具，与社会角色联系在一起）、阴影（个体心灵中阴暗的、不为人知的、无意识的方面）和自性（个人存在的核心和整体）。在荣格的范式中，如果一个人想要走上自性化的道路，在其人生的后半阶段，必须将这些方面带入意识层面。从根本上来说，自性化主要是指获得心灵的健康完满的过程，该过程涉及之前占主导的自我的象征性死亡，以及新构建的自我—自性同一性的涌现。

正是荣格关于心理死亡和重生的动态理论，贯穿在我所提出的自我死亡的概念当中。在荣格的理论中暗含着一种强烈的精神因素，它与我在探究跳海自杀幸存者的心理死亡和重生时发现的精神因素是相似的。弗洛伊德认为生活的精神层面是神经质的或是虚幻的，而与弗洛伊德不同的是，荣格认为精神与治愈和成为完整的人有内在的关系。

荣格认为，个人在精神上超越并转化有限的自我同一的途径，就是更深入地探究心灵，能够超越个人的无意识，而深入探索集体无意识。荣格提出，正如每一个人类的胚胎在发展的过程中复制着人类物种身体的和生物的演化，每一个个体的心灵也反映出人类这一物种全部的心智和心理的经验。他在人类历史的发展中找到了集体无意识的证据，在完全不同的人类文化中普遍存在着相同的象征、神话和母题。荣格称这些象征、神话和母题为原型的显现。荣格认为，以恢复个体心灵健康为宗旨的任何治疗过程，必须把原型的范畴纳入考虑的范围内，这是极为重要的。

在针对人们的抑郁或自杀倾向的情感做工作时，我发现病人通过创造性的表达（通过特定的行为或艺术创作）而实现的对原型的识别和重塑，

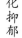

是转化过程中不可缺少的一部分。例如，如果因内在与父亲的冲突而导致病人心理困扰的话，完全只关注其个体的父亲，永远不能完全解决问题。病人如果想有效地参与到治愈的过程当中，就必须与其心灵中的父亲原型达成妥协，这一父亲原型是集体无意识中记录下的所有父亲的意象，它们以各种潜在的自我毁灭的方式影响其对个体父亲的反应。

荣格鼓励病人通过采用他称为积极想象的技术直面这些意象，积极想象是一种自由流动的、没有目标导向的创造性的冥想。我在第六章至第九章中所讨论的病人也是通过素描、水彩画、写作（诗歌和散文）、陶艺和舞蹈等类似的方法来直面这些意象的。

本书和荣格的心理学有一种自然的联系，因为死亡和重生主题是其治愈哲学和分析性治疗的核心。正如凤凰涅槃一样，有助于实现个人的神话与自我治愈的创造力就是从毁灭性力量中涌现出来的。

自我死亡代表着一种创造性的过程，在此过程中，为了让更积极的、认可生命的同一性得以涌现，个体需要象征性地直面并摧毁消极的、威胁生命的同一性。《转化抑郁》详细叙述了该过程是怎样在分析心理治疗的背景下成功地发挥作用的，甚至对那些屡次面对自杀危机的重度抑郁症患者也是如此。

本书的承诺

本书详细讲述了两个女人和两个男人的故事，他们的人生旅程虽然完全不同，但他们都选择了艰难的自我死亡的转化之路。我之所以选择他们，是因为我认为很多人都可以从他们的故事中找到与自己相关的部分。抑郁、绝望、无意义、毫无希望和自杀之类的问题是我们这个社会的地方病，个案就牵涉到了这些和其他我们需要迫切关注的事情，如儿童性虐待、遗弃、酗酒和收养等问题。《转化抑郁》追踪他们从无意义、绝望和丧失斗志，向有意义、充满希望和恢复斗志转变以展开个人神话的过程。本书反映了存在之勇气。他们在此过程中经历过自我死亡，摆脱了抑郁和自杀的情结，并成功地转化了自己。他们的经历引导着其他人踏入相同的救赎之路。贝蒂·福特也是这样做的，她的经历让无数人受益。猫王也面临着同样的选择，但是，他是王者这一黑暗的错觉蒙蔽了他。在内心深处，他肯定知道他并不是王者。为了杀死自己，他必定觉得自己是虚假的、孤独的、无价值的和毫无希望的。

本书的写作，是为了给来自各行各业的人们提供一条摆脱抑郁和自杀的可选道路：那是一条自我死亡和转化之路，是涵盖象征性死亡和新生活的艰苦历程。

本书也是关于自我治愈的书。由经验我得知，即使是最抑郁或最想自杀的人，都可以选择自我超越，转化他们的自我惩罚和自我毁灭的冲动。超越——超越冲突的力量——是转化过程中的必要步骤。超越的价值在于人们可以摆脱争斗而俯瞰全貌。超越是理解的一个镜像，依照我的观点，它是谦卑地站在困难问题之下，以便更清晰地看待问题。超越的缺点在于它可能产生隔阂、膨胀和孤立。超越只是一个步骤，而不是困在其中的樊笼。下一步，真正改变的关键步骤，是转化。转化产生于对立面的融合，并导致全新的变化——创造性的变化。

本书帮助你处理坏消息，等待好消息的来临，并通过自我死亡和转化来促进象征性的死亡和新生活。对于过去17年我所治疗过的和那些我现在仍然在治疗的病人，本书都将会持续产生质的、提升生活的变化。自我死亡和转化的概念，会给那些挣扎在抑郁和自我毁灭冲动中的人以力量，同时也将给那些帮助别人处理这些问题的人以力量。

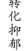

本书的结构

在前三章，我集中探讨理解抑郁和认识自杀，并提出怎样识别和处理这些情况。对博学的读者而言，第一部分（背景和语境）可以快速浏览，作为启迪思想的回顾。但是对于新手而言，该部分提供了关键的背景信息和阅读本书后面几章的语境。

第二部分（治愈抑郁的创新方法）介绍了治疗抑郁、幻灭感和丧失斗志的创新途径。第四章关注这种新的治疗方法——自我死亡和转化，重点介绍了个体和团体治疗。第五章集中关注积极想象技术，积极想象采用治愈的象征作为创造性转化的原型。

第三部分（四次转化的旅程——第六章至第九章）包括来自于我的实际工作中的深度个案（两个抑郁症病人和两个自杀倾向的病人），可以很好地说明自我死亡和转化的作用。在第六章读者将了解到，梦的分析和积极想象是怎样帮助丽贝卡回忆起其乱伦经历并得到治愈的。第七章讲述加里，一个迷失的、被人收养的弃儿，是怎样联系上自己的亲生父母，成长并找回自己迷失的灵魂的。第八章揭示自我死亡和转化怎样帮助莎伦，一个有严重心理困扰但却颇有天赋的毕业生，扭转其自杀倾向，随后她也走上了成为受伤的治愈者的道路。第九章表现了保罗，一位忧郁的、有自杀倾向的专业人士，怎样在治疗的过程中，缓慢但却坚定地实施自我死亡并转化抑郁，进而转化了自己。

第四部分（改变之螺旋：象征性死亡和新生）包括第十章，该章探讨了危机的转折点，以及自我死亡是怎样起作用的。例如，有人认为强调自我死亡，可能减少青少年的自杀——那是青少年早期生活危机中最悲惨的后果。最后这一章还探讨了怎样把自我死亡和转化的范式运用到我们的世界，这个日渐缩小的世界。后记则揭示了意义是怎样从自我死亡和转化中产生的。

自我死亡和转化的灯塔

我把自我死亡视为启迪人们觉悟的过程，为棘手的、隐晦的秘密带来光明的过程。本书既可作为努力挣脱心灵黑夜的备受折磨的患者的指南，也可作为为患者提供所需支持的亲人的指南，还可作为针对遭受这类痛苦的来访者做工作的治疗师的指南。这是一本关于洞察黑暗，发现滋养心灵的个人神话，然后充分、快乐地享受个人神话的展开的书。我最大的希望就是，这种新的治疗方法能够减少抑郁症患者和自杀倾向的患者的个案数量，因为这种抑郁毫无成效，而自杀的倾向也完全没有必要；同时，能够促进更多的自我死亡和转化的发生。

除此之外，本书还是一本关于人类生存的书。除了为极其严重的抑郁症患者和自杀倾向的患者提供一种治疗模式之外，自我死亡和转化的概念对那些轻度和中度抑郁和自杀倾向不严重但却经历过悲伤、抑郁和斗志丧失，并觉得有必要进行心理重建的人们，也是有一定作用的。本书对整个人类大家庭也是有益的。

自我死亡和转化概念的提出非常及时，因为我们现在有可能会实施集体自杀。作为个人，我们每个人的事都和这个世界有着密切的联系。对我们的世界有意识的毁灭，即我所说的人类灭绝（omnicide），是可以阻止的。我们正生活在一个激动人心的时代，因为我们有机会消灭战争及自我毁灭。如果我们能超越并转化涉及伤害或杀戮我们自己的问题，那么我们每一个人、每一个家庭、每一个社区、每一个国家乃至整个世界，就有了永恒的希望。

目　录

第四部分　改变之螺旋：象征性死亡与新生

转
化
抑
郁

图目录

转化抑郁

第一部分

背景与语境

第一章 理解抑郁症：对意义的追寻

"哪里有悲伤，哪里就有圣洁的土壤。"

——奥斯卡·王尔德

心理学和精神病学的理论家可以分为两种：合并主义者和分裂主义者。在对抑郁症进行分类的时候，合并主义者力求把抑郁症的各种可能形式（一般来说，包括忧伤、喜怒无常、悲痛、绝望而想自杀，等等）都囊括在内，而分裂主义者则努力在抑郁症的各种可能形式之间做出准确、显著的区分。尽管两者之间有差异，但合并主义者和分裂主义者都倾向于用消极的术语将抑郁症界定为一种障碍或疾病（或者，对于分裂主义者而言，是多种障碍或疾病），其特征是自我惩罚式的情绪和身体活力的丧失。

我将采取折中立场，把合并主义者和分裂主义者有关抑郁症最重要的见解融合在一起。同时我还会采取与这两者都不同的立场，把抑郁视为一种有益的情感，并把它与对意义的追寻联系在一起。我认为抑郁可以帮助人们适应一种新的现实，因此有着积极的意义。

想象一下，原始的土著男性和女性被迫在白天躲藏在阴暗的洞穴中，以躲避肉食动物、恶劣的天气或一场地震。也许他们又冷又饿，恐惧异常，但至少比待在外面更安全；他们从白天的光明退却到阴暗的洞穴中，给他们提供了一种机会来重新获得平静。抑郁就好似在洞穴中寻求庇护。对人类的心灵而言，抑郁是一种面对混乱情境的自然反应，尽管就很多方面而言抑郁令人很不愉快，但如果人类的心灵要适应并渡过这一困境，抑郁就必不可少。

或者，想象一下，抑郁就是阴暗的土地内部，在这里，濒临死亡的植物的种子可以发芽。如果抑郁的土壤得到了合理的照料，那么其结果就是心灵的新生命，换句话说，就是心灵的重生。这种类型的有机成长（organic growth），在我们内部自然而然地发生，当我们身处情绪上冲动暴躁的青少年时代，当我们的心灵经历着被父母主宰的自我（parent-dominated ego）象征性的却痛苦万分的死亡之时，而这一父母主宰的自我的死亡，正是其自身成长为大人的自我的前奏。

　　尽管我把抑郁视为积极状态的观点是非典型的，但也不乏其他倡导者。在古代，柏拉图（尽管有所争议，但可称为西方思想中首个重要的分裂主义者）把心理疾病，以及抑郁症（作为心理疾病的主要形式之一），分为两大类别。其中一类为疾病，确实是消极的；而另一类，是神圣的天分，毫无疑问是积极的，由四个分类别组成，每一个都有其特殊的、激发灵感的价值，即预言的、宗教的、诗性的和情欲的。[1]

　　在现代，抑郁是一种积极的力量这一观点的一个非常重要的倡导者是卡尔·荣格，他在1913年与弗洛伊德决裂之后，曾经历了痛苦绝望却又是转化的抑郁状态，体验了一种心理的重生，类似于青少年曾经历过的死亡与重生的体验。[2]

　　近来，阿瑟·施马尔（Arthur Schmale）提出了抑郁在人类心灵中所起的调节作用。[3]他指出："尽管个人在体验抑郁反应时会感觉非常不适，但它对于成长、检验现实甚至生存，都有适应性的意义。"施马尔将其理论归功于乔治·恩格尔（George Engel）[4]，在其理论当中，他认为抑郁作为一种生理的保存—撤退机制（conservation-withdrawal mechanism）来发挥作用，不仅存在于植物和单细胞组织身上，而且存在于更高级的动物身上，包括猿猴和人类。"当刺激的强度过大，无法有效避开时"，这一机制"通过撤退和静止"来保护个体。当撤退和静止开始之后，这一机制包含有休息期（如睡觉或冬眠），这些休息期可能是渐渐开始的，也可能是突然开始的。埃米·格特（Emmy Gut）最近出版的另一著作聚焦于抑郁的适应性功能以及毫无创造力的心境如何变得富于创造力。[5]

　　我也把抑郁视为潜在的有益因素。当个体的心理保存—撤退机制在运作的时候，他就处于适应性的抑郁状态当中——一个短暂的不活跃期，就像是一个创意涌现之前的孵化期。这并不是病态的反应，而是一种自然的，或许必不可少的过程，就像安东尼·斯托（Anthony Storr）把孤独视为积极想象以及恢复心理健康所必需的状态一样。[6]只有当个体停留在这种静止的封闭状态当中，不能越之而前进时，抑郁才是病态的。

　　不幸的是，西方文明中的主流趋势是把抑郁的所有形式都视为多少值得羞耻的，而只有当经历重大的丧失，特别是当心爱的人去世时，人们才可以悲伤一段时间，同时，这个时间一定要控制在适度的范围之内。对一个局外观察者而言，抑郁看起来毫无益处；相反，患抑郁症的人看起来就像是其心灵被弃在了黑暗的深渊当中。历史上，罗马天主教认为忧愁和悲伤是几大罪之一的抑郁症的症状。世俗世界一直都将勤奋、乐观和自制视为基本美德。因此，抑郁的人受其文化的微妙影响而认为自己是病态的，甚至有可能是邪恶的，没给自己留一些时间和空间了解抑郁从而使自己能够看清抑郁的真实面目。他们过于羞耻或忙着否认它、掩饰它或者抱怨它。

我并不是说抑郁全都是积极的。我只是说抑郁既有积极的一面也有消极的一面，那些抑郁的人们经常得学着了解抑郁的真实面目以便恢复健康。意译《传道书》的话就是，既有黑暗、抑郁、静止、退出的时候，也有光明、喜悦、活跃和投入的时候。真正消极的是在一个极端或另一个极端长时间地停留（躁狂—抑郁症患者，专门指患有躁狂和抑郁状态交替的人，他们的结局就是以如上方式经受着两个世界中的极好或极坏）。

总之，我想说的是抑郁是一种原型——一种如生命般古老的情感倾向，以生理、心理、社会和存在/精神的方式展现出来。正如所有原型一样，它也有正面和反面。就这方面而言，抑郁就像中国的阴阳，阴阳是一种万物对立统一的原型（见图1—1）。黑暗（阴）和光明（阳）两者共同发挥作用，组成一个整体。阴中有阳，阳中有阴，两者不能截然分开。

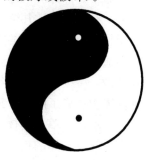

图1—1 阴/阳

一、如何界定抑郁

我赞同合并主义者的观点，把抑郁视为一个基本的实体。客观来说，它通过人格面具（persona）把自己展现为一种心境（mood）。主观来说，它可能会被感觉为一种情绪（emotion），也有可能不会。从更深层的水平来说，它表现为一种感觉到的或未感觉到的情感（affect）。

情感指的是心灵最深的层级或原型的层级。当个体的情感爆发的时候，不管它是愤怒、生气还是悲伤，都是因为个体存在的核心受到了触动。这一触动的结果就是情感的内心爆发——就像火山喷发出火热滚烫的岩浆一般。

离表层更近的是同情感相关的真实情绪。它是情感的主观状态，同原型情感或情绪倾向有所不同。在特定情形下，个体可能会有意识地识别自己所体验到的情绪，也有可能不能有意识地识别出来；即使他们能够识别，他们可能会但也有可能不会去表达自己的情绪。

心境是最表层的层级，在这一层级当中，个体的感受会自己表现出来，这也是外界的观察者关注到的第一个层级的感受。有时，个体表现出情感、情绪和心境不够统一的局面。有一种抑郁障碍叫做隐匿性抑郁（masked depression），这种情况下，个体会展现出一个不真实的或虚假的自我，传达出一种不真实的情感。比如说，一个人可能会给自己戴上一个幸福而满足的人格面具，而在笑脸背后却有可能是抑郁和愤怒的情绪和情感。这种情况的最终结果是面具慢慢破裂，真实情绪情感显现出来，为局外观察者所知，最终也会为怀有这些情绪情感的人所知。虚假的自己有着强烈的自杀意味。

通常，抑郁的情感、情绪和心境会让人们精神萎靡不振达几个小时、几天，有时甚至达几个月；但是这并不意味着他们有心理障碍，它们也不会干扰人们正常生活的能力。就其本质而言，它们不会持续很长时间，也不会造成大问题。然而，如果人们的抑郁伴随有更多的破坏性症状的话，比如说，持续一年或数年之久也丝毫不会减退的重度绝望，给人们正常生活的能力造成了阻碍，抑郁就是不正常的了（或严格来说，病态的了）。

抑郁这一单一实体构成了从正常到不正常的连续统一体。极端而言，这个连续统一体的正常端是短暂的不会损害人们正常生活能力的伤心、悲恸和丧亲之痛——由于某种令人失望的事或某个真实的重大丧失大多数人都会有这些感受。在这个连续统一体的另一端是临床抑郁中持续时间更长、破坏性更大的类型，比如说神经症性抑郁和精神病性抑郁。[7]

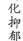

二、重拾斗志

对所有抑郁症个案而言，不管其特定症状怎样或属于哪一类别，其所共有的症状就是丧失斗志。实际上，我们通过人们的日常品德、目标感和忠诚来了解斗志。就心理学而言，如果一个抑郁症患者能够重拾斗志，那么他或她恢复的几率就会大幅上升。

丧失斗志通常都跟人们精神、意志或勇气的崩溃有关。杰罗姆·弗兰克（Jerome Frank）将丧失斗志的状态界定为抑郁症的普遍症状之一，他是这样描述丧失斗志的人们的：

> 他们知道自己没有达到自己或他人的期望，或是没能妥善地处理

某些迫切问题。他们感到无力改变现状或是改变他们自己。严重时，他们害怕自己甚至无法控制住自己的情感，由此产生了对精神失常的恐惧，这是那些寻求心理治疗的人的典型特征。他们的生活空间……在时间和空间上都有所收缩。因此，他们仅限于小范围的惯常活动，避免任何创新和挑战，不愿意制订长期计划，就好像在心理上蜷缩在一个时空的角落里。[8]

丧失斗志的人们觉得自己既不能应付也不能从困难的生活情形中解脱出来。这种感觉通常源自环境压力以及个体内心深处的弱点。心理治疗能够有效帮助个体克服这种丧失斗志的情形，如习得性无助、存在性绝望和无希望感。

同弗兰克一样，我认为斗志的丧失是那么多人寻求心理治疗的主要原因之一。重拾斗志涉及患者对意义的追寻：一个让人重获新生的意义，一个能够成为人们重拾自信、对未来充满信心的意义。

三、理解抑郁症：整体观

我重申一下，就如何看待抑郁和自杀而言，我更支持合并主义者而非分裂主义者。然而，要理解任何一个病例，我认为有必要将各个因素（生理、心理、社会和存在/精神）分开探讨，然后再把它们综合成一个系统。如果我们把一个因素组同所有其他的因素组分离开来，并且认为这个因素组含有关于抑郁或自杀的"真理"，我们就将于此时此刻、于此处、如此这般、为此而陷入麻烦当中。我深信，要全面地理解抑郁症或自杀，就必须考虑到所有的因素组，我处理每个病例的方法都是整体疗法，人们可能称之为系统方法。[9]然而，在考虑整个系统之前，我们先看一下各个因素组：（1）生理；（2）心理；（3）社会；（4）存在/精神。

（一）生理因素

生化复合物很显然与抑郁症的病因有所关联。抑郁同大脑中某些单胺类神经递质的含量低或同个体神经元对这些神经递质的吸收异常有关。[10]

心理神经内分泌学（psychoneuroendocrinology，PNE）证明单胺类神经递质也控制着垂体的激素分泌，同时还控制下丘脑的肽分泌。两大常见的内分泌系统——肾上腺系统和甲状腺系统的失衡，通常会导致抑郁。[11]

心理神经免疫学（psychoneuroimmunology，PNI）研究心理和神经学事件对个体的免疫系统的综合影响。[12]近来，一项心理神经免疫学的研究表明人们的心理状态能够影响其总体的健康，这项研究已经收录在诺曼·卡曾斯（Norman Cousins）关于希望的生理学的书中。[13]这项研究涉及两组患有恶性黑肿瘤的病人。一组——控制组——接受的是标准的医学治疗。另一组接受了同样的医学治疗，同时接受的还有社会心理的增强治疗，它由一个名为"挑战者协会"的小组实施。这种社会心理增强治疗的主要特色是用团体支持、团体治疗和特定援助来克服那些以失控、无助和无望为特征的感觉。我们可以假定幽默是社会心理增强疗法的一部分，因为卡曾斯作为挑战者协会的一员，通过不断让自己大笑（比如说，通过看马克斯三兄弟的电影），成功治好了他所患有的危及生命的疾病，从而名声大震。[14]这项研究在开始之初就对所有被试的心境状况、人格对疾病的适应、生活质量和免疫细胞功能进行了测量，之后每六周、每六个月、每一年都进行一次测量。这些测量值显示社会心理增强治疗与紧张、焦虑、抑郁和沮丧的大幅减退和人格对疾病的适应、生活质量的大幅提高及积极的免疫系统变化之间相互影响。

遗传学研究（收养、双胞胎和家庭）表明抑郁具有遗传性。这一说法特别适用于双相障碍或躁狂—抑郁症。[15]

（二）心理因素

弗洛伊德的观点作为开端来说意义重大。在早期的精神分析理论当中，抑郁被认为是由力比多的阻碍而引起的。这一理论宣称当人们尚未满足就摒弃性欲，他们会感到自己不受欢迎、不被人爱，然后就会出现自我谴责和自我堕落。[16]

西格蒙德·弗洛伊德在这一领域的经典之作《哀悼与忧郁症》（*Mourning and Melancholia*）将正常的丧亲之痛与病态的抑郁加以比较。[17]弗洛伊德认为，即使人们的爱人活得好好的，人们也能体验到跟丧亲之痛相当，或有可能更甚于丧亲之痛的抑郁。弗洛伊德将这种抑郁称为忧郁症，他认为这种忧郁可能源自爱人作为爱或满足的客体对个体来说已经丧失。个体对丧失的爱的客体感到愤怒，但是因为这种愤怒不能发泄在爱的客体身上，所以它就同个体的自我对抗起来。这种抑郁的反弹作用会因为内疚的心理（源自超我）而变得更加严重，如对自己当初竟然心怀愤怒而感到内疚。弗洛伊德将忧郁症描述为"深远而痛苦的沮丧感，对外界

转化抑郁

心理咨询与治疗系列

不感兴趣，失去爱的能力，所有的活动受到抑制，对自我的关注减少，有时候减少到极端妄想的程度"。正常的哀悼或悲伤有着同样的症状，但是却没有显著的自我关注的减少。

科胡特（Heinz Kohut）坚称，理想化的爱的客体丧失之后，个体要么会发展出一种基于自尊和活力缺乏而产生的"空虚抑郁"，要么会发展出一种基于自我拒绝的"内疚抑郁"。[18]

就像其他早期精神分析学家一样，卡尔·荣格也认为抑郁是堵塞的力比多——一种"我被堵住了"的感觉——导致了活力和乐趣的丧失。但是，同时他对抑郁还有着完全不同的看法，他认为抑郁是向一个象征性的"子宫"的退行，这一退行与一种被称为"心灵死亡"的无意识状态相关联，而伴随这种无意识状态的通常是"灵魂的丧失"。对荣格来说，这种滑向抑郁深渊的行为表征着个体不由自主的内倾，促进了"向过去的倒退"，而这一倒退的目的是将过去那些被激活的部分整合到意识与现在。[19]

荣格也写到向原初物质（prima materia，也就是集体无意识）的退行，在集体无意识当中，"有着巨大的危险"，个体"徘徊于毁灭和新生之间"，但是，在那里他们也会找到"重生的母性容器"。他继续写道："如果这个原初物质能够被意识吸收，那么它将会重新激活和重新组织它的内容。"此外，荣格还想到，舍弃对英雄或女英雄的认同是为了"放弃自我"，重获其丧失的灵魂。

当要清楚地说明抑郁的具体价值的时候，荣格的演绎者则采取了不同的观点。例如，欧德基克（Odajnyk）说道："只有当自我在保持完整的同时，愿意同无意识的迫切欲望和需求妥协时，抑郁才是有益的、有治愈效用的。"[20]这更像是弗洛伊德派或新弗洛伊德派的观点。与此相反，我坚持认为自我必须要在重度抑郁中象征性地死亡才会出现有意义的改变和恢复。斯坦伯格（Steinberg）与我有着同样的看法。他采用救赎模式（redemption model），认为对重度抑郁症患者的成功分析涉及消极的父母内向投射物（parental introjects，抑郁症患者通常将其投射到他人身上）的死亡和新组织好的自我的重生，这个新的自我"代表着与自性更加类似、更能反映自性的事物"[21]。后来，斯坦伯格将荣格关于抑郁的观点概括为抑郁有可能经过死亡与重生进行转化，并认为这种转化性的抑郁是有目的的、创造性的。[22]斯坦伯格认为精神病性的抑郁同其他形式的抑郁一起都出现在连续体上，并且同我一样坚持认为，抑郁越严重，那么它所含有的自我谴责成分和受压抑的对自己的反抗成分也就越多。（此外，我还认为，对需要象征性死亡的消极自我认同的反抗成分也会变得越大。)

行为主义疗法将学习理论和功能分析作为其概念基础。行为主义关于抑郁的理论认为某些具体的、特定的行为是抑郁症状开始和持续的必要条件。[23]例如，行为主义者坚称抑郁是由患者周围环境中积极强化力量的缺失或消极强化力量的增加所引起的。[24]

认知学派对抑郁采取了截然不同的疗法，阿伦·贝克（Aaron Beck）认为引发抑郁的并不是外部事件，而是个体内部对那些事件的表征。[25]本质上，贝克认为消极扭曲的思维模式（观点与意象）是导致抑郁症候的根本原因。换而言之，人们受错误的内部信息加工系统影响而有患上抑郁症的倾向，这一错误的系统以破坏的方式对丧失进行评价。结果就是产生了不当的消极态度，这一态度对人们之后如何看待自己、看待世界和看待未来都有着不良影响。

尽管行为/认知疗法有一定局限，但它们也重要且有效。毕竟，要是没有认知和行为变化的话，就没有治疗方法值得一试了。然而，同样重要的情感要素在人际关系中表现得最为明显。

认为人际方面的问题导致抑郁的理论强调个体不能令人满意的关系和紊乱的社会角色、既扮演小孩又扮演大人，在引发抑郁方面所起的作用。[26]约翰·鲍尔比（John Bowlby）清楚地表明，个体同母亲（或早期的父母亲替代者）的情感纽带在避免未来人生出现抑郁所发挥的特殊发展作用。[27]这一理论的工作原理是，关于早期亲密关系的潜在记忆起着抵消后来产生的易于使人患上抑郁症的无用感和无望感的作用。如果没有这种母性纽带，个体在长大之后的社会关系可能就比较差，而较差的社会关系则会增加患抑郁症的几率。

（三）社会因素

一些调查研究表明抑郁可能是由较高的应激水平引起的。这种压力源自那些对人们的社会环境有着显著影响的生活事件，比如说职位、经济状况或是生活条件等方面的变动。这种性质的事件（被称为社会应激源）需要个人大量的心理调节，如果不能调节的话就会引发抑郁。

研究表明，抑郁症患者在抑郁症开始前的六个月，其社会应激源是正常对照组成员的三倍。[28]这一研究结果有助于解释为什么女性、分居或离婚的人和青少年是患重度抑郁症的主要人群，因为这些人群比其他人群更容易受到压力过大的影响。[29]

然而，尽管社会应激源不可否认对抑郁的产生有促进作用，但是不能就认为这些应激源本身是抑郁产生的必要因素或充分条件。相反，它们可能会作用于一个已经存在的抑郁倾向，比如说个体缺乏承受危机的个人资源（如金钱、亲密的家庭关系、健康的身体）。

迄今为止，关于这一领域的研究寥寥无几，这可能有以下两个原因：（1）还没有客观的标准来确定抑郁症患者存在的个人资源匮乏是其抑郁症的起因还是结果；（2）抑郁症患者的个人资源和其所经历的生活应激事件在所起作用上的区分模糊不清。类似的困难导致人们不能探讨某些社会处境不好的人，如流浪汉、贫困人口、失业人口和受压迫的少数族群是否因他们所归属的社会结构剥夺了他们的特定角色、有价值的身份认同及支配自己命运的权力而患有抑郁症。[30]

（四）存在/精神因素

恩格尔是一位我非常敬重的医生和理论家，他对医学行业提出了挑战，提出将其以科技和疾病为中心的模式扩展为更加以疾病为导向、以病人为中心的生理心理社会医学模式。[31]然而，在我看来，他做得还不够彻底。就像荣格一样，我认为，除了上述探讨过的生理、心理和社会因素之外，还必须要考虑到患者的灵魂问题。事实上，我认为灵魂是任何治愈过程中的中心要素：身体的、心理的或社会的要素。

我是这样定义灵魂的：

> 灵魂是予人启迪的精神或赋予生命的力量，它所产生的那些稳定、整合力量让一个生命得以完整，让一个人得以成为完整的人。这种人能够发现生命的意义和目标，能够感到［并体验］乐观、敏锐、接纳、共情和创造力。灵魂是一个人情绪道德本质之所在——是一个人的感情和爱（厄洛斯，Eros）之所在——同作为思维和理性之基地的心智和知性（逻各斯，Logos）截然相反。[32]

我坚持认为，在任何为治疗做出的努力当中，都应该把灵魂考虑在内，而19世纪存在主义理论家尼采的这句话或许最能阐明我的这一前提："一个人知道为什么而活，就能忍受任何如何而活。"维克多·弗兰克尔（Viktor Frankl）的意义治疗（logotherapy）学派也欣然接受这一哲学理念。意义疗法"专注于人类存在的意义和个人对这个意义的追寻"[33]。弗兰克尔在第二次世界大战犹太人大屠杀期间被囚禁于奥斯维辛集中营和其他纳粹集中营，在这段牢狱生涯中，他发展了自己关于意义的心理学。他发现对意义的追寻是人类行为的基本动力，发现不管是什么样的苦难人们都能忍受，只要人们能够发现其意义所在。

弗兰克尔的意义疗法认为，抑郁源自存在的挫折。当人们找不到其生命和苦难的意义所在时（弗兰克尔将这种行为的后果描述为失去了"追寻意义的意志"），就会出现存在挫折。因此，对弗兰克尔而言，引发抑郁的不是压力或紧张，而是无法为压力或紧张寻找意义。事实上，他并不认为压力和紧张是抑郁的主要问题：

> 人们真正需要的不是一个毫无压力的状态，而是为一个有价值的目标、一个自由选择的任务而进行的奋斗和拼搏。人所需要的不是不惜任何代价来消除压力，而是有待他去实现的潜在意义的号召。

抑郁的个体感到生命意义全无、内心空虚，弗兰克尔称这种状况为"存在虚无"（existential vacuum）。

荣格有着类似的观点。[34] 他坚持认为"心灵需要知道其存在的意义"。他引用老子，将道（大致是指"生命力量"）称为"意义"或"目的"，来揭示对意义的追寻是多么重要。考虑到这一引用，有趣的是，在道家哲学中，寻求意义或是求得灵性的前提是内在虚空——一种可达到的潜在神圣空间，同弗兰克尔的存在虚无非常相似。

马斯洛（Abraham Maslow）将"意义感"描述为"高峰体验"的后续作用，这一说法同弗兰克尔关于意义对人们心灵健康的重要性的理论同样很相似。马斯洛说道，人们需要"价值观、生命哲学、宗教或宗教替代品来生活，来理解，就同人们需要阳光、钙或爱一样"[35]。

荣格的心理学坚称人们朝向整体性（自性化，individuation）而前进，涉及其生命意义的发展和其与一个更高的力量或至高无上的存在（自性）的联系。这一理论同马斯洛的自我实现理论相类似。马斯洛宣称，人们要想达到自我实现，就必须有同意义和灵性密切相关的价值观。如果他们没有，就会出现他所谓的"价值病"，这种价值病"源自无价值感，其称谓也是多种多样，如快感缺乏、道德失范、情感淡漠、无道德意识、毫无希望和愤世嫉俗"。马斯洛要是把抑郁和斗志丧失也归为其中也无甚不可。

我治疗抑郁的方法也很欣赏寻找人的生命和苦难的意义的重要性。我通过创造性的表达和艺术创作来帮助病人寻找其生命和苦难的意义。这是

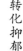

一个很古老的理念。比如说，柏拉图曾就音乐与精神之间的强大治愈作用发表见解："音乐之节奏与和谐能找到通往灵魂内部的道路。"但是这一理念在今天也有广泛的支持者。最近，这一理念最广为人知的提倡者之一就是罗伯特·富尔格姆（Robert Fulghum）。[36]一次，当被问及他是否有过一种"隆冬的精神低迷"或抑郁时，他答道："听着，当我心情低落的时候，只有伸缩梯才能把我拉出来！"他解释道，一旦他想把自己从抑郁的魔咒中解救出来，他就会听贝多芬的《第九交响曲》。

四、理解抑郁的整体方法

我们构想几个抑郁症个案来看一下上述几个因素组是如何相互关联的。假设，一位男性失业了（社会因素）。由于他的工作占据了他的大部分时间和精力，现如今他感觉生活没有了方向和目的（存在/精神因素）。因此，他就产生了抑郁感（心理因素），这种抑郁感使他忽视自己的健康，最终导致他的精力大不如从前（生理因素）。

第二个案例是假设一位年轻女性过于在乎其父母对她的看法（心理因素）。她觉得自己永远也达不到父母的期望而永久地陷入抑郁当中。她的抑郁和持续的担忧导致她的免疫系统弱化，得了慢性感染（生理因素）。生病后，生命于她就似乎毫无意义（存在/精神因素），这一态度使她的朋友疏远了她（社会因素）。

要准确定位上述两个案例中的抑郁从何时开始，是非常困难的，即使并不是不可能。它很可能植根于早期的一些事件当中，然而，上述两个案例中可以确定的是，四个要素与个体的抑郁状态之间互相影响、互相起作用。由于这四个因素组代表着人类生命中最基本的不可分割的组成部分，因此这样说是符合逻辑的。

反之，只有当四个因素组都是积极发展的时候，抑郁才能被克服。比如说，在第一个案例当中，如果那个失业的人能够更加关注自己的身体健康（生理因素），并去寻求心理治疗（心理因素），生活可能就会更有值得活的意义（存在/精神因素），而这将会给予他必要的额外动力去寻找一份新的工作（社会因素）。第二个案例中，那个年轻女性决定听从她朋友的建设性意见（社会因素），结果是不会那么想着要取悦于父母（心理因素）。她的抑郁、担忧以及慢性感染可能就会因此好转（生理因素）。身体状况好转了，她也就不会觉得生命毫无意义了（存在/精神因素）。同样，两个案例都很难确定抑郁在什么时候开始不再那么明显。上述所有的因素都会起一定的作用。

从上述两个案例中可以很容易地找出我治疗抑郁症的整体系统模式，但现实生活中的个案很少会这么清楚明白、应情应景。一个现实中抑郁症患者的心理治疗师或观察者可能会发现上述四个因素都存在，但是它们之间的关系必然会比任何假定情形所能显示的更加复杂、更加难以捉摸，并且对改变的阻抗也更大。

为了证明这一点，我将描述我作为精神病学会诊医师在医院里遇到的两个真实事例。[37]这两个事例中，尽管时间都非常短，但我见证了根深蒂固的抑郁症个案。不过很明显的一点是，如果是在整体系统模式的情境下，就能非常有效地理解这些个案。

第一个个案关乎一名前职业高尔夫球员艾德。他所患的恶性黑色素瘤已经扩散到全身，他将不久于人世。由于自尊心作怪，艾德用自己的积蓄支付了医药费，这样就不用依靠家人、朋友或是福利制度来帮他支付了。当我看到艾德的时候，我看得出来他在生理、心理、社会和精神上极度抑郁。因此，我采用了以下抗抑郁剂：药物、心理治疗、社会服务和精神支持。这一方案的结果是艾德的抑郁症状有了显著的缓解，最终使他能够平静而有尊严地辞别人世。

第二个个案是一位50多岁的寡妇埃莉诺。她患有卵巢癌。第一次去埃莉诺那黑暗的病房的时候，她儿子和两个女儿围在她的病床边上，我立刻感觉到她的家人给予了她很大的支持。我刚进行完自我介绍，向她解释我到她的病房是来评估她的抑郁症，她就哭起来，生气地说道："原来你就是那个心理医生啊，我跟他们说过我不需要心理医生。我又没疯！"她擦了擦眼泪，继续说道："是，我是很抑郁，但谁又不是呢？"她停顿了一下，大声说道："我不是什么心理病患！如果别人把你的房子给没收了来支付你的医药费，难道你不会抑郁吗？"

我能为她做什么呢？我肯定了她的感受，答道："是的，我也是会抑郁的。"我试图用社会服务来干预，但是毫无成效。我又提供了心理和精神支持，她又拒绝了。埃莉诺所患的并不是能够被科学划分为临床抑郁症的类型。因此，应她的要求，我并没有再去她的病房，但是我说了有问题她可以尽管找我。

说实话，我对这个案例感觉束手无策。不管是不是临床抑郁症，她的确很抑郁，而导致她抑郁的一个确定因素是美国费用合理的医疗保健的缺

转化抑郁

乏（如果在加拿大或是英国她就不会经受同样的问题）。但是导致她抑郁的这一特殊的社会因素所起的作用并非仅限于此。它通过弱化她的免疫系统来加重她的身体疾病（生理因素）。她健康的恶化又使她的家人更加担心——这一情况给她带来了更大的压力（心理和社会因素）。因此，患者越来越深地陷入这毫无价值却挑战她生命的意义的梦魇当中（存在/精神因素）。

五、抑郁的意义和目的

在整体系统模式中，人们可以在任何一个方面采取措施来扭转抑郁。在上述案例当中，需要改变的似乎是社会因素，但是因为它是一个社会问题，所以就得从政治方面进行解决。然而，总的来说，我认为最有力的治愈情绪就是杰罗姆·弗兰克所说的期望信念（expectant faith），因此，最有望能够扭转抑郁的因素组是存在/精神因素组。我将再举一个临床案例来证明这一点。[38]

玛丽安是一个癌症患者。癌症从她的肺部转移到脊椎，导致她双腿无力、背部剧痛。在医院的时候，她的下肢瘫痪了。经过多次测试和 X 光检查，她的医生宣布任何措施都不能扭转她的病情。

我初次得知玛丽安的病例是因为她的一位医生要求进行精神病学方面的会诊。我问了这位医生两个问题："患者有什么问题？""我能做些什么？"

那位医生答道："她很抑郁。她不能接受她再也不能走路这个事实，而我们医生对她的病情也无能为力。总之，她需要跟人谈谈心。"

我立即开始思考为什么这位医生不能跟他自己的病人谈心。到底是什么使他不能接受她、聆听她，同她建立一种治疗的伙伴关系？难道是他工作过度？他是否因为自己不能治愈她身体上的疾病而感到很无助？

当我跟玛丽安见面时，她的第一个担忧就是："我疯了吗？"我让她放心她没有疯，然后解释了一下我的角色——同她讨论任何她可能在适应当前状况中出现的问题。她好一会儿没说话，然后问："为什么我半夜醒来时在哭？"

我心想，那当然了，她有那么多要哭的地方——她扩散的癌细胞、她后背的疼痛以及她双腿不能再走路了。但是，实际上，她已经很成功地处理了这些问题，多亏了她的宗教信仰。

她在床头柜上放了一本《圣经》和其他宗教书籍，并且向我透露上帝已经跟她说了有一天她还能再次行走。而让她感到更为苦恼的是她觉得自己是家庭的累赘。她一直都在照顾她的家人，而如今她却难以接受他们的关爱，尽管她的家人已经表明他们非常渴望能够尽其所能来帮助她。

当意识到患者从精神信仰中所获取的治愈力，我用了《圣经》里面的一句诗来回答了她担心会成为家人负担的问题（这并不是我的常规做法）："人种的是什么，收的也是什么。"玛丽安的回应是一个舒展的、充满转化含义的微笑，因此，我知道她已经找到了和平解决这一问题的方法。

后来，我把这次谈话给她的医生叙述了一遍。很有可能他意识到了他本可以做他让我做的事情：接纳患者，倾听她，与她共情。为了帮助他克服他的感受，我从我的角度谈了一下不能治愈病人的无助感，强调照顾那些不能恢复的病人是多么艰难，承认他让我来帮忙处理的这一寻求帮助的举动是非常恰当的。我也答应继续为这个患者治疗，直到她出院。在接下来的访谈中，她说她经常会想到死，但是她并不害怕。我这才明白她对上帝承诺她会再次行走的理解是指当她进入天堂之后。

当医生感觉有必要让精神病学家同他们的病人谈心、倾听他们的病人的时候，这说明了现代医学的什么问题？这说明了医生在处理疾病的时候只会采用非常狭隘的生理医学模式。根据这个模式，他们通常会用病态这个词来描述病人的情绪——忽视了情绪既有积极也有消极的治疗价值这一事实。比如说，玛丽安的医生认为她会再次行走的念想是"妄想"和"拒绝承认她的疾病"。然而，事实上，她的念想表明她拥有无穷的期望信念之源，从中可以汲取滋养。

卡斯特（Verena Kast）在讨论欢乐、鼓舞、希望是治疗抑郁的要素时，引用了德国心理学家布洛赫（Bloch）的理论，布洛赫认为希望是可以习得的。[39]卡斯特似乎认为——我亦如此——布洛赫真正想说的是人类有一种在任何黑暗的地方都寻找光明（用隐喻来说的话）的内在习性。有时候，某个抑郁症患者可能确实觉得抑郁的黑暗永不会结束。然而，只要他或她坚持培养这种内在习性，希望之光终会也定会照耀，用新的意义点亮他或她的整个世界——生理的、心理的、社会的和存在/精神的。

现在我们已经在抑郁这一广袤而又多变的地形世界里探索完毕，显然，它周边不仅仅是苦难和绝望，同时还有着巨大的价值和意义。然而，在抑郁的地带还有着幽冥的地下世界，癌症与之结伴而行——恶性的抑郁含带着危及生命的成分：自杀。下一章，我们将审视这一领域，探讨自杀的风险以及其如何象征着创造性转化的种子。

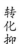

第二章　认识自杀及其创造性潜能

"对于毁灭的热情同样也是一种创造的热情。"

——米哈伊尔·巴枯宁

自杀是一种相当不同寻常的行为，并且是人类独有的问题。从辞源学来看，英语单词自杀（suicide）来自于拉丁文，意思是杀死自己。然而，德文中对应的词 Selbstmord，翻译为自我谋杀，显得更贴切。毕竟，自杀是事先预谋的，难以理解的是杀人者和受害者是同一个人。让人感觉更为可憎的是，自杀完全违背了最基本的自然法则——自我保存的法则。显然，只有人类才能做出这样的事。于是加缪如此言道："只有一个真正严肃的哲学问题，那就是自杀。"而莎士比亚（通过哈姆雷特之口）将人类存在的核心问题用言辞归结为"生存，还是死亡"（To be, or not to be）。

纵观历史，大多数社会都曾尽力预先阻止个体自杀的倾向，如宣称自杀是一种禁忌，给自杀贴上耻辱的标签，或在正当的和非正当的自杀情境之间做出严格的区分。[1]一些有最早记录下来的社会把自杀描述为禁忌，基于两个相互关联的信念：其一，自杀者来世的生活非常悲惨；其二，自杀者的鬼魂会试图毁灭他人作为报复，就像他们毁灭了自己那样。[2]在一些更高级的古代文明当中，如在希腊，对于自杀的态度则变得或多或少模棱两可了。

今天，西方世界的自杀率比非洲的新兴国家以及其他发展中国家都要高出许多。尽管后面提及的这些社会普遍把自杀看作是邪恶的，但大多数专家学者都认为这些国家自杀率较低背后的真正原因在于这些社会的个体缺乏转向内部的攻击性，而这类转向内部的攻击性以内疚、自责或无价值感为基础。[3]就这个问题，哈夫洛克·霭理士（Havelock Ellis）提供了一个有趣的观点：

> 自杀如此普遍……毫无疑问是对文明之高度的检验；它意味着人类正在为其神经及知识体系上紧发条，达到了张力的最高点，因此有

时会猛然断裂。[4]

本着同样的精神，我相信某一个体的自杀行为不仅可以在其自身心灵内部的冲突与复杂性中找到根源，还能在塑造其经验的社会之冲突与复杂性当中找到根源。

一、社会因素

关于自杀导因的当代思考的所有路径都指向涂尔干（Emile Durkheim），其经典著作《自杀论》最初于 1897 年出版。[5]涂尔干把特定的自杀的责任从个体延伸到了社会，认为自杀不仅是个人的道德问题，同时也是集体的、与人类福祉有关的问题。涂尔干把自杀分成三个基本的类别：自我中心主义的、利他主义的以及反常状态的。

自我中心主义的自杀发生在个体没有恰当地融入社会当中之时；也就是说，他或她被分隔开来，孤苦无依，不属于群体的一部分。举例来说，在 20 世纪的美国这一流动性极高的社会，一个独自一人生活的离婚者，没有家人、朋友，也没有恒久的邻居社区。

利他主义的自杀发生在个体完全吸附在群体当中之时（社会、政治或宗教群体），他或她自愿地为群体的领导者、群体的事业或群体的价值观而牺牲自己的生命。第二次世界大战中日本的神风特攻队飞行员就符合这一类别。

反常状态的自杀源自个体没有能力应对其社会处境中的突变情形。如 1929 年美国纽约股市大崩盘之后许多人自杀，就很好地说明了这一类别。

二、青少年自杀

在当今的美国，青少年是自杀风险最高的群体，在这里，自杀以自我中心和反常状态这两种形式出现。自杀在美国人口中是第九大导致死亡的因素，而在美国的青少年群体中，自杀是排列第三的导致死亡的因素（对于 15～19 岁的青少年而言，则位列第二）。[6]每年有近 50 万青少年曾尝试自杀，有超过 6 000 人自杀成功，自杀率比 20 年前高出了 2.5 倍，比 30 年前高出了近 4 倍。如果我们把当前的自杀率平均摊到一年的时间跨度上，这就意味着每 1.1 秒就有一个青少年试图自杀；而每 80 秒这些尝试自杀的青少年中就有一个实际上自杀成功，死去。据估计，有 53% 的高中学生曾有自杀的念头，13% 的高中学生尝试过自杀。在大学里，情况变得更糟，据估计约有 65% 的大学生曾有自杀的念头，有 15% 的大学生曾尝试过自杀。

为什么对于那些还有大把生命中的时光在等着他们的人而言，自杀是一个如此重大的问题呢？通过调查这一悲惨的倾向背后的原因，我们可以了解到关于自杀的哪些信息呢？

在我看来，年轻人处于依赖的儿童和独立的成人之间的定位，这一内在的社会脆弱性导致他们容易受自杀的想法和行动的感染。当前美国社会特有的不确定性，也为这种易感性提供了温床。在某种意义上来说，所有自杀的人，不论其年龄，都在遭受着同样问题的困扰：他们是谁？身处他们所知的社会当中，该如何活下去？但是，从一个年轻的生命的视角来看待这些问题，就是以最纯粹、最激烈也是最揭露真相的方式来看待它们。

很少有图片能像《纽约时报杂志》（*The New York Times Magazine*）1988 年 10 月 2 日这一期的封面那样，如此痛彻心扉地捕捉到青少年自杀的痛苦和不幸。这一期封面是一位名为阿普里尔·萨文诺（April Savino）的少女的脸庞，她自杀之时这本杂志正忙于整理一篇出色的关于无家可归的青少年的文章。她是一个 15 岁的少女，从离婚的双亲那里离家出走，在大中央车站生活了四年。在一段非常重要的感情破裂之后，她在附近教堂的台阶上对准头部开枪自杀。这是一段非常特殊的个人历史，却离奇地象征了普遍意义上自杀的全部问题，特别是青少年自杀问题：一个潜在的、非常有价值的生命，在家里没有得到足够的呵护，在外面的世界没有找到真正的位置或意义，最终结果了自己。如此年轻的一个生命，却落得在教堂的台阶上开枪自杀，这一事实令人震惊，说明了在我们的社会中弥漫的恶性价值病的症状。

造成这种价值病的一个主要因素就是核武器的全球毁灭性的威胁一直存在，整日忙忙碌碌的成年人很容易就会漠视这一威胁，但是大多数青少年却认为这种威胁显而易见，并深为恐惧。在苏联解体之前，一份对美国和苏联青少年的研究表明他们最担心的是他们的父母（担心他们会死去或是离婚，而这很容易就让人联想到其个人家庭的死亡），以及核战争的威胁（而这则关系到整个人类大家庭的消亡）。[7]

第二次世界大战结束以来，青少年就被迫自己去理解笼罩着他们的核威胁。当他们首次以一个尚未长大的成人姿态来面对这一可能性时，就好像是弗洛伊德的自我毁灭的愿望或死亡本能在文明的国度里四处蔓延，因为有一个持续存在的可能性，即某一个自杀倾向的人，在错误的地点、错误的时间，按下核武器的按钮，使地球陷入万劫不复的境地。事实上，许多曾自杀的青少年可能正就这一情况给予他们最深刻的见解，即："为什么还要生存在这样一个世界里？"

当个体的儿童自我（与父母相关）瓦解的时候，新出现的青少年自我（与成人相关）能够与自性建立强有力的联系。它比那些年龄更大且带着成人自我的防御的个体能更好地看到阴影——心灵的阴暗面。美洲的原始部落人群会向青少年请教以预知未来，正是因为青少年拥有这种双重的远见能力。[8]或许我们应该更仔细地聆听那些自杀倾向的青少年向我们传达的话语。

除了潜在的失去父母的风险（不管是真正意义上的，还是象征层面的），核战争、生态系统的污染以及其他问题，导致现在越来越多的青少年产生自杀的念头或采取自杀行为；几乎所有的问题都源自社会或个人问题。这些问题包括：

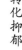

转化抑郁

- 一段亲密关系的破裂。
- 家庭不和。
- 对暴力的恐惧。
- 吸毒或酗酒。
- 严重的身体健康问题或心理健康问题。
- 缺乏精神价值观。
- 生活缺乏方向感。
- 学习成绩不好。
- 意外怀孕（或纠结于是否堕胎）。
- 上大学的压力或从大学毕业的压力。

两个多世纪以来，专家学者曾争论关于自杀的描述，不管是真实的还是虚构的，是否会危害到那些易感人群，而当牵涉到容易受影响的青少年时，这一争论就变得异常激烈了。这一切都始于1774年歌德《少年维特之烦恼》这部小说的出版。[9]少年维特非常之聪明，又有艺术天赋，他总是沉浸在千奇百怪的梦境、宏伟的设想、不切实际的恋爱以及毫无希望的激情之中。最终他精疲力竭，独剩空虚，叹道："我经受多番苦难，只因遗失了我生命中那独有的欢愉，遗失了那神圣的、生机勃勃的力量，我用此力量创造了整个关于我的世界，如今它已消失殆尽。"由于这种"力量的遗失"，他朝自己的脑袋开了一枪，自杀了，给他那些虚幻的爱人中的某一个留了一封遗书。少年维特的悲惨命运以及表达这种命运的浪漫方式迅速引发了一波仿效其自杀的风潮。

关于那次事件的记忆一直困扰着精神病学，其影响如此之大以至于美国精神病学家菲利普斯（D. P. Philips）将自杀暗示的影响称为"维特效应"。[10]目前，这些因模仿而导致青少年死亡的流行被称为"自杀模仿现象"。今天，电视对自杀的影响所引发的争论跟当年文字作品对自杀的影响所引发的争论一样大。菲利普斯和卡拉腾森（Caratensen）报告称，1973 年至 1979 年 38 个在全美范围内播报的关于自杀的新闻报道或新闻特写都对美国青少年的自杀率产生了不良影响。[11]在另一个相关的项目中，古尔德（Gould）和谢弗（Shaffer）发现四个虚构的电视电影中的自杀情节也对自杀有着不良影响。[12]

三、心理因素：非荣格学派的观点

弗洛伊德提出人类心灵中有两种基本驱力：一种是性驱力，即他所谓的力比多；另一种是攻击驱力，他称之为破坏欲。自杀所涉及的是一种向内的自我毁灭性最强的攻击驱力。[13]如果抑郁（针对自己的愤怒）同死亡本能混合的话，个体就很可能自杀。

卡尔·门宁格（Karl Menninger）对弗洛伊德的概念进行了修改，认为自杀行为的发生必须有三个必要条件。[14]第一个是杀人的愿望，代表着攻击驱力。第二个是被杀的愿望，代表着一种向内的如势不可挡的怒火一样的强烈情绪。第三个是死的愿望，代表着死亡本能。门宁格坚称只有当三个要素都存在时才会出现真正的自杀行为。他还说，永远都会有一种被拯救的愿望，如今，这成为了所有预防自杀和心理治疗的基础。

温尼科特（Donald Winnicott）认为自杀与对死亡的矛盾心理相关联。[15]对有些人来说，这种矛盾心理涉及同时产生的对死亡作为一种存在状态的喜爱与厌恶。对另一些人来说，这种矛盾心理表现为一种身体上虽生但心理上已死的感觉。他说，这些人"一生都在思考是否要通过死亡来找到一个解决方法，即让身体也体验一次心灵所经受的死亡"。温尼科特强调，深度抑郁并考虑自杀的个体对于死亡以及早已死亡的真实自我的探索有着非常矛盾的情绪。

在非病理学状况下，虚假自我［麦卡菲（McAfee）称之为人格面具或代理自我[16]］只是被当作一种虚无感、不真实、无意义感的体验而已。而在病理学状况下，个体认为假我即是真我，因为真我被彻底地隐藏了。温尼科特将这种困境与自杀联系起来：如果找不到能够让"真我"回归的条件，"其临床结果就是自杀"。

四、心理因素：荣格与后荣格学派的观点

荣格从未在其著作中直接探讨过自杀的主题，但是其书信却很清晰地表明了他的观点。[17]他明确反对自杀，认为它是一种违抗自性的罪过。在其1946年的一封信中，他写道：

> 自杀的想法，尽管可以理解，但我却不大认可。我们活着是为了取得尽可能大的精神发展和尽可能多的自我觉察。只要生命还在继续，即便只是很短的一段时间，都应该紧紧抓住它，以发展我们的意识。在生命尚未结束之前就打断它就好像是中止一个我们尚未开始的实验。我们正处于生命进程之中，就必须将生命进行到底。

后来，在1951年，他给一位患重度抑郁症的美国女性写信时谈到了自杀：

> 生命的目标就是实现我们的自性。如果你自杀了，你就放弃了引导你实现最终目标的自性的意志……你应当意识到自杀就是谋杀，因为自杀之后，就如同其他任何谋杀现场一样，都会有一具尸体。只不过那具尸体是已经被你杀死的你自己。

最后，1955年，他在给英国一位上了年纪的女病人的信中提到了自杀：

> 如果我是你，我不知道我会做出什么事情来，但我非常确定我不会做好自杀的打算。只要我的时日未到……只要有可能……我就会坚持活下去。因此，我不会建议你出于所谓的情理考虑而自杀。

布鲁诺·克洛普弗（Bruno Klopfer），一位荣格心理分析师，其反对自杀的立场有了进一步的发展，与我的自我死亡（egocide）的概念相一致。[18]在荣格的书信被公开之前，他就推断说根据荣格的《灵魂与死亡》一文，荣格是反对自杀的。在总结荣格对自杀的看法的时候，克洛普弗

转化抑郁

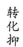

说："荣格的观点强调死亡的另一方面，而自杀倾向的人很少有意识地觉察到这一点，即对精神重生的渴求。死亡与重生这一原理属于展开生命历程的精髓。"克洛普弗补充道："这个意义上的死亡很明显被认为是自我的死亡，与自性失去了联系，因而也与生命的意义失去了联系。自我必须回归到大母神的子宫中重建这种联系，重获新生以及新的生命意义。"

在讨论自我的这段旅程时，克洛普弗慎重指出这段旅程是多么危险，同时又多么神奇："时时刻刻都存在着自我毁灭而非重生的危险……（但是）如果病人意识到了这一危险，并在分析师的帮助下面对它，自杀危机就能被转化为一种深刻的治愈和赋予生命的体验。"

简·惠尔赖特（Jane Wheelwright），另一位荣格心理分析师，其观点同克洛普弗的类似。[19] 她对抑郁和自杀念头之间的关系有以下看法：

> 我渐渐怀疑……我们的抑郁期就好像是微型死亡，在某种意义上，可以当作我们离世的练习……正是对这一过程的误解往往导致了人们自杀。伴随着重度抑郁症出现的向下的拉力和动弹不得的状态（immobilization）被误认为是身体死亡而非心灵死亡的感觉，而事实上，这种心灵死亡是先于心灵重生出现的。自杀的人们通常都没认识到引发抑郁状态的态度上的改变或自我觉察的增强其实是自然的要求。他们没有意识到要想改变他们的生活，他们必须要经历绝望，必须要面对其心境中隧道的黑夜，才能见到变化之光。然而，似乎的确会出现自然打算让某些人退出的情况，而这些人别无选择。他们的意志太弱，所以很难忍受那些不可理解的事物。他们的自我很快就被打败，随后遗失，他们无法拯救自我。但是那些至少愿意去努力同他们的自杀感受对抗的人很可能会重见光明。

詹姆斯·希尔曼（James Hillman），在其著作《自杀与灵魂》（Suicide and the Soul）一书中，采取了截然不同的看法——其独一无二的看法。[20] 他认为自杀是一种可以理解和接受的理智行为，建议分析师对这一行为保持"不动感情的科学客观性"。我不赞同他的观点，他的观点会在临床治疗中引发严重的问题。尽管希尔曼批评医生和精神病学家，认为他们不能公正客观地看待自杀这一问题，我坚持认为他们和治疗者需要从主观和客观两方面来评判自杀。

我个人的理念是，想要治愈自己和他人，一定要珍视生命。希尔曼甚至对"只要有生命，就会有希望"这句格言产生了质疑。他声称这句格言只适用于医生而非心理分析师，但是我认为这句格言适用于所有的治疗者。他又宣称，"患者所表现出来的希望本身是病理的一部分"，我认为这一说法与希望在治疗过程中所起的关键作用相矛盾。

在其关于精神分析治疗的三卷本著述中，托马斯·弗伦奇（Thomas French）对希望作为自我整合功能的激活力量以及治愈过程的主要推动力进行了大量的探讨。[21]

门宁格引用了一项关于自杀的研究，在这项研究中，研究者发现："由于失去机会，无法实现人生目标，从而导致希望消失时，之前位于其他目标之后的毁灭驱力开始释放出来……对付自己。"[22]这项研究得到贝克及其同事的证实，他们的研究表明绝望与后续的自杀行为之间的相关度最高。[23]

希尔曼号召以"不动感情的科学客观性"来看待自杀倾向的人，这可能会导致一种"反移情的憎恨"（countertransference hate）从而加速自杀行为的发生。[24]抑郁症和自杀倾向的病人因为过于敏感和脆弱，会将不动感情的客观中立理解为拒绝和抛弃。临床而言，病人的这种发展是毁灭性的。当希尔曼嘲笑那些针对强烈的自杀倾向的病人而采取的自杀预防活动与非自愿住院治疗时，他把自己与众多治疗师和分析师对立起来。与其相反，通常的临床、伦理和法律立场是，明显的心神失常的人们应当受到保护以防止那些强烈的自杀冲动。我屡次见到医院可以成为类似于子宫的避难所，在此会出现自我死亡和转化，从而阻止真正的自杀行为。

卡斯特在其最近的一本书《创造性的跳跃》（*Creative Leap*）中谈到了自杀这个问题。[25]这是一位心理分析师对研究文献所作出的富有思想性、全面公正的贡献。主观层面上，她强调了治疗师对自杀和死亡本身的态度的重要性。卡斯特对自杀倾向的病人的慈悲情怀与理解受到了自杀这一真实现实的冲击。正如她所指出的那样，不管我们如何千方百计地想要阻止和避免自杀这一悲剧，它还是会发生。

我只在一点上与卡斯特的意见有所不同。她坚称我们不知道自杀作为一种存在是好还是坏，并补充道，自杀可能是一个自性化过程的适当结局。我非常怀疑这一观点，认为只有在极少数情况下这一观点才是正确的。希特勒就是这样的一个例子。然而，我认为这个例子只是证明规律的一个例外而已。按照印度教的观点，自杀作为存在来说是恶的业，从根本上来说，是违背自然法则的。

德里克·汉弗莱（Derek Humphry），毒芹协会（Hemlock Society）

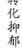

的创立人，其观点却恰恰相反：自杀是善的业，特别是对那些濒临死亡的患者而言。[26]在其著作《最后的出口》（Final Exit）中汉弗莱概述了几种单独自杀或在朋友、亲人和医生的帮助下自杀的方式。我知道有一些例外，比如说可以理解的被动安乐死，但是总的来说，我坚持认为，这种由自我计划的自我谋杀是与自然相违背的，正如荣格在其信中所指出的一样。

医生的无痛苦致死术和辅助自杀以及主动安乐死的病例都特别令人苦恼，因为它们都违背了《希波克拉底誓言》（Oath of Hippocrates）中"勿伤人"的职业理念。无痛苦致死术并不是一个新鲜的事物。早在 1939 年，弗洛伊德就让他的内科医生马克斯·舒尔（Max Schur）给他注射两剂致命剂量的吗啡。[27]当他去世的时候，世人则被告知他是自然死亡的。然而，这一真相却被隐瞒了 30 年，直到舒尔去世后才得以公布。精神分析的创始人是真的响应了死亡的号召，而非象征意义上的。

1990 年的夏天，美国报纸和杂志铺天盖地的都是珍妮特·阿德金斯（Janet Adkins）的报道，她是一个 54 岁被诊断患有阿尔茨海默症的病人，服用了由杰克·凯欧克因（Jack Kevorkian）医生提供的能够致死剂量的氯化钾自杀了。[28]这使得医生成为了杀人而非救人的一方；难怪凯欧克因医生被人称为"死亡医生"。悲哀的是，如今这种行为更加普遍了并且更加为人所接受了。[29]

五、原型和神话的视角

作为一位荣格学者，我也得从一个更为本能的视角来看待自杀。自杀有没有原型？换而言之，有没有一种谋杀自己的先天倾向植根于人类物种当中：远古的行为模式或驱力，是潜在的、无意识的（至少，对大多数人来说如此），但却能在我们的神话和艺术创作中寻找出蛛丝马迹？

尽管已有充分的证据表明人类心灵中的确存在死亡本能，却鲜有证据表明存在自杀本能。尽管我们知道个体和群体可以选择杀死自己，但这很可能是基于一种自杀情结，其核心是死亡原型。这和与生俱来的自我毁灭倾向截然不同，这种自我毁灭倾向是与自杀原型相关的。事实上，除了一些历史特例之外，人类心灵中似乎存在着一种同乱伦禁忌类似的自杀禁忌。[30]因为对社会而言，自我保存和自我维持非常重要，所以，个体向内的自我攻击同个体向外的对团体其他成员的攻击一样，是与大家的最佳利益背道而驰的。如果把攻击能量释放在食物狩猎游戏、运动竞技、展开辩论会当中，或把能量在创造性的表达中转化的话，那就更好了。

然而，除了人类历史，我们在寻找自杀原型的时候，还要考虑人类的创造性表达，而就这一目的而言，没有比童话故事或民间传说更为丰富的模式了。玛丽-路易斯·冯·弗朗兹（Marie-Louise von Franz）争辩说："童话故事是集体无意识心灵过程最纯真、最简洁的表达。"[31]童话故事以其简洁紧凑、引人入胜的模式同神话一样都能反映植根于人类文化中的基本原型。

我读了多年童话故事之后，发现只有少数童话故事［比如说，"侏儒怪"（Rumpelstiltskin）］把自杀包含在故事情节当中。这种对自杀关注的缺乏，对于我们人类作为一个物种来说，应当是有激励作用的，因为它暗示着在人类心灵的原型内核，并没有一种天然的自杀倾向。尽管如此，自杀母题（suicide motif）出现在童话故事中这一事实表明，自杀是人类状况中意义重大、永恒存在的两难困境。换言之，虽然自杀可能不是人类心灵中的原型问题，但是它可能是个体对其特定生活的反应中一个意义重大的问题（表现为自杀情结）。

玛丽-路易斯·冯·弗朗兹坚持认为许多童话故事中都有象征性的自杀母题；通过和她的个人交流，我得知，她认同我的自我死亡这一概念。根据冯·弗朗兹的观点，童话故事中的男主角或女主角几乎总会经历一次自我牺牲，从而引发转化和重生。自性与阴影（作为一种积极创造力量，控制消极毁灭力量）都导致了这种象征性的自我死亡。尽管她认为我的自我死亡这一术语无甚不妥，但是她更喜欢用自我牺牲这个术语。她还认为，杀死阴影，或阴影死亡（shadowcide）是可能会出现的，但是这一过程有极大的危险可能导致真正的自杀。

神话故事中出现的自杀远多于童话故事中的自杀。冯·弗朗兹将这一倾向归因于神话与特定文化之间的联系更为紧密，因此更多地反映了某些文化允许自杀的情境。比如说，古代的中国和日本文化产生了过多的证明情境性的自杀合理性的神话，古罗马和古爱尔兰文化亦是如此，尽管后两者中与自杀相关的神话实际上都遭到了罗马天主教会的镇压。

然而，希腊神话可能是最丰富最多产的包含自杀母题的神话来源；这是可以理解的，因为在古希腊，如果人们能够充分表明其自杀的合理性，那么自杀是可以允许的。自杀最常被描述为一种个体在如下情境中采取的适当行为：当个体触犯了社会禁忌时，因一段毫无希望的爱恋而痛苦时，或面对无法避免的荣誉损失时。例如，乔卡斯塔（Jocasta），俄狄浦斯的母亲，发现她在不知情的情况下同自己的儿子结婚生子，因而犯了乱伦罪之后，上吊自杀了。

从原型和神话的角度来看，那些在难以承受的消极境遇中无法展望任何出路的人们，其自杀的可能性极大。但这似乎是基于自杀情结，而不是自杀原型。

六、创造力与自杀状态

印度神湿婆（Shiva）会跳一种舞蹈，一种从毁灭性的死亡力量中获得创造性重生的舞蹈，在跳的过程中，自始至终都踩在自我之上（以侏儒为象征）。与其类似，我发现在自我死亡这一破坏性的行径之后，让患者参与创造性的表达，与转化的治愈过程相似。

在一篇令人深思的名为《创造性自杀危机》（Creative Suicidal Crises）的文章中，诺曼·塔巴奇尼克（Norman Tabachnick）针对重度抑郁和自杀倾向的个体，提出了一种与自我死亡和转化相类似的事物。[32]他假设一种自杀式的状态，预示着个体的一种潜在运动，从自我毁灭存在模式（通常显示为自杀危机和/或一种难以存续的生活方式）向一种新的更有价值的存在模式运动。他评论道："许多艺术创作努力都伴有自杀式的状态。"塔巴奇尼克提出的所谓自杀式状态，我称之为自我死亡状态。当两者的区别没有分清时，悲剧就会上演，而受影响的个体变得困惑，就会采取实际的自杀行为。

塔巴奇尼克指出，就像其他人也曾指出的那样，一个富于创造性的艺术家的自杀冲动就其意义而言格外复杂。这种自杀冲动，用他的话来说就是："［它］有着其他的意义，而不仅仅是作为自杀行为的前兆。一种意义可能是……我已经厌倦了当前所过的生活或生活的某些方面——我想脱离我现在所拥有的一切［或我现在的状态］。"在这种状态下，这些富于创造力的个体真正需要的是一种象征性的死亡（一种自我毁灭性的自我同一性的自我死亡），随其之后的是创造性的重生。同样，当这种人，比如说诗人西尔维娅·普拉斯（Sylvia Plath）和安妮·塞克斯顿（Anne Sexton），与死神设下赌局却赌输了，将象征性的需要与真正的现实相混淆，悲剧就会发生。

其他20世纪著名作家中患有重度抑郁症并最终自杀的有杰克·伦敦、

弗吉尼亚·伍尔夫、哈特·克莱恩、海明威、三岛由纪夫、川端康成、约翰·贝里曼（John Berryman）、普里莫·莱维（Primo Levi）以及最近的耶日西·柯辛斯基（Jerzy Kozinski）等等。许多艺术家几乎都在用自己的生命来证明——直接或间接地——自我死亡与自杀之间的区别。诗人阿尔·阿尔瓦雷斯（Al Alvarez）在试图自杀却未果之后，总结道："生命本身就是唯一反对自杀的理由。我是成长的忠实信徒，我认为我是通过尝试自杀来成长的。它杀死了那个青少年时期的我。"[33]从我的观点来看，阿尔瓦雷斯通过尝试自杀成功地实施了自我死亡，杀死了那个尚未成熟、自我毁灭的自我同一性。就这方面而言，他那失败的自杀经历有一种治愈效果，就好像那些从金门大桥和旧金山—奥克兰海湾大桥上跳桥自杀却未果的经历一样。

同阿尔瓦雷斯一样，美国小说家威廉·斯泰伦（William Styron）也差点就结束了自己的生命；但是，用他的话来说，他找到了"穿越黑暗抵达光明"的道路。[34]他描述了一个"第二自我"，他心灵中那凶残邪恶的阴影部分，正谋划着他的死亡。在他停止酗酒后，这一杰基尔博士（Dr. Jekyll）和海德先生（Mr. Hyde）之间的斗争在意识层面变得危险起来。他的抑郁症恶化，身体异常疼痛，又受失眠、绝望以及时不时出现的极端恐惧的折磨。他通过策划自己的死亡来寻求缓解和解脱。幸运的是，音乐拯救了他，使他免于自杀。勃拉姆斯的《女低音狂想曲》中那飘升的乐节突然"刺透了他的心脏"，之后，他住进了精神病院接受治疗。后来，他意识到这首乐曲激起了他关于母亲的回忆，他的母亲在他13岁时就已撒手人寰。

值得一提的是斯泰伦对其在精神病院复原状况的描述："我相信我数星期以前就应该住院治疗的。因为，事实上，医院是我得以解脱的良药。"在医院，他接受了艺术治疗，他觉得这种治疗非常有价值，并将其第一件雕刻作品描述为"一个龇牙咧嘴令人恐惧的小小绿色头骨"，而这似乎就是他准备克服的抑郁的复制品。在治疗期间，他还受到了他称为"一种使人相信生命价值的宗教信仰"的帮助。这种信仰最初是由他心爱之人，主要是他妻子向他表述，后来由其自己来体验。[35]

在回忆这段时光时，斯泰伦明白，"隔离与时间"是"治愈创伤的良药"。他还认识到，"抑郁并不是灵魂的湮灭"。也就是说，既然抑郁能够并且已经治愈，就没有必要结束自己的生命了。然而，他当时并不能领会这些，当时他正与抑郁进行最艰苦的斗争，他将这一情形与但丁《神曲·

转化抑郁

地狱篇》的开头联系起来：

> 在生命的半途中，
> 我发现自己身处黑暗的森林，
> 因为我迷失了正确的道路。

在讨论这一节的时候，斯泰伦说道：

可以确定的是，这些诗句不止一次被用来召唤忧郁的蹂躏，但是这些幽暗的预言却总是遮盖了那首诗最广为人知部分的最后几句，那是能激起希望的诗句。对那些曾经身陷抑郁的黑暗森林，并且了解它那难以解释的痛苦的人来说，他们从深渊的回归与诗人的攀登并无不同，费尽千辛万苦，一步一步往上爬，直到爬出地狱的黑暗深渊，最终进入诗人所见到的"明亮世界"。在那里，任何恢复健康的人几乎都恢复了宁静与欢欣的能力，这就足以弥补人们所经受过的绝望得不能再绝望的感受了。

在本章结束之际，我们认识到，找到治愈自杀方法的精髓，就是希望。接下来的一章，我们将集中探讨在整体系统模式中，识别和治疗抑郁和自杀倾向的个体。

第三章 识别与治疗抑郁和自杀倾向的人

"治愈是持续一生的过程。"

——罗斯玛丽·戈登（Rosemary Gordon）

在大众的想象当中，成功地治疗一个人的疾病不管是身体上的还是心理上的，都意味着治好（cure）那个人。我对这一想法表示怀疑。正如我所告诉学生的那样："只有火腿才是熏的！"① 在我看来，成功地治疗一个人的疾病意味着在那个人身上引发了一个治愈过程，而这个治愈过程与整合有关。[1]治愈（heal）和神圣（holy）这两个单词都源自古英语中的haelen 一词，是"使成为整体"的意思。

尤其是荣格的分析心理学，很少承诺去治愈导致心理问题的潜在病症。相反，心理分析的目的旨在促进人们的自性化，自性化即持续进行的通往健康完满的旅程。寻找治疗办法这一观念意味着要采取还原主义的、视野狭隘的方式进行治疗，而激发治愈过程的观念却意味着要采取一个多维度的、整体的方法进行治疗。

也许关于对抑郁和自杀倾向的患者的治疗最普遍的误解，就是大多数人仅仅通过药物治疗就能"治好"。毫无疑问，抗抑郁剂有治疗功效。在重复进行的双盲科学研究中（即，研究人员和被试在实验中均不知哪组人拿到的是抗抑郁剂，哪组人拿到的是安慰剂，直到实验结束才揭晓），病情有所改善的重度抑郁症患者中 $60\% \sim 70\%$ 的人拿到的是三环抗抑郁药。[2]然而，这一数据也表明剩下的 $30\% \sim 40\%$ 的重度抑郁症患者对安慰剂也起了良性反应。换言之，他们在没有药物的帮助下也取得了好转。[3]

如果我们能明确如此多的个体对安慰剂起良性反应以及安慰剂是如何起到良性作用的原因，对抑郁和自杀倾向的患者的治疗将会大幅改善。此

---

① 英语中 cure 除了有治好的意思外，还有以烟熏、盐腌等方式保存食物的意思。——译者注

外，医生也不会再被迫如此严重地依赖抗抑郁剂来为抑郁和自杀倾向的患者减轻痛楚。这个安慰剂之谜题如果得到解决，我们可能就会赞同奥利弗·温德尔·霍姆斯（Oliver Wendell Holmes）的话：如果把所有药物都丢进大海，我们的情况可能还会好一些。只有到那时，我们才会认识到，一切药物中最有效的以及最有可能是安慰剂效应的源头的，是杰罗姆·弗兰克称为"期望信念"[4]以及其他人称为希望的东西。

一、识别抑郁和自杀的风险

当然，不管治疗任何疾病，第一步都是要意识到疾病的存在。就抑郁连续统一体而言，我们来探究一下除轻度悲伤以外正常抑郁的两大主要类别：无并发症的悲伤和无并发症的丧亲之痛。

（一）识别常态的抑郁

无并发症的悲伤是由离别和丧失引起的，表现为抑郁的心境。不管悲伤是多么自然、多么正常，它仍是一种难以对付、令人苦恼和痛苦的情绪。[5]

无并发症的丧亲之痛是无并发症的悲伤更为集中和更强烈的形式，是人们对心爱之人去世的正常反应。通常，这种抑郁体验持续时间不会超过六个月。这并不意味着丧失爱人的那个人不会对此感到悲伤了，而是意味着，由丧亲之痛主宰其情绪生活的日子已经过去了。[6]

（二）识别变态的抑郁

抑郁连续统一体的变态端大致可分为两类：轻度抑郁（即神经症性抑郁或心境恶劣）和重度抑郁（即精神病性抑郁或忧郁症）。在两种变态抑郁中，个体遭受抑郁症状的折磨（如心境低落、兴趣丧失或生活无愉快感、食欲减退、体重减轻、失眠、疲惫或精力减退、无价值感和内疚感，思维困难或注意力难以集中以及有死亡和自杀念头）。有时候，抑郁的人们会出现社会功能受损或不能再过一种丰富的人生。重度抑郁则更严重和极端：患者通常完全丧失正常生活的能力，可能会出现幻觉或妄想。

在变态抑郁的所有不同类型中，最重要的临床区分是单相心境障碍和双相心境障碍（也被称为躁狂—抑郁症）之间的区别。前者只包括纯粹的抑郁症状（如重度抑郁或精神病性抑郁），而后者则是在躁狂症状和抑郁症状之间不断转换。[7]无论在哪里，单相心境障碍都比双相心境障碍常见10～20倍。

根据希波克拉底的体液说，抑郁质（在希腊语中字面意思为黑胆汁，是四种体液之一）与寒冷干燥的秋季夜晚不断变长有关。[8]希波克拉底学说的巨大影响持续了一千多年。尽管在今天看来，这作为一种严肃的医学理论是稍显荒谬的，但是我们在谈论以及思考抑郁症的时候，仍然会向它致以敬意。在英语和大多数其他欧洲语言中，抑郁就是冷淡、悲观、闷闷不乐，情绪低落，不再有幽默感。值得注意的是还有一种抑郁状况，即季节性情感障碍（Seasonal Affective Disorder，SAD）容易在秋冬季节感染某些人，这种抑郁似乎是光照不足所引起的。[9]

酒精在抑郁症中所起的作用不可小觑。酗酒与抑郁症之间到底谁先出现的争论由来已久，因为许多抑郁症患者同时也都酗酒。一些人认为长期过量饮酒导致了抑郁症，另一些人则坚称抑郁症促使人们长期过量饮酒。[10]我认为两者都有道理：酗酒会导致抑郁症，抑郁症也会引发酗酒。我也认为，在涉及酒精的抑郁症中，就像大多数抑郁症案例一样，精神/存在因素是最有可能促成改变的。

荣格在回复匿名戒酒者协会（Alcoholics Anonymous）共同创立者之一的威廉（"比尔"）·威尔逊的信中，说到他曾跟他的一个病人罗兰德（Roland H.）说，他的病情已无可救药，除非他能成为"精神或宗教体验"的主体。荣格开的药方同他关于他的病人最开始为什么会成为一个酗酒者的理论相吻合："他对酒精的嗜求是我们作为存在对整体的精神渴求的低级形式，用中世纪的话来说就是，与上帝的结合。"[11]

二、识别自杀风险

六分之一的临床抑郁症患者最终自杀。五分之三的患者有过自杀念头，表明在抑郁症案例中，自杀已经不仅仅是一个可能会发生的事情——而是一个风险很大的事情。未遂的自杀企图、自杀姿态，或者任何形式的自杀威胁，都应被当作是同死神打赌的求助呼喊。这尤其适用于那些曾尝试过自杀或有过自杀念头的个体。然而，并非所有的抑郁症患者都有自杀念头，也并非所有心怀自杀念头的个体都会当真自杀，或真的尝试自杀。同样，并非所有尝试自杀的人都患有临床抑郁症，尽管大多数都是临床抑郁症患者；许多都被诊断为患有不同形式的人格障碍、精神分裂症、焦虑障碍和器质性疾病。

在美国，一般的自杀风险是万分之一。当自杀风险为千分之一时是低风险。当自杀风险为百分之一时为中度风险（例如，这是对有既往自杀未遂史的人而言的——其自杀风险是普通人的百倍）。当自杀风险为十分之一时为高风险（例如，这是对有既往自杀未遂史，并且这种自杀未遂就医学方面或是精神病学方面而言都很严重的人来说的）。[12]

贝克认为，绝望是自杀最好的预测指标，第二好的预测指标是抑郁症的出现。[13]那么，我们怎样给那些绝望或正步入绝望的人们灌输希望呢？这个问题的答案，与这本书的论题，即是这种希望可以从自我死亡和自性的创造性转化中获取。

三、自杀风险的自我评估

个体如果想知道自己是否需要寻求帮助，可以做一个自我评估。如果下列四个问题都是肯定答案的话，自杀风险就比较高：

1. 你是否感到你的世界正在变窄，你比以前更加孤独、与世界更加格格不入？
2. 你是否感到无法表达对他人的愤怒，并越来越把所有的错事都归咎于自己？
3. 你是否感到绝望？
4. 你是否想过去死以及如何去死？

四、延伸自杀风险评估至朋友和家庭

要想更好地评估自己自杀的风险或重要他人自杀的风险，了解自杀的基本风险因素非常重要：

1. 自杀念头。
2. 终末行为（比如说，将贵重的财物送予他人，表现出一副不久将与世长辞的样子）。
3. 详细的自杀计划，并且手头上有一种致命的自杀方法。
4. 精神失常（特别是出现带有自杀念头的妄想）。
5. 器质性的大脑障碍，例如，急性中毒或慢性疾病，特别是会影响大脑的疾病，如艾滋病（可能会导致判断力下降和冲动行为）。

6. 重大丧失或丧失的威胁（例如，爱人的死亡或与爱人的最终分离、失业或重病来袭）。

7. 酗酒或药物滥用史。

8. 自杀家庭史。

如果在朋友或亲人身上察觉出了自杀企图，应当采取以下五个步骤[14]：

1. 慢慢地去接纳那个心神不安的人，听听他或她有什么要说的。

2. 用一些体察入微的、开放性的问题开始询问，这些问题要同抑郁和绝望相关。

3. 如果那个人承认了自己的抑郁和绝望，问他或她有没有想到过去死或结束自己的生命。

4. 如果那个人有自杀念头，再问他或她有没有将这些想法付诸实践的计划或方法。

5. 如果那个人承认自己有自杀的计划和自杀的方法，问问他或她"是什么在阻止你去自杀"。

评估自杀的风险会影响人们决定是否要进行住院治疗或门诊治疗。现在，我们来处理这个棘手的问题。

五、你或你所爱的人是否需要去医院治疗？

某个人应不应该被送往医院治疗从本质上来说是一种主观判断，这是治疗抑郁和自杀倾向的患者时最难抉择的事情之一。与医生建立一种合作伙伴关系是最佳做法。有时，那些重度抑郁或自杀倾向的患者甚至需要强制送往医院治疗，这又使这一决定变得难上加难。一旦你知道哪些是最好的，就一定要果断坚定。

为了制定一些准则，假设我们正在谈论的是已经尝试过服用过量药物自杀的个体。[15]

一般来说，如果这个人没有精神病症状，没有重度抑郁，也没有严重的失眠症状，当时也没有急切的自杀想法，并且有强大的社会支持，对未来充满了希望，与自己的医生关系稳定，我就会建议采取门诊治疗的方式（见表3—1）。与之相反，如果抑郁症患者无法正常生活，经常会出现妄想或幻觉，非常有可能自杀，又有因重度抑郁而导致的严重失眠，很少或没有社会支持，对未来不抱任何希望，与医生也没有稳定的关系，那么我会建议住院治疗，即使患者不愿意配合。

表3—1   为你自己和自己所爱之人选择最佳的治疗方式

住院治疗	门诊治疗
有精神病（幻觉型）	无精神病
重度抑郁	无重度抑郁
严重失眠	无严重失眠
自杀可能性很大	自杀可能性不大
绝望	充满希望
无家庭或支持体系	有家庭或支持体系
与医生关系不稳定	与医生关系稳定

不幸的是，如果不把有自杀倾向的患者送往医院接受住院治疗，就会很容易犯错。在一项关于过量服用药物自杀的研究中，91％的自杀倾向的患者最近都去看过内科医生，而这些医生中几乎所有都是一些初级护理医生，如家庭医生。[16]这些个体中半数以上的人都死于过量服用最近医生所开的能够致死剂量的镇静催眠药或三环抗抑郁剂，80％的人有过自杀威胁或自杀未遂史，但是在这些病例中，医生知道患者这种病史的只占40％。总的来说，73％的患者都表现出明显的抑郁症状，但是只有50％的这些抑郁症患者被诊断出来。在这些被诊断出来的抑郁症病例中，很少有人得到过真正的治疗。即便他们得到了治疗，也通常没有涉及适当的心理治疗。

为了纠正这一状况，初级治疗医生应当对每个看起来悲伤和抑郁的患者进行评估，以便对其作临床抑郁症诊断。询问抑郁患者是否考虑过或尝试过自杀——特别是当这名患者酗酒或滥用药物时，这一做法应当成为标准操作程序。长期失眠应该被视为临床抑郁症的重大标志。内科医生不应该习惯性地给重度抑郁症患者开一些含有可能致命剂量的安眠药和三环抗抑郁剂的药方。

治疗抑郁症的时候，最好的情形就是同医生建立一种治愈关系。在我看来，不管何种治疗，都应该由患者的需求（表达出来的以及有时未表达出来的），来决定治疗的所有方面，包括正规的和不正规的。就生理需求而言，比如说，如果病人患有临床抑郁症，并表现出他或她会受益于抗抑郁剂的话，就应该接受这种治疗。就心理需求而言，有大量的可以选择的治疗方法，患者和治疗师应该利用这一数量上的优势，用心选择，加以整合。社会需求和存在需求亦是如此。患者和治疗师需要问一问："这种情况下什么是最好的？"答案可能是，比如说，生理的、心理的、社会的和存在的治疗方式都有，或是只有其中的一个方面。

患抑郁症的个体最需要的是充满爱心的关怀和人们的积极回应。我的观点是，重点关注保持良好的医患关系。我坚持认为，要采取一切有必要采取的措施来阻止患者自杀，同时还要提供一种真正的人与人之间的联结。这样，抑郁症或自杀倾向患者对未来就会有新的选择、新的希望。正如门德尔（Mendel）所说：

> 人与人之间的接触是预防自杀的关键……花时间与患者相处，建立一种表现出可信赖的关系，不对他们提出任何要求，确实能够预防自杀。[17]

据我的判断，抑郁症在临床上最重要的一个方面之一就是患者深信其抑郁症永远也不会好转。因此，非常关键的一点就是，患者和医生都要小心不要把注意力过度集中在隧道的黑暗之上，相反，更应该专注于前方的光明。光明即是希望、信念和爱（治愈的三种无形要素）。[18]明茨（Mintz）认为希望可能会提供"自杀抗体"。[19]

下面，我们将对各种不同的治疗方式（生理的、心理的、社会的以及存在/精神的）进行调查，然后用一个患有重度抑郁症，同时又非常想自杀的艾滋病患者的案例来阐述一种全面整体的治疗方法。

六、生理治疗

生理治疗领域包含如下治疗方法：躯体的、药理的、光疗和食疗。

（一）躯体疗法

用通俗的话来说，治疗抑郁和自杀状态最普遍的躯体（身体）治疗方法是以把那些状态从患者的脑海中震出去为基础的。[20]然而，对许多人来说，电休克疗法是一个颇有争议的方法。为什么这么多的人都对电击大脑这一想法如此厌恶？我们似乎对电击心脏以将可能致命的心律失常调整到正常心跳节奏就不那么厌恶。或许是因为相对于干预心理（大脑）而言，我们一般更习惯于干涉身体（心脏）。肯·克西（Ken Kesey）的《飞跃疯人院》这本书以及根据这本书改编的经典电影所产生的强烈影响就是证据：电休克疗法（也叫做电击疗法）被呈现为是一种野蛮的惩罚方式。

不可否认，电休克疗法在过去是被医生滥用过，但是所有的内科、外科和精神科治疗方式都被滥用过；这种可能性一直都会存在。一些电休克疗法的批判者特别担心它会导致长时记忆丧失或脑损伤。然而，大多数研究表明电休克疗法并没有这种副作用。或许最能够让人信服的缓解这种恐惧的论点就是将电休克治疗的病人同患有癫痫症的个体进行对比。后者经受着类似的癫痫大发作，但是这些癫痫发作并没有导致长时记忆丧失或脑损伤。电休克疗法在今天主要被用来治疗那些对抗抑郁剂没有反应的患者。除了它那骇人听闻的名声之外，电休克疗法仍然是治疗精神病性抑郁症的有效疗法，有些时候比抗抑郁剂更为有效。[21]

（二）药理疗法

抑郁症的药理治疗方法主要包括单胺氧化酶抑制剂和三环抗抑郁剂，这些治疗方法都颇有成效。但是，抗抑郁剂起效较慢（至少需要两到三周），并且会产生大量的有害副作用（口干、视觉模糊、嗜睡、心律失常、头晕、闭尿症、便秘、阳痿和迟发性运动障碍——一种棘手的神经紊乱），可能会因过量服用导致死亡，因而对有自杀倾向的个体来说是异常危险的。

单胺氧化酶抑制剂最初被视为内科和精神病科领域治疗抑郁的万能药。然而，很快就发现它们有一些很危险的副作用，其最主要的副作用就是高血压危象。服用单胺氧化酶抑制剂的患者一定不能食用含酪胺的食物（如某些奶酪、葡萄酒、啤酒和泡菜），否则就会出现高血压危象。单胺氧化酶抑制剂其他可能的副作用包括不良皮肤反应、便秘和阳痿。尽管如此，当慎重使用这种药物时，其疗效和安全性还是有保障的。

一些疗效更佳的抗抑郁剂最近被引介进来，这些抗抑郁剂安全性更好，针对性更强，有害副作用也更少。它们包括杂环化合物、三唑苯二氮卓类药物、三唑吡啶衍生药物、五羟色胺再摄取抑制剂和其他各种化合物。[22]

碳酸锂最初于古希腊和古罗马时期被用来治疗抑郁症，当时是让患者在矿泉中浸泡，这些矿泉现如今被检测出含有大量的碳酸锂化合物。1949年，一名澳大利亚的精神病学家约翰·凯德（John Cade）重新发现了碳酸锂在缓和躁狂症方面所起的治疗作用。它能够促使躁狂症患者的病情彻底好转，而在它被投入使用之前，23％的躁狂症患者在病情严重之时送往医院，之后不治身亡。一旦躁狂症患者血液内的锂含量达到了治疗水平，躁狂症就会缓解。碳酸锂经证明也有利于缓解双相（躁狂—抑郁症）疾病，延长躁狂状态与抑郁状态之间的时间间隔，缩短躁狂状态和抑郁状态的时间，使这两种症状得到减轻。这一成果意义非常重大，因为15％～20％的双相障碍患者在其症状持续得不到缓解的情况下都自杀了。[23]然而，碳酸锂会使患者的甲状腺和肾出现中毒的副作用。同时，还有会导致患者出现心脏疾病的风险。尽管如此，在患者做好预防措施、血液浓度受到仔细监测的情况下，碳酸锂也被证明是安全的。

使用任何抗抑郁剂的关键是要意识到它们只是心理社会治疗方法和存在/精神治疗方法的辅助而已。对患者和医生来说，只用药物治疗抑郁症和自杀倾向这条道路不仅具有潜在的危险性，而且过于狭窄。在我们这个容易成瘾的社会，人们很快就会对这种药物治疗产生依赖性，并且忽视其他的疗效可能更佳的治疗方式。正如卡夫卡在其《乡村医生》故事中所说的那样："开药方轻而易举，理解人却难于上青天。"

（三）光疗

季节性情感障碍的症状一般在秋冬季出现，在全光谱光线（最接近太阳光的光线）下一天曝光几个小时会缓解这些症状。[24]

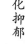

现在，我想告诉大家一个关于我个人的季节性情感障碍的记录。我的抑郁症状通常在冬季出现。当我住在纽约州罗切斯特的时候，那里的冬天阴暗寒冷，持续时间又长，所以我冬季才显形的忧郁症出现的次数异常频繁。现在我搬到了得克萨斯，那里光照充足得多，冬季又短，我就没那么抑郁了。

1973年，早在季节性情感障碍成为像今天这样普遍的内科/精神病科疾病之前，我从《医学论坛报》（*Medical Tribune*）2月28日发行的报纸上剪下了一篇新闻报道，其标题是"抑郁的丹麦人去阳光明媚的西班牙旅游"。非常讽刺的是，这篇报道的源头居然是丹麦的埃尔西诺——莎士比亚的戏剧《哈姆雷特》的故事发生的地方！那篇报道称：

> 受气候对心灵有着神奇疗效这一观点的影响，陆续有100个患神经症和抑郁症的丹麦人很快就能获得大量的西班牙的灿烂阳光的治疗。一个全年开放的护理中心从去年开始在西班牙的托雷莫利诺斯

（Torremolinos）旁的贝纳尔马德纳（Benalmadena）小镇修建一个含100个床位的医院。丹麦一年中有大半年时间都很阴暗潮湿，人们希望气候变化会加快患者从较轻的心理障碍中恢复的步伐。

这篇新闻报道让我不禁好奇是不是相关的丹麦精神病学家和管理者本身也很抑郁，也想去西班牙度度假。同时我也很好奇冬天人们对更多光照的需求能否为得克萨斯创造一种新的与健康相关的增长产业，或许可以同墨西哥合作进行。

严肃地说，在我看来，季节性情感障碍的确与忧郁症和其他抑郁状态在某些方面是重叠的。检验这一假设的方法之一就是在州立精神病医院中执行大规模的治疗项目，用光疗法对抑郁症患者进行治疗。要是有一些数据知道那些患抑郁症的丹麦人后来实际状况如何就有意思了。

（四）食疗

另一个相对简单的治疗抑郁症的方法涉及对饮食的控制。最近的一项研究表明，把咖啡因和精制的糖（白糖）从抑郁症患者的食谱中剔除，其结果是抑郁症状的减轻，这一结果在三个月的后续调查中仍然有效。一项双盲研究发现，精糖重新恢复到患者食谱中导致抑郁症复发的几率比咖啡因重回患者食谱导致的几率要高出两倍半。[25]

七、心理治疗

心理治疗包括以下方法：行为的、认知的、人际关系的和精神分析的。很少有抑郁或自杀倾向的患者只接受生理治疗。虽然躯体治疗和药理治疗取得了很多的进展，但是通常生理疗法都是结合某种心理疗法一起进行的。事实上，在治疗抑郁和自杀倾向的患者方面，心理疗法经常是最重要的治疗方式，并且，不管有没有结合使用抗抑郁药物，它都颇有成效。

谨记弗兰克关于心理治疗的格言是很重要的：如果患者所需求的与治疗师所给予的相一致，治疗就很有可能会成功。[26]这就是为什么了解多种治疗方法以及拥有运用多种治疗方法的经验是非常有益的。

（一）行为和认知疗法

行为疗法通过积极强化与抑郁无关的行为和消极强化抑郁症状来塑造

抗抑郁的行为。[27]

认知疗法试图在患者的思维方面施加积极的改变，因为思维与行为是有区别的，其信念是人们的行为是由思维决定的。认知疗法的目标是引导患者认识并改变错误的认知模式及伴随的行为模式。[28]

（二）人际关系疗法

人际关系疗法处理抑郁症时认为患者抑郁症的病症和可能病因源于患者主要的社会群体中。因此，人际关系疗法专注于患者目前的人际关系及患者同其周围延展的社会环境的关系。[29]

（三）短期和长期的精神分析疗法

短期的、持续时间有限的精神分析疗法的目标在于改变患者的人格，改善其心理构建，如信任、亲密、应对和悲伤。然而，它直接针对患者的防御和阻抗做工作，因此短期的精神分析疗法可能会引发焦虑。[30]

尽管经典的精神分析疗法在理论上同短期的精神分析疗法一致，但是它们之间还是有区别的。一个区别就是治疗时间的长短：经典的精神分析疗法并没有固定的时间长度，可能会持续好几年。另一个区别在于它更强调移情而不是防御和阻抗。最后，经典疗法的分析师或治疗师大都很被动，鼓励自由联想，与此相反，短期疗法的治疗师扮演的角色更为主动，不鼓励使用自由联想技术。

阿德勒学派的观点是所有的个体都需要一种安全感和对其周围环境的掌控感，每个人都对安全和掌控的概念以及如何获取它们有着不同的想法。阿德勒学派的精神分析疗法旨在首先帮助抑郁或自杀倾向的患者认识并理解其令人难以接受的行为，然后为之负责。个体觉察到其改变的潜能，并在引导和支持下做出建设性的改变。[31]

（四）另一种心理疗法

施奈德曼（Edwin Shneidman）认为每一个自杀个案都涉及以下几个方面：神经解剖、生化、心理、社会、精神和哲学方面。[32]我也认为，考虑到像自杀这种多层面的难解之谜，系统的疗法是最佳治疗方法。施奈德曼的观点是，为了预防自杀，有必要为有自杀倾向的个体做一些事情。他建议缓解疼痛，减少压力，消除那种无路可走的感觉，帮助个体认识到还存在其他的选择。这种疗法有助于把绝望转化为希望——大多数人都想从

转
化
抑
郁

治疗中获得这一转化。施奈德曼下面的这段简述就很清晰地说明了这一点：

> 一个女大学生认为她只有两种选择：要么当处女，要么就去死。不幸的是，她怀孕了，因为这不符合她仅有的那两种选择，所以，她所能看到的自己的唯一出路就是自杀。她甚至连枪都买了。

幸运的是，施奈德曼的治疗介入其中，阻止了她使用那把枪。他同她一起创建了一个全新的选择单：流产、把孩子送给他人抚养，或是自己抚养。换而言之，他帮她看到其实她还有其他的选择。而且，他也非常清楚自己的哲学立场——他不能容忍自杀，因为它不是生命的一种可能性。本质上来说，他重新点燃了患者内心的希望之火。

八、社会疗法

社会疗法的两大主要形式是家庭疗法和团体疗法。到目前为止，我们强调治疗主要在于个体以及医生与患者（或治疗师与来访者）之间一对一的关系。还存在一种运用越来越广泛的治疗方法，是在团体中间进行的，个体聚在一起互相帮助对方解决问题。这种疗法不仅可以治疗抑郁和自杀状态，还可以治疗许多相关的问题，如酗酒和药物滥用。

（一）家庭疗法

治疗师、患者和患者的家人都要参与到治疗当中，旨在结合心理学和社会学的思想，治疗抑郁或自杀倾向的患者。在这一情境下，其心理学的目标是让患者达到某种内心的平静，而社会学的目标在于让患者与其外在环境和谐共处。[33]

（二）针对自杀倾向患者的团体疗法

作为一个研究项目的一部分，我曾在以下设置中与他人共同领导三个不同的有自杀倾向的患者团体：综合医院、社区健康中心和大学的医疗中心。[34] 这些针对高风险被试的治疗团体对预防未来的自杀有着积极影响，证明针对由同质自杀倾向个体组成的团体，团体治疗是非常有效的。一段时间之后，许多患者都成了助理治疗师，这一情形使得这些团体与匿名戒酒者团体的模式类似。

（三）匿名戒酒者团体和戒毒互助团体

对酗酒和吸毒的人来说，匿名戒酒者团体和戒毒互助团体能够提供宝贵的团体支持，同时打破成瘾模式和抑郁模式。匿名戒酒者团体和戒毒互助团体在几乎每个方面都很相似，除了它们治疗的成瘾是不同的。每一个都设计为自助的支持性团体。成瘾被视为一种疾病，因此，强调的是成员问题的生理方面。但是，治疗成瘾需要一种更深层次的变化，而不仅仅是身体的变化，即，社会心理和精神层面也要有所改变。精神要素是匿名戒酒者团体和戒毒互助团体的核心[35]，正如其对自我死亡和转化的意义一样。

九、存在疗法

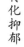

根据范德乌尔岑-史密斯（van Deurzen-Smith）的观点，存在疗法的目的是帮助抑郁和自杀倾向的个体思考生命，发现活下去的理由。它涉及两个基本假设：一是人性生来就是灵活多变的，二是生命是有意义的，人们对生命的态度创造意义。[36]

从存在的观点来看，生命被视为对意义的追寻，这样，就可以从那个意义的角度来处理问题了。弗兰克尔基于存在主义思想的意义疗法认为，抑郁是一种"扩大化的挫败感"的结果，或缺乏"追寻意义的意愿"，即，为生命努力寻找目的。[37]

十、治疗抑郁症：一个适当的个案

总之，我认为全面看待所有可能的治疗抑郁和自杀状态的方法，并从中获取尽可能多的且能恰当治疗任何抑郁或自杀倾向的患者的不同治疗模式，是非常重要的。换而言之，应当由作为个体的患者，而不是某一特定的治疗方法来引导治疗。

对一个重度抑郁、有严重自杀倾向的人来说，无意义的念头就会导致绝望。他或她与许多价值观隔离，很少或没有精神或活力过一种充实的生活。相反，绝望的心灵只是一个存在而已。我跟大家讲述一个患者的故事，它能够很好地说明各种不同的生理、心理、社会和存在因素如何结合起来，使得一个足智多谋的人变得抑郁、丧失斗志，同时还说明了如何能有效地治疗这种抑郁和斗志丧失。[38]

1982 年 1 月，迈克尔从旧金山回到了他的家乡纽约州罗切斯特，参加母亲的葬礼。他的母亲死于乳腺癌。他曾与母亲非常亲近，失去她就意味着失去 37 年来他所一直拥有的长期支持。他同他父亲关系不和，但是在葬礼上两人却相处融洽。然而，看到他父亲却让他回想起了一段痛苦异常的记忆：15 年前，父亲在发现他是一个同性恋之后把他赶出了家门。

葬礼结束之后，迈克尔很高兴地回到了旧金山。他并不知道母亲的死亡预兆着他人生中最不幸的一年。1982 年春天，他辞职，跳槽到了一家咨询公司，这是一个良好的开端。但反常的是，夏末的时候，他感到很抑郁，越来越疲倦，关节也日益疼痛。秋季的时候，他与一个伙伴组建了一个新家，希望能够就此安顿下来，但是这段感情没能维持下去。整个 11 月份，他越来越深地陷入了抑郁当中，并出现了发烧、盗汗、腹泻症状。圣诞节他去看望父亲的时候，他的情况并没有好转。父亲建议他搬回罗切斯特以便康复；迈克尔同意了，这表明他的状况已经非常糟糕了。整个情形看起来就好像是因为他是家中唯一的孩子，父亲才会给予帮助，而在母亲死后，父亲成了他唯一的直系亲属。

迈克尔返回旧金山，筹备其搬回罗切斯特的事宜，此时他的情况急剧恶化。除了更加严重的腹泻和盗汗外，他还持续不断地咳嗽。到 1983 年 3 月末他飞回罗切斯特的时候，体重已经减轻了 38 磅（1 磅约合 0.45 千克）。抵达罗切斯特几天之后，他的病情如此严重，父亲把他送到了斯特朗纪念医院的急诊部，在此，他被送进了重症监护室，呼吸困难，高烧达 40 摄氏度。他在住院的时候，无意中听到医生们在谈论他患艾滋病的可能性。就像当时所有其他人一样，他认为艾滋病就等同于死亡。

在重症监护室，他的病情稳定之后，肺活检显示他患有卡氏肺囊虫肺炎，艾滋病的一个关键指标。听到这个消息后，他开始谈论自己要死的事情。他感到无助又绝望。他想过自杀，以及一旦自己被转到普通病房之后要如何自杀的问题。一个医学院的学生被派过来看护他，这个学生是一个共情且很有耐心的聆听者，她成功地打探出他的自杀念头。迈克尔后来告诉我，他觉得这个学生是真的关心他。受到这一想法的鼓励，他问她："我能够战胜艾滋病活下来这个想法是不是很疯狂？"她表示说不是，但是也表示，接受精神病学的会诊或许仍会对他有益。

就是在这种情况下，我同迈克尔有了第一次会面。他的病房外面有一个标志，列出了那些同预防传染性肝炎病人的措施类似的预防方法。在穿好罩衣、戴好手套和面具之后，我走进了他的病房，做了自我介绍，同他握了握手。我立刻感觉到这一人与人之间的接触对他来说是极大的安慰。我告诉他，我对他的情况知道得不多，但是我听说他很抑郁。我坐下来，听他讲述了一遍我刚刚总结的他的病史。他问我，就像他问那个医学院的学生一样："我能够战胜这一致命的疾病的想法是不是很疯狂？"我想了一会，说道："不，这个想法并不疯狂。"从那一刻起，他放弃了将自杀作为唯一出路的偏执念头。

到底发生了什么？迈克尔被给予了希望——先是由那个医学院的学生，然后是由我。这一希望被证明是非常有效的药物。换句话说，他牢牢抓住了这一希望，即他有可能成为战胜艾滋的第一人或第一批人之一。他推理说，大多数恶性肿瘤最开始都被认为是不治之症，但是许多恶性肿瘤最终都找到了治疗方法。他还阅读一些理应治不好却自发痊愈的癌症的无法解释的案例，从中获取希望。我承认有这种案例但是也提醒他这些案例可谓少之又少。我的目的并不是激起其内心的各种可能性，而是让由那个医学院学生所点燃的小小希望之火继续燃烧下去。在他住院期间我一直都在给他做心理治疗，在他出院转为门诊病人之后的八个月，每周或每两周进行一次治疗。

随着时间的流逝，迈克尔又出现了艾滋病并发症症状。卡氏肺囊虫肺炎再一次出现，然后又再一次消失。他感染了播散性疱疹和巨细胞病毒，开始抱怨左腿下半部麻木和足下垂。此外，他还患上了卡波西肉瘤，这种肿瘤会大幅增加其壮年早逝的风险。从纽约市的艾滋病热线和传染性疾病中心那里，我得知他这种病症齐发的患者其寿命通常只剩四至六个月。由于显而易见的原因，我并没有告诉他这一消息。

迈克尔活下去的希望和渴望暂时帮助他克服身体上的病症。他的健康实际上开始有了改善。他安排他的父亲和一个朋友帮他完成搬回罗切斯特的任务。在医院住了将近两个月之后，他搬回了自己的公寓。不可思议的是，他在自己的公寓里开展了四个月的咨询业务，尽管他的主治医生和我都建议他再等一等再开始工作。在他出院之前，我还想过他可能再也没有身体、精神和情绪的力量再开始工作了，但是什么都阻止不了他。当我再次给他做门诊治疗的时候，迈克尔谈到了他要活下去的意志，他对自己的工作感到骄傲，以及他想要写一本关于"知识理论"的书的愿望。我们还探讨了死亡和濒临死亡，但是他从不深入或详尽地讨论这些问题。

在对迈克尔进行门诊治疗大约四个半月的时候，出现了一个非常重要

转化抑郁

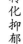

的转折点。他进门的时候主动跟我握了握手——通常他是不会这么做的。当我问他握手的事情的时候，他说他父亲拒绝跟他握手，让他感到很受伤。得知他患有艾滋病的时候，他父亲对同性恋的恐惧又再一次浮现，这一次更甚。他父亲害怕自己会被传染艾滋病，尽管一切证据都表明事实并非如此，所以就很少去医院探望迈克尔，也很乐意迈克尔从他家中搬出去。

迈克尔同他父亲疏远了，又从他旧金山的朋友那里搬走了，所以面临着严重的社会支持缺失。幸运的是，我们能通过艾滋病/罗切斯特中心安排一些居家拜访，并与一些富有同情心的志愿者接触，他觉得这些安排非常有效。他还有一个热忱的朋友，给予他支持和极大的安慰，每天都给他提供帮助。

尽管如此，父亲持续的拒绝给迈克尔带来了巨大的伤害。他的身体状况开始变差，但是他还是继续工作。门诊治疗六个半月的时候，他开始不在治疗的时间出现。我后来给他打电话的时候，他会说他忘了或太累了不想去。他也为自己不得不依靠国民医疗补助而感到羞愧，因为他的保险金已经用光了，他现在已经没有保险了。社会保障伤残救助也会拖很久。有一次，他气得直接给美国卫生及公众服务部打电话抱怨。令人吃惊的是，迈克尔打通了，他的声音成为那众多声音的一部分，最终改变了联邦政策，加快了美国对艾滋病人伤残补助金的发放。

1983 年 12 月初，我再一次看到了迈克尔。他看起来很憔悴，异常虚弱，左腿也跛得更厉害了。同样，他很抑郁，士气也很低落；然而他却拒绝服用抗抑郁药物，在他的整个治疗过程中，他都坚持这一原则。迈克尔的方法是一切靠自己，表明他仍旧拥有一些内在的精神资源，来与绝望作斗争。

1984 年 1 月，迈克尔不再来进行门诊治疗了。我用电话跟他确认了几次，但是最终他也没回我的电话——或我的短信。我最后一次看见他是在1984 年 6 月他住院的时候，迈克尔很乐意见我，但是他看起来病得非常厉害，也很沮丧。放射疗法对他的卡波西病变没有效果，他比以前更加虚弱了。他觉得医生已经放弃他了，并谈到了死亡。9 月份，他又一次被送往医院。就在这最后一次住院的第一个晚上，他突然之间就去世了。

我分享这段关于迈克尔的记录是为了证明，尽管他患有这一毁灭性的疾病，但他仍然拥有活下去的勇气和意志。有几次，他直面死亡，说道："时候未到!"他比预期死亡时间多活了一年，这一事实在围绕着艾滋病这一灾难性疾病的黑暗面前，是非常鼓舞人心的。我的直觉认为，他活下去的顽强意志——先是得到了一个堪称典范的医学生的支持，后来又得到了众多医学专家、护士和社会福利工作者、艾滋病/罗切斯特中心志愿者以及他朋友的支持——使他的生命得以延长，并使它更有意义。迈克尔的故事突出表明，每一个人都可以拥有希望这一力量。它是一种内在生成的药物，能够深入接触到内在的治愈者原型。

关于潘多拉的希腊神话是一个美好的象征，说明在处理人类存在问题时，希望是最好的也是最终的手段。潘多拉打开她的盒子，将各种恐怖之物都释放到了人间，包括绝望这一极度恐怖之生灵、暴力的怪物，以及化身为鸟儿的希望。鸟是关于精神的远古原型象征；人类精神所拥有的希望力量，正是治疗抑郁和自杀倾向的个体的整体疗法需要的。

> "希望是长着羽毛之物
> 栖息在灵魂里，
> 唱着没有歌词的曲调，
> 永不停息。"

——埃米莉·迪金森

十一、希望与自爱

大多数心理学理论家认为，如果我们在生命的头两年被我们的母亲和（或者）父亲，或父母的替代者所接纳的话，我们就会拥有一种本质的、有着生理基础的自我接纳感，并且在以后的人生中就可以依赖它。这种自我接纳感与图莉（Kay Toolery）称为"希望和自爱的情感储备"的东西非常相似——它保护生命，可以通过治疗而得到增强。每个人心中都有"一个内在的不可触碰的地方，隐藏着温情与富足；一个属于个人的、不会失去、不会挥霍殆尽的宝藏；一种情感绝缘体，能够抵御心理震撼或心理冲击。这就是情感储备。它与那些更加坚实、更加冷酷以及更加理性的构造无关，那些构造是发展完善的自我技能所建立起来的用以抵抗绝望或崩溃的"[39]。

在发展其情感储备理论的时候，图莉观察到，在自杀的青少年中，最大的问题似乎不是自我厌恶或内疚，而是"一种缺乏症，缺乏对自己生命的热爱，缺乏希望"。我会把这一特征扩展到成年人和老年人身上，青少年亦是如此。在这个正日益失去个性的自动化和计算机化时代，寻找生命的意义越来越难，因而寻找希望和自爱的养分也愈加艰难。

图莉继续说道，对于这些重度抑郁的年轻人（或者，要我来说的话，所有意志消沉的人），我们可以强调"这种情况会过去的"，可以帮助他们寻找打开"关于自性的神话宝库"的金钥匙，来促使他们做出改变。她强调，个体（特别是年轻人）出现以下情况时很容易患上有自杀倾向的抑郁症，即当个体没有把象征性的护身符或辟邪物——特殊的硬币、石头、贝壳或肖像内化的时候，因为这种象征性的护身符或辟邪物是与其大的自性（超越了自我）相联结的。就专门治疗抑郁症的治疗方法来说，我将这一前提条件理解为在人们找到其迷失的灵魂并与之重建联系，以便重新点燃希望之火之前，其抑郁是无法治愈的。

十二、哭与笑

现在，我要集中探讨眼泪与幽默在治疗重度抑郁症中的重要价值。哭是天生的让悲伤与忧愁从内心释放出来的一种方式，而笑（正如诺曼·卡曾斯再次发现的那样）则是一种与生俱来的让希望与幸福进驻内心的方式。很多情况下，这两个过程互相融合。如果你笑得太多，就很可能会开始流泪；如果你哭得过多，就很容易以笑告终。在治疗过程中，哭和笑都起着舒缓压力和恢复平衡的作用。

在这两个过程中，笑更少受人赏识，但是疗效却更佳。美国的亚伯拉罕·林肯总统深晓其理，他说："日夜背负着可怕的沉重压力，如果再不笑的话，我可能会死去。"

亚瑟·库斯勒（Arthur Koestler）指出，笑能够"减缓压力，不管压力是由饥饿、性、怒火还是焦虑所引发，它都一如既往地予人欢欣"[40]。他还注意到对本书的主题非常重要的一点："笑能够阻止生理欲望获得满足，也能够让人无力杀戮或性交；它能够消除愤怒、忧虑和（自我的）骄傲。"也就是说，当我们笑的时候，是不会对自己或他人造成伤害的。很难去想象一个人在笑的时候，会去杀死自己，因为有自杀倾向的时候，自我是被贬低的，而这一点与自我死亡和转化过程中自我的贬低有点类似。

在治愈的旅程中，创造机会来欢笑与哭泣，能够阻止我们发展出僵化刻板的态度来看待自己和我们的境遇。它会暂时打破防御的壁垒，甚至能让我们一品死亡的滋味——打破我们常规的呼吸、观察、思维和反应模式——以便我们以后能够重建自我，再造我们的境遇。就此而言，哭和笑是自我超越的活动，能够极为有效地治疗抑郁症状。它们能够引向库斯勒所说的创造性再生——这是所有成功的心理治疗努力向往的目标。

十三、创造性与治愈

在引导我的病人实施自我死亡而非自杀的过程中，我发现让他们参与到创造性表达和特定的艺术创作治疗中（基于积极想象）对他们大有裨益。这一外在的活动与内在心灵对支离破碎的自我进行再度整合的行为同时进行，而要达到这种再度整合，自我需在阿尼玛（灵魂）和阿尼姆斯（精神）的引导下，与自性发生联结，这就是自我死亡之后的治愈效果。事实上，积极想象的创造性产物常常会激发再度整合行为的出现。本书下一部分"治愈抑郁的创新方法"会探讨这些问题。

转化抑郁

第二部分

治愈抑郁的创新方法

第四章　自我死亡与转化：
一种新的治疗方法

"在牺牲的行径中……自我决心对抗自己……［并］将自己置于一个更高权威的统治之下，即……自性化的原则或自性。"

——玛丽-路易斯·冯·弗朗兹

现在，我想介绍一种新的治疗抑郁症患者和其他有自杀念头患者的方法。它涉及自我死亡、超越和转化。我所提倡的治疗抑郁和自杀倾向患者的方法与我之前所描述的其他疗法有所不同，但它可以与这些疗法中的任何一个或几个协同进行。我将这一方法称为自我死亡与转化。

我先把问题简化一下，以一种更通俗的语言将其称为"常识模式"（见表4—1）。"坏消息"是每个患抑郁症的人，尽管有治疗师的帮助，但也一定会经历失败、坠落和迷失这些阶段，从而引发悲伤、绝望，也有可能会引发自杀念头。"好消息"是在患抑郁症的个体身上，只有一部分必须死亡或象征性地被杀死——这一部分就是其自我中与坏消息相关的部分。然后，这个人就能够发展新的自我同一性和自我概念，从而走向全新的成功机会。换言之，这个人经历了一次象征性的死亡，我称之为自我死

表4—1　　　　　　　　　　自我死亡与转化的常识模式

坏消息	在失败、坠落和迷失这些阶段，抑郁的个体体验到如此深重的悲伤、绝望，以至于想要死去，即自杀。
好消息	抑郁的个体不需要完全死去，只有其心灵中的某个部分必须死亡，或象征性地被杀死。
象征性死亡	通过自我死亡，放弃或杀死心灵中破坏性的部分，即占主导地位的自我意象或消极的自我同一性。
新生命	自我死亡使心灵的转化成为可能，由此产生新的自我—自性轴，能够发展个体全部的潜能，使个体的个人神话得到证实。

亡。这个过程感觉就像正在死去，所以它会引发一次哀悼的历程。然而，一旦哀悼完逝去的占主导地位的自我同一性，这个人就会经历新的生命，这种存在比之前逝去的那个更有前途。我把这种重生称为转化。

我们来看几个有名的例子，这些人都完成了这种在其心灵的黑夜中穿行的治愈之旅。每个例子都表明个体必须首先忍受抑郁才能超越它并实现自己生命的转化。在治愈完成之后，他们每个人都对他人生命的提升改善做出了重要贡献。

亚伯拉罕·林肯就经常忍受重度抑郁的侵袭，毫无疑问这是由他母亲的早逝和父亲的粗暴对待所引起的。在他 29 岁时，他挚爱的未婚妻安妮·拉特利奇（Ann Rutledge）离世，他因此得了病态抑郁症。他内心迷茫又极度感伤地在伊利诺伊河畔游荡。他的朋友觉得他有可能自杀，所以就把他的刀子和剃须刀都给收了起来，并时刻观察着他的一举一动。32 岁的时候，林肯开始深受抑郁的折磨，正如他在给约翰·斯图尔特（John Stuart）——他的律师合伙人的信中写到的：

> 如果我之所感平均分摊给整个人类大家庭，那么地球上将不会再有欢笑的容颜。我以后是否会好转，我无从得知；我坚决不允许病情没有好转的情况。我不可能就这样一直持续下去。我要么去死，要么就恢复健康。[1]

卡尔·门宁格在其《关键平衡》（*The Vital Balance*）一书中提供了另一个能够证明林肯患抑郁症的记录：

> 在他结婚的那一天，一切都准备就绪，客人们也都聚集起来了，但是林肯却迟迟没有现身。后来在他房间里找到了他，他陷入了深深的抑郁当中，内心满是无价值感、绝望和内疚想法。在他患病之前，林肯是一个诚实但却平庸的律师，失败的次数远多于其成功的次数。那时人们认为他很健康，即在他的精神疾病尚未出现之前。而他在痊愈之后所取得的成就则是我们伟大的国家遗产的一部分。[2]

1821 年，英国哲学家约翰·斯图尔特·穆勒（John Stuart Mill）当时只有 20 岁，患上了病态抑郁症。显然，他无可避免地会认为自己以后再也不会开心幸福了，即便他将会获得想要的一切。然而，最终他成功地将自己推出了这一泥潭，其成功的方式连他自己都不清楚。在他的自传中，穆勒说道：

这段时期的经历……促使我采取一种人生理论，这种人生理论同我之前所践行的大相径庭，但同当时我肯定还没听说过的卡莱尔（Carlyle）的反自我意识理论（anti-self-consciousness theory）则极为相似。事实上，我深信幸福是对所有行为准则的考验，是生命的终结，这一信念从未动摇过。但是我现在却认为只有使生命的旅途蜿蜒曲折才能获得其终结。[我认为]只有那些人才是幸福的，他们专注于某一目标而非自己的幸福，专注于他人的幸福、人类的进步，甚至是某种艺术或追求，这种艺术或追求并不是作为一种方式，而是其本身就是一个理想的终结。因此，在为其他事物奋斗时，他们在这一过程中也找到了自己的幸福。[3]

另一个意义重大的关于克服抑郁症的例子就是威廉·詹姆斯（William James），他既是美国心理学也是美国哲学的创立人。25岁的时候，詹姆斯因患重度抑郁症并怀有自杀念头而从医学院辍学。他的传记作家卡梅伦（Cameron）写道：

> 他每天早上都在极度畏惧中醒来。有几个月，他都无法独自一人走近黑暗的地方……他想知道其他人怎么能活着却对生命表层之下那危险的坑洼毫无意识……

> 世人应当感谢这些个人之不幸。詹姆斯只能依靠自己的力量；这种时候，他所不能之事和所经受的挫折让他大量和近距离地欣赏了最深层的哲学和宗教问题；他的疾病明显有所好转，并且加深了他的哲学生命之流将要流过的河床。[4]

门宁格指出，这三个个体通过超越他们的疾病而实现了他所谓的比健康更完美（weller than well）。他们能够进入黑暗之中，采取自我死亡而非自杀行为；之后，他们就能对他们的同一性进行转化。他们中的每个人都参与了通往完整的旅途，这一旅途联结着一个生，然后象征死，之后再复活的循环，而这一循环则同自我的终极控制权，即自杀是截然对立的。

不管是什么驱使人们采取自杀行为，事实上，总是存在一个比自杀更好的选择。有时，自杀的诱惑会很强烈，甚至会让人感到安慰。比如，尼采曾说过："自杀的想法是一个极大的宽慰。通过自杀的念头，一个人可以成功度过许多难挨的夜晚。"然而，在某些情况下，自杀念头是非常危险的。我则推荐另一个完全不同的格言，即思量自我死亡，这是一个谦卑但却具有治愈效用的创造性转化行为；通过这一行为，人们会经历象征性的死亡，获得新的生命。

一、从自杀到自我死亡

我提出自我死亡与转化这一理论，一个主要的催化剂就是我对金门大桥和旧金山—奥克兰海湾大桥跳桥自杀幸存者的研究。我对这些幸存者最深刻的印象是这一高危群体中没有一个个体再实施过自杀行为；事实上，每个幸存者在自杀未遂后都经历了一种超越体验。我纠结于如何称呼这些个体自己选择同死亡来一次近距离接触的遭遇。我最后定下了自我死亡这一术语，因为这一象征性的死亡—重生经历对他们的生命改变如此之大，以至于他们对自己的看法（他们的自我同一性）也随之产生了巨大变化。从这开始，我就提出了一种新的对抑郁和自杀倾向患者进行心理治疗的荣格取向的分析疗法。

伊诺克·卡洛维（Enoch Calloway）作为这项研究的督导，对我关于这些自杀幸存者的思考有着很大影响。当我采访完第一个幸存者回来之后，我告诉卡洛维说我采访的那个人似乎经历了一次宗教体验。这对我来说太不可思议了，因为这个人感觉自己在某种程度上与上帝相联结，而这一联结正是他幸存的原因。因为已经完成了精神病学住院实习，我可以很轻易地就把这个人诊断为精神分裂、偏执症，同时还有宗教宏大妄想。然而，卡洛维力劝我不要匆匆就打发了这名幸存者的话语，不要想当然地就把他划为一类。

卡洛维建议我全程记录，组织数据，到那时再看会出现什么模式。他还督促我阅读威廉·詹姆斯写的《宗教经验种种》（*The Varieties of Religious Experience*）一书。在这本书中，詹姆斯对各种宗教经验进行了科学研究，对他所能获取的所有数据分类归档并对其进行模式辨别。[5] 这本书给我传达了一条重要且颇具意义的信息：重视主观事物，它同客观事物一样真实。

在卡洛维的鼓励下，我开始思考并就我称为自我死亡的事物展开论述。[6] 自杀幸存者们本来是真的打算毁灭自己的。但是，他们的行为毁灭（或牺牲）的却是他们的自我。他们意识自我的同一性死了，也就是说，他们在象征意义上杀死了之前他们对自己和生命的看法。然而，荣格所谓的自性却并没有被摧毁。

转化抑郁

二、阐明荣格的一些概念

我所描述的那种经验对治疗抑郁和自杀倾向患者有着重大意义。弄清楚这些意义的第一步就是回顾荣格心理学以及我的自我死亡与转化理论（见图4—1）所涉及的一些概念。对那些不了解荣格心理学的人而言，这一环节是必要的；对那些了解的人来说，这一环节则是一次有益的回顾。

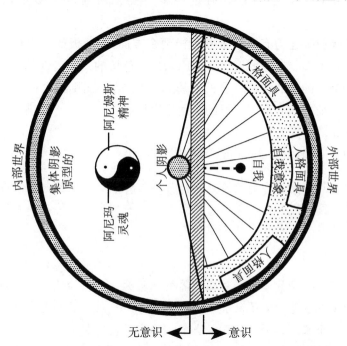

图4—1 荣格心理学中心灵的结构（自我是意识的中心，自性是心灵的中心和整体）

（一）自我与阴影：意识与无意识

荣格所定义的自我只在意识状态存在，因此，同弗洛伊德所定义的自我有所不同。在弗洛伊德学派的模式当中，自我既是意识的也是无意识的。而在荣格学派的模式当中，荣格指出：

> 我们把自我理解为一个同所有意识内容都有关联的情结因素。可以说，它构成了意识领域的核心。[7]

荣格认为自我是基于无意识的，受阈下记忆和可提取记忆的影响，同时也受阴影入侵的影响。

个人阴影是被压抑的、不为人所知的那部分，通常都是个人卑劣的那一部分。一般来说，个人阴影会被投射到他人身上，并在梦中通常由同性别的形象来代表。詹姆斯·霍尔（James Hall）称阴影为"那'阴暗的'改变了的自我"。他还说道："尽管阴影似乎对个人目前的自我意象而言是难以接受的，但是它常常含有进一步自性化所需的未被承认的积极品质。"[8]

阴影还被描述为有着消极和积极两个方面。[9]消极的一面包含着受抑制的在文化上不受欢迎的属性（如原始的、色情的、攻击性的、令人憎恨的、嫉妒的、凶残的和反社会的特质），积极的一面则包含同样受压抑的理想化的特征（如有英雄气概的、远见卓识的、灵性的、充满活力的、高贵的和优雅的特质）。

诺伊曼（Erich Neumann）将阴影定义为：

> 人格中不为人所知的一面，它通常以一种黑暗神秘的邪恶形象来面对自我——人格的核心、代表着光明的一面和意识；与阴影的相遇对个体来说，是命中注定的经历。

他继续说道：

> 起初，阴影形象在外部世界被体验为一个陌生人、一个敌人，但是随着它在意识中不断被认识，它被内向投射和认知为个体自己人格中的一个组成部分。然而，当个人的阴影被吸收同化时，原型的阴影（以恶魔或反对者的形式）在心灵中仍然有着巨大的威力。[10]

（二）自我、自体与自性：我、个人存在与至高无上的存在

自我作为意识的中心同个人意象和同一性有关，而自体意味着它涉及生活的日常方面。自我和自体本身都从属于自性，是自性的一部分。

荣格将自性设想为心灵的中心和整体，既含有意识也包含有无意识。他进一步以精神的方式来看待自性："统一和整体就客观价值的等级来说是至高无上的，因为它们的象征永远都不能从上帝意象（Imago Dei，Image of God）中区分开来。"[11]此外，自性是造物主的原型意象："自我对自性而言就像

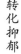

是被驱动者对驱动者而言。"[12]

自我倾向于支配一个人的前半生，同个人的同一性、抱负和成就相关。通常，人到中年时会出现危机，可能会导致以自我为中心的生命向自我隶属于自性的生命转变。[13]人的后半生是以"自我—自性轴"的发展为特征的。[14]不管人们如何称谓它，这一转变构成了个体层面上的一个模式转换，这一转换在意义上可同1 600年左右的社会历史层面上所产生的模式转换相媲美，当时，托勒密的太阳围绕地球转这一理论被哥白尼的地球绕着太阳转的理论所取代。

在弗洛伊德流派的心理学模式当中，自我就像是托勒密的地球一样稳居中心。其本质意义是："一切由我，自我，来掌控。"我把这称为亚历山大·黑格将军综合征（General Alexandra Haig Syndrome）。当罗纳德·里根总统遭到行刺的时候，作为里根的国务卿的亚历山大·黑格当时在电视中声称："一切交给我，我来掌控。"就像处于这种情况下的黑格一样，自我可能会认为自己是掌权者，拥有控制的权力，但事实并非一定如此。我同意荣格的观点，即自我像哥白尼的地球一样并非处于中心位置，真正的中心其实是自性。这一事实对那些经受重大人生危机的人来说是一个让人心痛却异常明显的事实，对那些重度抑郁症患者的自我来说是一个直接威胁，对那些实施自我死亡的人来说则可能是一种转化。

（三）自我和自我意象：我和我的肖像

自我（我）是一个有着原型核心（自性）的情结（由共同的情感基调而聚集起来的一组相关的体验式的意象）。在探讨自我同一性的发展时，霍尔引入了自我意象这一术语，将其刻画为："在人生的某一特定阶段，对占主导的自我意象而言'健康的'那些事物，可能对人生下一阶段新生的自我意象毫无益处。"[15]换言之，虽然基于自我的内在存在以及它与自性的联系基本上保持不变，但人们的肖像（自我意象）却在不断变化。霍尔坚称，这可以让"自我意象与自我本身之间有一个明显的区别，自我的基本形式构成了基于自性原型的主观性的中心"。就自我死亡这一概念而言，霍尔的思想意义重大：

> 一旦当前主导的自我意象发生改变，自我都会感觉到某种解体的威胁，尽管这一改变合乎其欲求。处于变化之中的自我似乎从一个同

一性（主导的自我意象）向另一个通常更为全面的同一性运动，也就是说，这个人实际上正处在自性化过程之中。

（四）人格面具和阴影：杰基尔博士和海德先生

自我戴着一个面具，即人格面具，来扮演一个角色以便与外部世界联系和互动。通常，人格面具是阴影的对立面。比如说，一个表面上非常温柔、超级友善、非常乐于合作的女人可能有着乖戾、残酷和操纵别人的阴影。文学上的一个例证就是罗伯特·路易斯·史蒂文森（Robert Louis Stevenson）那闻名的杰基尔博士和海德先生的重合：一个单独的个体拥有圣人一般的医生人格面具和魔鬼一般的罪犯阴影。这两个例子表明，人格面具很多时候是以规范、传统、理想和集体的价值观或文化为基础的自我选择的角色。

当个体过于认同自己的人格面具，即当自我同人格面具或社会角色融合的时候，就会出现悲剧性的问题。如果人格面具过分发展，个体就会变得顽固僵化，对周围世界不敏感或厚脸皮，也会出现问题。另一个同样有问题的极端是人格面具的发展不健全，会导致人们对外部世界过于敏感或脸皮薄。健康的自我独立于人格面具之外发挥作用，知道它可以选择认同人格面具的角色或者不选择与其认同。

当个体过于认同集体自我，这就会产生一个虚假自我[16]，就像是组织人的固定模式那样。美国广告业和大众媒体通过宣传特定的生活方式是值得拥有的，通过指定哪些是正常的和哪些是不正常的，通过直接或间接宣扬从众（或一种精心谋划的格式化的不从众）的价值来帮助鼓励这种虚假的自我和自我意象。

（五）阿尼玛和阿尼姆斯：阴和阳

正如自我通过人格面具和自体与外部世界相联结，它通过阴影和心灵中的异性方面与内心世界联结：男性的女性成分（阿尼玛，在拉丁语中是灵魂的意思）和女性的男性成分（阿尼姆斯，在拉丁语中是精神的意思）。荣格说道：

> 阿尼玛和阿尼姆斯对自我产生的影响……异常强烈，并即刻赋予了自我人格一种坚定不移的正义感和正直感。这种影响的诱因被投射，似乎存在于客体和客观情境当中。[17]

荣格认为精神包含在灵魂之内，把阿尼姆斯和阿尼玛视为"灵魂意象"。他坚称："灵魂情结似乎属于自我，失去灵魂情结就会表现为'病态'。"[18]灵魂的丧失以及与之相关的爱、信仰和希望的丧失常常会导致重度抑郁和自杀。在进行自我死亡和转化的同时重获灵魂，是治疗抑郁症和自杀倾向非常有效的方法。

三、自我死亡和阴影死亡：象征性地杀死自我和阴影

为什么要象征性地杀死予以否定的内向投射的父母自我和消极的自我意象？在梦中和荣格学派积极想象（无意识冲突的创造性艺术表达）的实践当中，这种行为的原因通常都很清楚。伍德曼（Marion Woodman）举了一个在梦中实施这种有理可循的杀害行为的例子，这个梦是由一个遭受严重的恋父情结困扰的年轻女性讲述给她的。[19]"我兄弟和我一起杀了我们的父亲。"她叙述着她的梦，"他一直纠缠不休，并恐吓我们。我们在巷子里用石头使劲儿砸他，然后把他的尸体放到汽车的后尾箱，拉到野外给埋了。"伍德曼声称她病人的梦表明了她向成熟女性的过渡，说："她必须象征性地杀死她的父亲。"

荣格也提到了病人的需求，需要"杀死无意识的象征性的表征……那吞噬和毁灭的令人恐惧的母亲"[20]。

跳桥自杀幸存者的自我死亡代表了象征性自杀的极端案例——心理困境戏剧性地在现实生活中的延伸，同伍德曼的病人在梦中象征性地杀死了其父亲相似。在每一个自杀未遂的案例中，自性都存活了下来，而有问题的自我意象和同一性，以及阴影的消极面——对自我意象和同一性产生不利影响的那一面——则被毁灭。

我的病人当中有一个叫斯蒂芬的专业人士，人到中年，在他直系家族中的所有其他男性都自我毁灭了之后来我这里看病。他的父亲酗酒而死，他的哥哥自杀而亡。斯蒂芬也走向了舍弃生命这条路，但是在接受了两年多我实施的分析治疗模式之后，他采取了自我死亡的方式。奏效的那一刻出现在梦中：他爬上了一个吊桥桥塔上面的平台，然后跳了下来。当他跳的时候，他把他之前毁灭性的自我意象和邪恶的阴影同一性抛在了身后。醒过来的时候，他奇迹般发现自己居然还活着，毫发无损，获得重生，他的新的同一性再也不会只依靠于自我了。当自我屈服的时候，他体验到了自性，并且他的新自我从属于这一更高的力量。

分析性的治疗几乎总是要牵涉到阴影死亡。起初，阴影被投射，然后在有问题的人际关系中进行处理，包括消极的移情反应。随着投射被收回，通常会出现邪恶的同性形象的阴影之梦。例如，当我在处理我自己的消极阴影时，我在梦中同邪恶的男性形象产生对峙；我还曾一度杀死了一个残忍的男性黑手党老大，这就是阴影死亡的一个例子。当时，我的同一性或主导的自我意象与自我伤害的父亲情结相关。之后不久，我就在心理层面上谋杀了我的父亲。这一象征性地杀死我的消极自我、阴影和父亲情结的行为，为转化扫清了道路。几年后，我做了一个梦，梦到我那死去的父亲从死亡国度归来，一步步向我靠近，一反常态地笑着，然后给了我一个拥抱。他有实体，但是我知道他来自另一个国度。这就是我基于心灵转化而产生的接受我的个人阴影和父亲情结（以及我的父亲）的意象。

在超越个人之外的更广泛的集体层面上，我们喜欢把原型的阴影投射到他人身上。这叫做替罪羊行为。里根早期把苏联称为"邪恶的帝国"就是一个例子。然而，当他私下结识了戈尔巴乔夫之后，里根开始撤回他对苏联的阴影投射。当里根卸任的时候，他把苏联描述为一个热情好客的地方，并说戈尔巴乔夫是他的朋友。

另一个对自我死亡和阴影死亡的描述就是莫林（Maureen）的案例，这个案例出现在琼·辛格（June Singer）的《心灵的边界》（*Boundaries of the Soul*）一书当中。[21] 19岁的莫林在因鞭打自己的腰部而住院之后前来见辛格。她的父亲是一个很成功的商人，但也是一个漠不关心、经常不在儿女身边的父亲。当莫林3岁半的时候，她母亲因重度抑郁而接受住院治疗。莫林说她母亲冷漠无情，并说自己非常恨她。她叙述说她母亲曾告诉她："你生来就没有信任。"

对辛格来说，很明显莫林有极端消极的母亲情结；而且，莫林"内心有两个相互冲突的人物"：一个小女孩（一个棘手的小孩，当遭到忽视时大喊大叫，放弃、疏离，拒绝长大）和一个大女孩（如母亲一般，没有感觉或情绪，冷漠无情）。正如辛格对它恰如其分的描述："这就是她自己与'他者'的全部情况。"他者有时被用来指称阴影。

辛格鼓励莫林通过艺术方面的积极想象来表达自我。在一次面谈当中，莫林非常生气，用手指画了一个人物逃离另一个人物的画面。在盯着那个意象几秒之后，她严肃地说道："他们中有一个必须得死。"这就是自我死亡的本质。这一突破性的经历对莫林的重要性（以及与此相关的、一般意义上的自我死亡与转化的重要性）在辛格对莫林的后续进展的评论中得到了证明：

> 这标志着治疗最关键阶段的开始。莫林在试探我，她甚至为此做出了要再去自杀的样子。她以为我会把她送到医院接受住院治疗，从而像她母亲那般拒绝她。我没有那样做。我问她我能否相信她会继续接受治疗，不会放弃。她说可以，我也就相信了她。渐渐地她又开始信任我了，而这次她投入治疗当中的方式似乎与之前有所不同。艺术帮助她认识到她有某种接触无意识并审视它的途径。她再也不用把自己与它隔绝开来了。

莫林画的最后一幅画是一个坐着的人：她终于整合起来，不再分裂成两个了。莫林实施了自我死亡和阴影死亡，经历了一场死亡—重生的体验——转化。辛格捕捉到这一巨大的变化，说道："从治疗的这一刻起（在画完最后一幅画之后），莫林开始有梦了，自性化的螺旋再次旋转起来。"

青少年想要并需要在心理上杀死其主导的自我意象和同一性，这些自我意象和同一性与父母的内向投射相关。诺伊曼也提倡在象征的水平上杀死父母形象，并说这种行为不仅可取而且必需。[22] 这一经历就是自我死亡；理想的话，青少年会把父母意象转化为自己的自我意象和独一无二的同一性，其自己的个人神话将开始铺展开来（自性化历程）。

歌德赞颂青少年经历，并且宣称他一生中屡次选择体验自发产生的青少年般的危机（死亡—重生经历）。换而言之，他建议定期体验自我死亡与转化或象征性的死亡与新生。杀戮的能量得到利用，经过变形；当自杀情结得到转化，个体也焕然一新。但是每一次死亡经历，不管是真实的还是象征性的，都需要哀悼。

尽管自我死亡只是让自我的一部分死亡，但是感觉却像是整个自我都随之死亡，个体会觉得自己已经死去。因此，经历自我死亡的人需要为死去的自我意象和同一性进行哀悼。卡斯特[23] 和尼尔德（Elizabeth Harper Neeld）[24] 都列出了悼念这些失去之物的有效模式。

我想强调一下自我死亡中悼念过程的重要性，因为一次死亡经历已经发生了，尽管它在本质上是象征性的。正如卡斯特所言：

> 这一要命的绝望也必须同样被接受，必须被视为与这一特殊的生活境遇相适宜。此外，混乱的情绪，特别是愤怒，一定要加以忍耐。如果将这一情绪的混乱理解为其代表着对过去的关系模式和旧习惯的

废除，因而也就是创建了新的可能性的话，就会容易得多。

随着时间的流逝，悼念过程的结束，被杀死的那部分自我成为一个被接纳的内部形象——一个朋友般的幽灵。过去占主导的自我同一性的象征性死亡的能量已被接纳，转化为新的生命。基于更深层的自我—自性联结的新的自我意象会引导人们与他人形成更好的关系。在我的自我死亡模式中，痛苦的死亡经历（象征性的死亡）不可否认算是一种不幸，一种毁灭（坏消息）；但是随之而来的却是创造性的重建（好消息）和再生（新的生命）。贝多芬的箴言在此显得格外恰当："我很耐心，因为我记得每一次不幸都会得到某种善待。"

四、绘制治愈之旅的地图

在绘制一个区域的地图时，最好请教那些去过那一区域的人。正如我受教于那些跳桥自杀幸存者，同我的患者做分析治疗则引导我在抑郁的荒野开拓路径。另一些人也曾去过那里：格罗夫（Stanislav Grof）曾同他的患者一起穿越了这一困难重重的领域，他们走过的路线具有参考价值。[25]
同样，约瑟夫·汉德森（Joseph Henderson）和奥克斯（Maud Oakes）的人类学研究概述了一条类似的路线，这一路线有着集体的特质。[26]

我现在提供一幅有助于标明方向和引领我们的地图（见表4—2）。这个表被划分为三横排（代表着三个主要阶段）和四竖列。第一竖列代表着人们在疾病的每个阶段——或者，从我的模式的角度来说，在自我死亡与转化的每一个阶段，通常会有的一些症状和体验。第二列和第三列将格罗夫（死亡—重生阶段，第二列）与汉德森和奥克斯（通行仪式，第三列）那不同却又相似的模式中的阶段进行比较。第四列描述的是在分析治疗的每个阶段所出现的情况。

第一阶段，你感到极度抑郁，非常想自杀。不管在你的个人生活中你是否孤身一人（很多时候都是），你都感到与人隔绝、疏离。通常，你遭遇了一些坏消息，一些激发了一种无助感的丧失，这则会一步一步地导致一种绝望感。但在内心中你的希望之火在闪烁。你感觉很失败，呈现出消极的自我意象和同一性：阴影取代了自我，因此你感到毫无用处。你的人格面具遭到损毁，因而不能有效发挥作用。虚假自我占据主导地位，你感到不真实、空虚和无意义。这种痛苦难以忍受，正如许多人描述的那样，

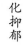

简直就是人间炼狱，并且你感到混乱、无能为力，无法胜任工作。你的自我濒临死亡。这就是自我死亡或象征性死亡的真实体验。

表 4—2 　　　　　　　　　　绘制治愈之旅的地图

阶段	抑郁、自杀状态症状和体验	格罗夫的死亡—重生阶段	汉德森和奥克斯的通行仪式	个体的分析治疗
第一阶段	坏消息 抑郁，想要自杀，孤独，疏离 与丧失和失败感相关的消极自我及阴影的同一性 感觉毫无价值、无助、无望 难言的痛苦 地狱：毫无存在的状况 毫无组织、无能 功能丧失 象征性的死亡	与母亲的对抗（临床分娩的第一阶段） 自我死亡 （感觉彻底被击溃和瓦解）	分离仪式 脱离 （以通过一道门为象征）	病人的阻抗和消极的个人移情 治疗师/分析师的接纳和共情 建立信任和积极的移情 为积极的自我服务的退行 个人无意识冲突和情结 通过分析，消极的内向投射死亡 虚假自我的死亡 自我死亡和阴影死亡
第二阶段	感觉麻木、死气沉沉、焦虑 困惑、意志消沉、退缩 感觉在隧道的尽头有光明 好消息	与母亲的协作（临床分娩的第二阶段） 死亡—重生的挣扎	过渡仪式 （以沉浸在死亡与生命之水中为象征）	发展出强有力的治疗联盟 原型的积极和消极移情 为自性服务的退行 自我—自性轴 集体无意识情结
第三阶段	抑郁和退缩的状况减少 更开朗，充满希望 新的方向、关系和创造性的活动 生命的意义 新生命	与母亲的分离（临床分娩的第三阶段） 死亡—重生的体验和光明重现	合体仪式 （以曼荼罗和其他整合的整体创造性的表达为象征）	为自体服务的退行 现实地看待自己和治疗师/分析师 自体—自性轴 真实自我的重生 行动力以及创造性的解决方法 完满的感受和个人神话

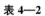

在我发表了第一篇关于跳桥自杀幸存者的文章之后，格罗夫联系了我。他对我的实证研究很感兴趣，因为当他研究人工致幻剂（LSD）在自杀倾向患者的心理治疗中的作用时也曾做过一些同样的观察。他对一系列自杀倾向患者进行研究，这些自杀倾向患者对所有其他的治疗干预都没有反应。格罗夫发现所有的这些患者都经历了他所谓的自我死亡经历，没有一个人自杀。

格罗夫用临床分娩（clinical delivery）模式概述了三个死亡—重生阶段。他把患者疾病的第一阶段描述为与母亲的对抗和自我死亡，伴随着一种彻底被击溃和瓦解的感觉。患者然后进入疾病和治疗的第二阶段，在此阶段其体验是原型的，处于集体无意识之中。在格罗夫称为与母亲的协作的第二阶段，患者奋力与母亲原型搏斗，这一母亲原型既给予了生命，又收回了所有生命。因此，死亡—重生的挣扎既是积极的、滋养的，也是消极的、吞噬的。第三个阶段，与母亲的分离阶段，涉及死亡—重生经历本身——从黑暗走向光明，就像是真正地从母体出生一样。

汉德森和奥克斯的通行仪式同样涉及集体无意识。在研究各种各样的人类文化的时候，他们发现类似的象征性的死亡—重生经历在社会层面显现为仪式。因此，他们在心理学水平上把这些经历描述为入门仪式（initiation rites）或通行仪式。这些通行仪式也分三个阶段完成。脱离，或分离仪式，是第一阶段，这一仪式通常象征为穿过大门或房门，大体说来，代表着个人同过时的同一性的分离。[27]第二阶段是过渡仪式，其特征为沉浸在生与死的水域之中（水本身象征着无意识和女性成分）。第三个阶段由合体仪式（rite of incorporation）组成，在这一仪式当中，创造性的活动导致整合的整体的形成。

五、治愈之旅的情绪蓝图

在抑郁症的每个阶段，与此相对应的是心理分析治疗过程中的不同阶段（见表4—2的第四列）。在第一阶段中，你几乎总是显得阻抗，表达大量消极和愤怒的情绪。这样的行为是一种可以理解的试探，看你的治疗师是否能够真正地接纳你，与你共情。留心你的治疗师的消极反应（让人讨厌的拒绝）。[28]你可以离开你的治疗师，而找到一位乐于接纳和充满爱心的治疗师。与你的治疗师建立信任能够让你经历一种建设性的"为自我服务的退行"。[29]这一退行是服务于积极自我的。你的治疗师应当指出你所拥有

转化抑郁

的每一个自我的优势，强力支持它们，并重视你所拥有的所有资产、能力和才干，由此能为你提供一个安全的地方，让你去鉴别自我当中的缺陷和负担，去面对、理解和抛弃它们。

一旦最初的阻抗被克服，你就能面对和解决与个人无意识相关的冲突。第一阶段的主要任务是理解并设法解决你与父母的情结（冲突）。同样地，这是认可你的长处和能力，因而强化你的积极自我意象的大好时机。然后，通过分析过程，消极的内向投射（消极的母亲和父亲情结），即自我中那否认一切的部分，被确认和杀死（或被允许死亡），换言之，通过谈话或分析而消亡。在第一阶段末期，你真的感觉自己好像正在死去。奄奄一息的消极自我意象和虚假自我正在把你的健康自我和同一性拉入无意识的海洋，陪它们一起经历象征性的死亡。至少可以说，这是治疗当中非常痛苦、困难重重的时期。

在疾病和治疗的第二阶段，你通常会感到如死了一般，依赖性非常强：这是你之前的自我同一性已死亡的确证。你变得焦虑、困惑、消沉和退缩；你会同你的治疗师协作，他或她则会充当你的母亲替代者。就好似你回到了子宫当中，一切都得靠你的母亲。积极移情和治疗联盟的力量在此阶段非常关键。这一阶段会出现"服务于自性的退行"[30]。你会经历好消息，开始看到黑暗尽头的曙光。你的重新整合、重新构造的更为强大的自我包含更多的阴影和心灵的异性方面（阿尼玛和阿尼姆斯），会帮助你接触你的中心，那包含所有的意识和无意识的自性。在这一阶段，自我—自性轴得到发展，就在这一时刻，你开始对集体无意识情结和原型做工作。第二阶段结束之时，你开始感到有希望，不那么抑郁，这则开启了下一个阶段。

疾病和治疗的第三个也是最后一个阶段，其特征是同你的治疗师分离，并经历死亡—重生。你致力于结束治疗，面谈的频度也降低了。你创造了得到整合的整体的表达，它们代表着对立面的统一［例子有：阴（女性）和阳（男性）、善与恶］。超越对立面的方法就是将它们整合在一起。自性，对立面的统一，很多时候在创造性的行为中显现，如在所有过去和现在的人类文明中都存在的曼荼罗。重生或新生是最后一个阶段的顶峰，意味着自我实现。正是在这一闭幕阶段，自体—自性轴得到发展[31]，你感到生命是有意义的，是有目的的。行动和决心在你的外部生活中变得越来越明显，常常表现为创造性的成果和生活变化（如自发的治愈意象、重要的关系和职业生涯上的变化）。

在现实生活危机当中，控制自我死亡与转化的过程是极端困难的一件事。心理治疗会提供一个容器，在这个容器当中这一过程能够得到更加有效的处理，因而也就调整得更能朝着自性化的道路前进，荣格用自性化这一术语来描述通往整体的治愈之旅。[32]罗杰斯（Karl Rogers）提出了类似的概念和过程，称之为自我实现，并把它描述为"是一个持续一生的实现个体潜能的历程，以成为一个功能完整的人……成为一个真正的自我"[33]。马斯洛也有着类似的观点，认为终极价值是人们对自我实现的精神需求，换言之，你必须忠实于你自己的神圣本性。[34]你和治疗师之间的心理治疗关系创造了一个神圣的地域，一个神圣的空间，在这里，转化可以相对安全并私密地进行。

回顾一下自我死亡与转化的范式，大致在表4—2里所呈现的：林肯、穆勒、詹姆斯、斯泰伦、阿尔瓦雷斯和金门大桥跳桥自杀幸存者，他们成功地超越了其抑郁和自杀状态，实施了自我死亡和阴影死亡（而不是自杀），经历了他们意识同一性的转化。他们就像我将在第六章至第九章讨论的四个个体一样，体现了《传道书》中所写的"杀戮有时，医治有时"之真谛。他们象征性地杀死的是消极的自我和阴影，而不是自体（self，他们独一无二的个人存在）。他们并没有走上自杀这条不归路，相反，他们的治愈是基于象征性死亡之上的，重建与灵魂之间的联系，由自性来指引。他们参与了通往整体的旅程，这一旅程不论是过去还是现在都关系着自然生长和自然死亡——与自杀相反。自我死亡，虚假自我的象征性死亡，引向的是新生和真实自我的重生。

伍德曼描述了一个逐步从内在象征性的暴力转向内在治愈的进程（同自我死亡与转化类似），在其《猫头鹰是面包师的女儿》（*The Owl Was a Baker's Daughter*）一书中，她引入了心灵自杀（psychic suicide）的概念。[35]心灵自杀（实际上同自我死亡一样）指的是要迫切地对抗和消灭否认一切的父母情结。"神学家所认为的祭祀，"伍德曼说，"在这一语境之下变成了心灵谋杀。"

在其第二本书《完美成瘾》（*Addiction to Perfection*）中，伍德曼列出了一些患者的临床案例，这些人感觉需要"有意识地牺牲自我需求（无意识力量），消除自我欲望，达到精神上的纯洁无瑕"[36]。对伍德曼和这些患者来说，"牺牲自我需求意味着向生命低头"。伍德曼的个案，主要是患有神经性厌食症的女性患者，她们处于克服重度抑郁和自我毁灭行为的过程中，并为消极的母亲和父亲情结所困。正如伍德曼说过的那样："完美成瘾，就是不现实的成瘾，为女性成分留下的空间很少。"

六、自我死亡：在团体治疗中帮助自杀倾向和抑郁患者

自我死亡与转化模式在团体治疗的设置中也非常适用，在预防自杀方面成效显著。[37]这种团体比较典型的有自杀未遂者匿名团体（Suicide Attempters Anonymous group），但是不像匿名戒酒者团体，它由两名治疗师担任联合领导。我曾在不同情境下联合领导过三个类似的团体，所以知道自杀未遂者匿名团体可以发挥延伸家庭的作用，为那些孤独和疏离的个体提供一个家。同时，自杀这一烙印不会给团体的其他成员带来困扰，因为他们都在同一条船上——拿着相同的船票，到过那里（即自杀未遂）。甚至连联合领导都有点像是家庭成员，分享他们的个人感受（但不是他们的个人问题），这样，他们也就更有慈悲之心了。团体成员所收获的成果是一种防范绝望于未然的希望感和归属感。

自杀未遂者匿名团体的发展过程同我为个体治疗所列出的三段式疗程相似（见表4—2）。第一阶段的特征是阻抗和建立信任（互相认识）；第二阶段是分享和重复过去的行为（宣泄和危机）；第三阶段是采取行动、解决问题（修通和共同社会化）。每个阶段大约持续四到五个月。因为这些团体是开放性的，所以旧成员的离开与新成员的加入都很正常；但是这些分别实际上会帮助继续治疗的成员面对死亡—重生主题，这一主题在自我死亡与转化模式中占据很大一部分。这些团体的社交方面（共进晚餐和举行聚会）通常围绕着生日和节日进行，因为这些日子对这些个体而言是非常难熬的。

自杀未遂者匿名团体为陷入困境的、孤僻的和重度抑郁的个体提供无条件的接纳。它是一个框架，在这个框架之内，团体成员可以专注于理解抑郁，可以学着去感觉值得被爱，可以尝试着表达愤怒和其他消极情绪而不会失去其自尊。团体给予的关爱和人际互动可以延伸到成员在团体以外的生活，帮助促进其康复。通过充当家庭的替代品，团体强调的是这一事实，即没有人一定要孤独。团体中产生的希望和同情超越了个体成员内心那否认一切的层面，最终促使抑郁的转化。

我们来看一下埃伦的故事，作为一个案例。埃伦年近中年，是一位保健专业人士，她患有长期严重的重度抑郁症。在她很小的时候，她就成了孤儿，没什么熟悉的家人。我第一次见她时，她已经尝试过三次自杀了。

她对几种大剂量的抗抑郁剂实验都毫无反应，包括三环和单胺氧化酶抗抑郁剂，或两次全程的电击疗法。在加入我所领导的自杀未遂者匿名团体之前，她也接受了个体心理治疗，但是效果并不显著。

对埃伦来说，团体是一个新世界——这一世界富于建设性地挑战了她为自己所创建的毁灭式的价值体系。最初几个月，她仍然执迷于死亡和自杀。她独自一人住在一栋高层公寓的第23层，她经常打电话给我这个联合领导和团体的其他成员，威胁要从她的阳台跳下去。她的状况进一步恶化，我担心她随时都有可能结束自己的生命。在另一位联合领导和她的个人治疗师的支持下，我试图让她接受一所大学的为精神病服务的住院治疗。但是，因为她不想接受定向神经外科手术（手术会改变脑部的纤维神经束，这一神经束被认为与死亡和自杀妄想相关，且精神病服务机构的负责人认为这是唯一可行的步骤），所以她拒绝合作，这是可以理解的。

最终，团体成员对埃伦的状况和态度感到非常失望和沮丧，他们在没有团体领导人帮助的情况下，自发采取了行动。他们租了一辆卡车，把她从她那孤独危险的高层公寓中搬了出来，住进了一个公寓俱乐部的底层房间。不到一个月，埃伦的抑郁似乎就已经减轻了不少。她跟团体成员说她遇到了一个也住在公寓俱乐部的年纪稍大的男性。这段感情发展成为一段很亲密的合作关系，渐渐地她的慢性抑郁症状和强迫性的自杀妄想让步于喜悦的情绪和对生命的热情。爱，多好的替代脑部手术的选择啊！

埃伦的康复对她自己和她周围的人来说都是一个治愈的过程。它是基于充满关爱的、创造性的延续生命的行动，是由那些真正关心着她、有着和她类似经验的如家人一般的团体成员所采取的。正是希望、信心、同情和爱，这些与灵魂相关的无形之物，参与了她的治愈过程。

在这种团体治疗中，个人（自我与自体）服从并学会信任团体（一种更高级的力量——从各个角度来看——如同自性一样）。然后，团体会促进积极自我在自我接纳（自性接纳）的基础上重组。因此，团体本身起着一种超越的作用，以帮助成员转化自己。

可以肯定的是，匿名戒酒者团体是任何这种类型的团体的模型。酗酒是一种慢性自杀行为，而加入匿名戒酒者团体则涉及自我的屈服。在最初阶段（第一步），匿名戒酒者团体成员承认他们面对酒精无能为力，于是他们屈服于团体，团体代表着一种比他们更强大的力量。如鲍尔（Jan Bauer）所描述的那样，这种自我屈服是"一种认识，即认识到仅凭自我是不能带来（积极）变化的"[38]。

匿名戒酒者团体项目另一个与自杀未遂者匿名团体经验类似的特征是让经验丰富的老手来帮助新成员。有过地狱般经历的人，在引导那些仍旧沉浸于同样经历的人寻找出路时，效果极为明显。在我联合领导的自杀未遂者匿名团体中，长期会员（有些人已经在这个团体里待了三年多了）成为助理治疗师，并取得了卓越成果。与治疗师一起共同工作，这类助理治疗师能够帮助促进个体自杀情结的破裂，他们会对个体的自杀情结进行分析，导致情结的消亡。自我死亡会促使转化：虚假自我的象征性死亡和真实自我的涌现，都得到了无条件的接纳和滋养。

七、自我死亡的危险和力量

自我死亡不会轻易地被接受为一种治疗模式或生命模式。它是一个扭转灵魂的过程，只有对将要出现的危险怀有巨大的敬意才能追求它。最严重的危险就是自杀，这一危险应当总是被视为一种始终存在的可能性。在治疗的第一阶段，极大的痛苦会使你在绝望之时，在极其抑郁之时，想要实现一种愿望，遁入永远的睡眠之中。为了防止这种事情的发生，你心灵的痛苦程度需要尽可能小心地被监控。如果你难以承受不断恶化的忧郁症的痛苦，那就要考虑住院了。[39]斯泰伦宣称医院是他的救星，而不是他的监狱，就像一些人，如希尔曼[40]和萨斯（Thomas Szasz）[41]会让我们相信的那样。一个子宫似的避难所，其保护性的界限，可能正是内在的治愈者所要求的。

自我死亡另一个可能出现的后果就是精神病。[42]自我死亡这个词从字面意思上理解就是杀死自我，但是在实践中，它实际上所指的是占主导的自我意象和否认一切的同一性的象征性死亡。如果，相反，你的整个自我分崩离析，你就会成为精神病人（即没有自我）。这一可能出现的后果同那些服用致幻剂的小部分人所出现的情况具有可比性：那些人的自我瓦解了，他们成了没有自我的精神病人。自我死亡过程中这一后果的风险或可能性可能会要求使用抗精神病药物，可能的话，还会要求住院治疗。

最后一个与自我死亡相关的危险就是退行到之前的人格面具。[43]这一退行不会引向新生，而是引向前一种存在状态，或过去的生命，就像一个新近离婚的人回到其父母家中，并在那里长期定居一样。离婚的人从一种配偶面具退行到一种尚未独立的儿童面具。这种退行是一种消极的发展，会导致个体固着在之前的、表面化的和不恰当的角色和同一性当中，即虚假自我。

对自我死亡的危险提出警告之后，我要对它的积极力量提出赞扬作为本章的结尾。自我死亡是一个关键的步骤，能够把一个抑郁和有自杀倾向的个体转化为一个有积极生活态度的人。惠特蒙特（Edward Whitmont）在其《象征性的追寻》（*The Symbolic Quest*）一书中谈及了这一强有力的转化[44]：

> 只有经历过痛苦和绝望的艰难时刻，转化才会出现；因为当形势非常糟糕时，个体的局限性被接纳，迫使自我放弃其中心，因此也就允许自性涌现。现在，自性与自我之间的辩证关系开始发挥作用，因此，治愈和整体可能会出现。

我同意歌德的看法，想强调的是自我死亡是一个循环往复的过程。马德（Peter Mudd）评述说："自我获得了重复死亡的能力，为自性化而服务，这重复的死亡是一系列持续进行的意识自发的心理死亡。"[45]这一评述似乎肯定了自我死亡是一个持续的、不断重复的现象。

最后，我引用霍姆斯的话语，指出自我死亡与转化的力量能够挽救生命，可能有助于补偿"那些永不歌唱，却将所有音乐深藏于心而死去的人们"。

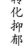

第五章 治愈意象：转化的象征

"不管无意识是什么，它是能创造象征的自然现象，这些象征具有意味深长的意义。象征过程既是在意象中去体验，又是关于意象的体验。"

——卡尔·荣格

自我死亡与自杀之间差别巨大。毕竟，自杀的话你就真的杀死了自己，而自我死亡则不会。尽管如此，它们在关键部分还是非常相似的：不管是自我死亡之路还是自杀之路，都会遭遇同样剧烈的痛苦和折磨。说自我死亡是象征性的自杀，这一说法并不会使这一行为变得不具挑战性或冲击力。理解这一点的关键在于领会象征在人类想象中所起的重要作用，以及它们如何影响人类生命和人类文明。

简单来说，象征就是蕴含着意义的意象——这种意义如此深远，领域多维，以至于我们通常不能把它转译成语言。例如，美国国旗就是一个具体的意象，我们可以看到和触摸它；但是它也在象征层面发挥作用，被赋予并激发各种各样的情感，这些情感和与真实和抽象、个人和集体的事物相联系的情结有关：美国政府、抗议美国政府的游行、奥运会、自由、民主、墓地、上学日的效忠誓言、阅兵、家、华盛顿、爱国主义、贝琪·罗斯女士（Betsy Ross）①、登月者。

象征超越逻辑。它们用理性所不能的方式激励和鼓舞着我们，或者它们赋予我们领会和鉴别、控制的力量，而理性是无法做到的。两者都改变了我们的经验，允许我们塑造我们的经验。诺伊曼在从集体和个人层面谈及这种象征的力量时，说道：

> 被深奥事物深深吸引的人所迸发出来的意象、用言词来表达的歌唱，是几乎所有人类文化的创造源泉，是所有宗教、艺术和风俗中必不可少的一部分，这些宗教、艺术和风俗最初源自人类灵魂中创造整

---

① 缝制第一面美国国旗的人。——译者注

体这一黑暗的现象。原始人类将灵魂的这种创造力视为魔法，事实也正是如此，因为它转化现实，并将一直这样做下去。[1]

荣格形容抑郁是与退行的再生和充实方面相关的，并且几乎是作为处方而言的，他坚称抑郁代表着"创造性工作之前的空无沉寂"[2]。

因此，自我死亡作为象征性的自杀，可以并且的确也触动了人们心灵的核心。通过个体的自我死亡来引发积极转化这一治疗方法，主要取决于治愈象征的运用。

一、一些关键概念的详细说明

在这一点上，需要对三个与自我死亡和转化相关的重要概念做进一步解释。

（一）原型

原型是人类心灵中与生俱来的。它们是远古的、充满情感的母题，以及人类普遍具有的观念、意象和行为模式的倾向。更确切地说，原型是集体无意识中非常复杂的、基础的部分，荣格所提出的这一概念同弗洛伊德心理学中严格意义上的个人无意识有着明显的区别。同达尔文的身体演化论类似，荣格的心灵演化论提出所有的历史都以原型的形式埋藏于每个个体的心灵当中。

在很多方面，原型都在某种程度上如本能般于个体的生命中显现。正如荣格所言：

> 本能从本质上来说是集体的现象，即普遍的、有规律地发生的现象，同个性毫无干系。原型在这一点上与本能相同，同样也是集体的现象。[3]

事实上，本能和原型在人类心灵中交织在一起。比如说，一个新生婴儿有吮吸母亲乳房的本能。这一本能则关系到子女想要在原型基础上寻找母亲的远古倾向。我们发现这种行为方式在动物身上留下了深刻的印记[4]，但是，在人类身上则以一种更为进化的形式展现，从而导致了依恋行为[5]。原型的一个基本的部分（就像看不见的原子一样）就是先验的（a priori）组织因素的存在，这些先验的因素是生来固有的运作模式，而这些运作模式的整体则构成了人性。[6]

荣格的原型概念既包含有积极的也包含有消极的可能性。例如，母亲原型既包括养育和爱抚孩子的慈爱和滋养的母亲，也包括拒绝和忽视孩子的邪恶和糟糕的母亲。这两类联想对孩子而言都存在，不管孩子关于其个人母亲的经验是怎样的。这一对立的主题，作为荣格心理学的基石，也适用于作为心灵的永恒中心和整体的自性。自性本身，就是完满和永恒的原型，其象征是无始无终的圆或咬尾蛇（一条头尾相衔的蛇的形象，见彩图 III）。自性既包括一种肯定的、更上层的力量，也包括黑暗的一面，或阴影。自性也代表着雌雄同体，因为它包含着心灵的两个性别相异的方面：女性成分（阿尼玛或灵魂）和男性成分（阿尼姆斯或精神）。道家学说中有一个同自性相似的概念。它结合了阴（黑暗和女性成分）和阳（光明和男性成分）这一永恒存在的原则（见图 1—1）。[7]

在荣格心理学中，自性这一术语是"一个实证的概念……表达的是人格作为整体的统一……超级的人格（supraordinate personality），而自我……只是意识的中心"[8]。换言之，自性是人类心灵中的核心原型——一种与生俱来的治愈力量，存在于每个个体的内心当中，是自性化这一自我实现过程的关键。

除了自性原型，自性化历程还涉及其他很多的原型。用荣格的话来说，就是：

> 原型的概念……是从多次研究观察中得来的，比如，世界各国文学中的神话和童话故事中就包含有许多明确的母题，这些母题遍布作品当中。在当今活着的个体的幻想、梦境、妄想和错觉当中，我们会遇见同样的母题。这些典型的意象和联想就是我所谓的原型观念［和意象］。它们越是生动逼真，就越会被染上特别强烈的情感基调……它们给我们留下了深刻的印象，影响着我们，吸引着我们。它们都能在原型中找到它们的本源，而原型［就像原子一样］……是一个无法表征的、无意识的、先存（preexisted）的形式，这一形式似乎是心灵所继承的结构的一部分，因此能够随时随地自发显现。因为原型具有本能的性质，所以它构成了带着情感基调的情结的基础，与它们分享自主权。［原型］也是宗教宣言的心灵前提，并负责所有上帝意象的拟人观（anthropomorphism）。[9]

（二）转化

在我的自我死亡与转化范式的语境下，转化意味着改变我们人格的性质。荣格认为自我或我们的意识同一性，是一种情结，这一情结以我们的个人历史为基础，同我们的个人无意识和内向投射的父母特征和冲突有关。如果我们一直对此毫无觉察，不采取行动的话，我们就会演变成父母愿望的表现，而不是我们真正的自我。转化过程的核心是原型的死亡—重生经历。自性是占主导的自我意象牺牲（象征性死亡）背后的力量，推动着自性化的进程。[10]自性，所有原型的原型，代表着一种奋勇向前的机能，通过负载情感的原型意象迸发进入意识领域，促进转化之进程，使真实的自我得以显现。由此，我们会相信自己为一个特殊的目的而来：实现我们自己个人的神话。

转化最重要的原型就是具有治愈作用、处于中心的自性原型。它通常是由曼荼罗（一组平衡匀称的同心圆，有时候会混合方形和三角形，冥想时运用）、太阳轮或神圣的圆来象征。诺伊曼提供了一个关于自性原型象征的绝妙描述：

> 这一已创造性转化的关于世界的现实的基本原型意象是自给自足的永恒转轮，这一转轮的每一地方都是一个"转折点"，"常常以开端为结束，以末端开为始"。[11]

（三）积极想象

爱因斯坦认为想象比信息更为重要。朱波特（Joseph Joubert）将想象视为灵魂的眼睛。琼·辛格把荣格的积极想象过程称为"使梦境继续向前"[12]。在荣格心理学中，积极想象是一种部分指导的、有一定意识的、类似冥想的状态，个体利用这种状态来深入无意识当中，让荣格所说的那些"希望成为意识"的梦或幻想显现出来。[13]这些无意识的梦和幻想的详尽展现会用到直觉、感觉、思维和情感，会产生一种创造性的表达行为：绘画、雕刻、写作、编曲、歌唱或舞蹈。事实上，积极想象是一个让自己随着无意识的流动而前行，然后以艺术形式或艺术作品来展现其洞见的过程。

斯托称赞写作作为积极想象的形式之一，在促进治愈方面疗效显著。[14]他坚持认为：

> 以文字的方式来表达事物，具有让尚未确定的精神内容变为现实的作用……它能够抓住那些转瞬即逝的事物。通过用文字来表达，我们可以与所处的世界和个人情绪、思维的内在世界，保持一定的距

转化抑郁

离。通过文字这一途径，我们持客观的态度，能够置身于个体经验之外，对其进行反思。关于自我的文字能够使心灵同自我保持距离，没有距离，就不可能有理解，不可能有控制，也不可能会出现期望的特意改变。

斯托也探讨了创造性心理治疗的概念，它涉及素描和彩绘：

当患者发现自己难以用言语来描述他们的感受的时候，我有时会建议他们把自己的体验画下来。有人会抗议说他们不会画画，但是鉴于并非要求画作一定要是艺术品，所以这并无大碍。彩绘，由于使用了一定的颜色，很多时候非常生动地描绘了患者的心境，尤其是会揭示潜在的抑郁，而在患者的言语或行为中这种抑郁可能不会显现出来。画作不仅能有效地揭示当前的"事态"，而且其本身就具有某种治疗作用。一些患者创作出的系列画作，非常有趣地记录了他们的情感历程。

二、治愈和转化原型

尽管医生和治疗师可能无法彻底治愈患者，但他们可以参与到患者的治愈过程中，总能帮到他们。事实上，在有治愈作用的医生—患者关系当中，似乎有一种固有的原型基础，这种医患关系能起到转化的作用。[15]在土著文化当中，不论是过去还是现在，治疗关系是萨满巫师和失去了灵魂的患病个体之间的关系。通过与治愈者的关系，以及象征性死亡和重生这一经历，患病的个体找到了其灵魂，并得到了转化，因此进入了一个通往整体的治愈过程。

个体的转化有一个核心的要素，涉及对立面的统一。在统一出现之前，个体会深刻地体验到这些对立事物。为了描述这一状况，荣格用了物极必反（enantiodromia）这个术语，意思是反向转化。[16]在赫拉克利特的哲学中，物极必反指的是互相对立的事物在事情发展中的作用——其观点是一切存在的事物都会变成其对立面。从荣格学派的视角来说，它意味着，比如说，要想生活充实，我们就必须得正视死亡；要想充分体验死亡，我们必须得是活着的；要想爱，我们必须知道恨；要想行善，我们必须得知道恶，特别是我们自己的阴影。

宗教皈依的状态也涉及转化的原型。例如，在基督教的语境下，再次出生与十字架的原型象征相关，因为十字架有着统一的十字交叉符号。在皈依之前，个人通常患有重度抑郁症，常常同其自身产生分歧。个人感觉迷失在绝望的深渊中——满脑子想的都是死亡，有自杀的念头也不足为奇。就在此时，皈依出现了。接着光明和希望回归，同时出现的还有一种全新的自尊感，它与整合的象征，如十字架相关。

积极想象会引发与个体病态灵魂的对峙和对个体内心邪恶倾向的接纳。[17]在《宗教经验种种》一书中，威廉·詹姆斯告诉我们，托尔斯泰在处于病态心理状态之时，曾想到过自杀，之后，出现了物极必反的状况。通过正视死亡和结束自己生命的意图，托尔斯泰放弃了他旧有的虚假自我（当时他的消极人格面具和占主导的自我意象），这一虚假自我与他的阴影相互勾结。通过心理上的自我投降，他接触到了一种更上层的力量（自性），感受到了重生和与真正自我相融合的精神活力。

印度神湿婆的毁灭与创造之舞，代表了自我（自体）投降的另一个例子。湿婆通常被描述为被一圈火焰所包围，圆圈象征着自我重生的不断循环，火焰象征着净化。湿婆之舞象征着毁灭生创造，死亡孕重生。这舞蹈中，湿婆脚踏代表着人类自我的侏儒。其内涵是自我死亡和自我投降会引向与更上层力量——自性的融合。

某些特定的原型或象征意象，在关于人类心灵转化的描述中不断出现。[18]下面介绍一下这些转化原型的一部分。

转化抑郁

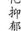

蛇或毒蛇，特别是毒性很强的蛇，常常象征着个体对死亡（或精神错乱，即心智的象征性死亡）的恐惧。[19]通过直面毒蛇，经历与死亡的危险对峙，我们能够使重生这一物极必反之状态出现。在我的自我死亡与转化的模式中，蛇皮的脱落是与象征性死亡和新生相关的。

蛇还是一个古老的治愈象征：在古希腊，医神阿斯克勒庇俄斯（Askle-pios）携一根毒蛇盘绕的权杖。[20]时至今日，权杖（由两条蛇所缠绕）还同医生和治愈专业相关。荣格明确地认可了这一解释："通过蛇来实现转化和重生这一观念是得到了证实的原型。它是［一个］治愈的［象征］。"荣格继续说道："就人格的重生而言，毒蛇之象征最重大的发展，就是发现昆达利尼瑜伽（蛇王瑜珈）中存有这种象征。"[21]

此外，蛇还被视为性或繁殖的象征，既就其男性特征而言，因为它的形状类似男性生殖器，也就其女性特征而言，因为它直接接触着水和大地母亲。[22]

十字指的是竖（传统意义上是与神圣的、理性的、正面的、积极的和男性的事物相联系）与横（传统意义上是与世俗的、非理性的、负面的、消极的和女性的事物相联系）的交叉。因此，整个十字体现了对立面的矛盾统一和古老的雌雄同体象征。荣格对它进行了如下描述："在无意识的自发象征中，十字作为四位一体指的是自性，是［一个人的］整体。十字……因此也就象征着……达到整体的治愈作用。"[23]

死亡与重生是通过蛇头尾相衔的形状来表征的。但是，死亡与重生的一个更加普遍、更具影响力的标志是去冥界（netherworld）走一遭，然后再重返人间。反映这种死亡与重生原型的最早的神话之一涉及苏美尔族的女神伊南娜［Inanna，后来发展成为巴比伦的女神伊丝塔（Ishtar）］，她坠入不归之地，经历了死亡，然后又奇迹般涅槃重生。汉德森和奥克斯引用了这一神话的另一个版本，这一版本与我的自我死亡与转化模式相关，非常有趣[24]：

> 这一版本的主要特征就是伊南娜坠入阴间这一任务的性质有所变化。在这里，这一旅途像是一个谜，伊南娜完成了自我的追求，从象征性的牺牲和死亡中重生。

英雄/女英雄的旅程这一原型，被约瑟夫·坎贝尔（Joseph Campbell）描述得淋漓尽致。[25]接下来，我会把坎贝尔的原创性命题加以延伸，把女英雄也包括在内，而这只有在我们的后妇女解放时代才行得通。英雄/女英雄的旅程划分为以下几个阶段：

1. 出发，响应冒险的号召，跨过第一道门槛。
2. 征途，磨炼之路。对英雄来说，要正视他的阴影，遇见女神般的阿尼玛形象，同父亲和解；对女英雄来说，要直面她的阴影，与神一般的阿尼姆斯形象相遇，同母亲和解。
3. 回归，最初不肯回归，但是后来在一次奇迹般的飞行或救助下越过了最后一道门槛而成功归来。

只有当英雄/女英雄完成了旅途，他们才是完整的。作为两个世界的主宰者，英雄/女英雄拥有创造和充实生活的自由。

英雄/女英雄的原型之旅同死亡与重生原型有着紧密联系。按照坎贝尔的观点，英雄/女英雄旅途中的敌人（阴影形象）相当于死亡。通过与死亡进行斗争，英雄/女英雄将毁灭能量转化为创造能量。通过克服死亡的恐惧，服从神圣人物（阿尼玛或阿尼姆斯）的引导，与自性取得联系，英雄/女英雄事实上获得了重生。

三、亨利·米勒治愈之旅中的转化象征

关于创造性的积极想象过程的例子，可以在亨利·米勒（Henry Miller）的《玛洛西的大石像》（*The Colossus of Maroussi*）一书中找到，在这本回忆录中他记叙了他本人的自我死亡与转化。[26]这一过程发生在希腊的埃皮达鲁斯（Epidaurus，曾是阿斯克勒庇俄斯本人在古代行医的地方），正好在第二次世界大战爆发之前。我把发言权交给米勒：

> 在埃皮达鲁斯，我于一片寂静和安宁当中听到了世界节奏的心跳。我知道治疗的方子是什么，是放弃、放手、投降，这样我们的小心脏才能同世界的大心脏一齐跳动。我认为，古时候从世界的各个角落长途跋涉赶往埃皮达鲁斯的大批人们在抵达目的地之前就已经痊愈了。坐在寂静得让人不可思议的圆形竞技场中，我想到了来到这一治愈的平静中心所走过的漫长曲折的道路。没有人会选择比我的更加蜿蜒崎岖的旅途了。30多年来，我四处游荡，就好似身处迷宫之中。我品尝过种种喜悦、种种绝望，但我从未了解过平静的意义。在途中，我一个接一个地击败了我所有的敌人，但是那个最大的敌人我尚未意识到——我本人。当我进入那个寂静的圆形竞技场，被大理石的光芒所笼罩，我来到死亡中心，那里即便是最轻微的低声细语都听起来像一只雀跃的小鸟，消失在低矮的山丘之中，就好似朗朗晴日之光芒于黑夜轻柔的黑暗面前退去一样。巴尔博亚（Balboa）站在达连（Darien）之巅也无法体会到我此时此刻之所感的美妙奇迹。有了这一片平静之海摆于我面前，没有什么再要我去征服了。要想解脱，就像我当时知道自己将要解脱那样，就是要意识到一切征服都是浮云，甚至连作为自我中心最后一举的自我征服亦是如此。要想获得喜悦就是要把自我送往其最后的顶峰，成功地完成交付它的任务。知道平静即是一切：这一刻是在投降结束，甚至连对投降的意识都不再存在之后降临的。平静位于中心之地，当获得平静之后，这一声音流溢出赞美和祝福。然后，声音愈传愈远，愈传愈广，直至传到宇宙最外围。然后，它就痊愈了，因为它带来了光明和同情的暖意。

这是关于转化原型的优美描述：一个激发了内心的治愈原型的再生之

地。米勒发挥了自己的积极想象，生动地描述了自己前往位于山间的这个特殊的圆形竞技场的情形。这一死亡与重生的治愈之地很明显代表了米勒的英雄个人之旅中一个非常特殊的时刻，此时米勒在实现自己的个人神话。他牺牲了他的自我，彻底地投降了。然后，他接触到了自性，内心与外在的中心和整体。换言之，他体验到了自我死亡与转化。

亨利·米勒的生活在这一转化之后展现出了不同的一面。他继续写作，但是因为他变得更加平静，更善思考，所以写作也有所不同了。在他最后的几本书中，《作画是再爱一次》（*To Paint is to Love Again*）这本书就是转化原型的另一个体现，米勒也步入了新的积极想象阶段，视觉艺术的创造性治愈表达。[27]

米勒 80 多岁时与一位年轻的日本女性结为连理，我读到了一篇采访他的记录，采访中，他被问及为什么不再写作或画画了，既然他如此有天分。亨利·米勒停顿了一下，稍作思考，说道："我现在正投身到最重要的艺术形式当中。"采访者颇为困惑地问道："是什么艺术形式?"米勒静静地答道："生活的艺术。"

四、艺术疗法：简介

在我的心理分析实际工作当中，我会让患者创作自己自发的艺术作品，来表达其情感、心理状态、幻觉或梦（白日梦和夜间的梦）。尽管很难相信原型意象不是由意识心理刻意创作出来的，但是一个灵活的、冥想中的自我，会允许这些象征意象从无意识的创造之泉中喷涌而出，无需理性的指导和操控。[28] 患者可以选择用笔画图、用颜料绘画、跳舞、制陶、雕刻、写作、唱歌、摄影、录像或拍电影。无论选择哪一种，他们都无须运用任何专业艺术技巧，只需创造性地回应他们自己的积极想象就可以了。

艺术疗法的主要价值在于折磨着患者灵魂的原型冲突可以通过意象的形式，变成可以看到的事物，这样，患者就可以正视它，并且决定如何处理这一意象所指向的心灵部分。艺术疗法帮助我的患者将潜在的毁灭能量合成和转化为建设性的作品。当患者完成其积极想象的作品之后，我让其为这一作品命名。然后我会把它当作真实的梦一样来对待。我询问其关于这件作品的个人联想，然后我会对这些联想进行扩充，采用患者可以了解的原型参照来进一步阐发这些联想。

我来阐释一个图式，我发现这个图式在以分析心理治疗为目的来诠释素描和彩画方面非常有用（见表5—1）。我是从伍德曼（我的荣格训练分析师之一）那里得知这一图式的。它是一种诠释方式，赋予素描画或彩绘画的不同构成空间特定的象征意义。这一图式的左上方联系着的是父亲，右上方是未来，左下方是无意识，右下方是母亲。[29]然而，请注意这一图式只是诠释素描画或彩绘画的一种可能方式而已，我并非固执地只认同这一种方式。

表5—1   诠释艺术作品图式

父亲	未来
无意识	母亲

接下来，我想就第六章至第九章探讨和阐明的艺术作品强调很重要的一点：作为积极想象的自发创作作品，它们来自患者的无意识心理，因而既包含有集体（原型）的象征和主题，也包含有个人的象征和主题。因此，分析这些作品的一个挑战就是，不仅要帮助患者认识到他们个人所特有的情况，而且要帮他们认识到我们所有人共同承受、共同分享的人类状况。

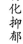

转化抑郁

为了说明这一过程如何展开，我要把注意力转移到莎伦和她的两幅画作之上。莎伦年纪轻轻却患有严重的抑郁症，有自杀倾向，而这两幅作品，是从她在积极想象中创作出的多幅画作中选出的。在治疗初期，莎伦画了第一幅画（见彩图 II），这幅图是诊断性的，同时也能预测其病情的发展（第八章深入探讨了她的案例）。这幅画作上有蓝色的雨，莎伦由这蓝色的雨联想到悲伤和抑郁，但是雨还象征着生命本身。将诠释作品的模板（见表5—1）应用到这一积极想象的作品中，我们发现未来的治疗有如狂风暴雨：右上方显示为乌云。根据莎伦的说法，在右下方，一个绿色的女性生殖器官上有黄色花粉状的种子破土而出。很明显莎伦必须处理与母亲之间的问题，既是个人的母亲，也是原型的母亲，这样才能适应自己作为女性的存在。左下方接近中间的地方是树的源头（莎伦的说法）。她把自己认同为这棵树，树代表着男性与女性以及生命本身。这棵树看起来更像是向日葵，从左下方（无意识）延伸到左上方（代表父亲）。莎伦说这棵树没有根，头重脚轻。尽管如此，这个意象还是充满希望的，因为，如果这棵树有了根，并且上下平衡的话，就能引导莎伦发展自己的内在权威，通过解决其父亲情结并与其阿尼姆斯发生联系。有趣的是，莎伦把这幅画命名为"悬浮于两种状态之间",一种状态是"抑郁",另一种是"定向能量"。患者感到空虚,这表明莎伦需要找回她丢失的灵魂和女性身份认同。

我想讨论的另一幅莎伦的画作是一条咬尾蛇的画(见彩图 III),这幅画表明了集体无意识中的古老治愈意象是如何出现在个体积极想象的创作之中的。她给它命名为"孕育自己"。莎伦的画作是黑暗让位于光明这一形象的神奇刻画。在粉红色的中心那里有一个胚胎。因此,我们也就看到了转化的表征——从象征性死亡中孕育出了新的生命。

总之,这一意象就是诺伊曼所谓的母性咬尾蛇,是由基础的咬尾蛇演化而来的过渡型咬尾蛇,孕育了大母神原型。[30]咬尾蛇的圆环象征着女性成分、灵魂、永恒和自性;正如我屡次强调的那样,灵魂是我们陷入恐惧之时的救星。它是生(to be,用莎士比亚的话来说)而非死(not to be)。生就是滋养、生存、成长、创造和发展——这些从母系层面来考虑属于女性方面。死的一面则是毁灭、消极、退步和死亡的力量——就父系层面来说这些属于男性方面。当然,在湿婆之舞当中,两者是合而为一的。于四分五裂之中,一切又重新整合起来。综观一切,我们见证了再造和整合的过程。[31]

利用积极想象去激发和展现转化原型,是一种效应深远的治疗技术。医生与患者(治疗师与来访者)之间信任的关系有助于这一过程在内在的水平上发展,能够让患有抑郁症或有自杀倾向的个体心灵内部的治愈力量发挥作用,继续自我治愈的过程。

这一内在的治愈过程就是英雄/女英雄在最深层的水平上的真实之旅。去掉人格面具(即脱下面具),让消极的占主导的自我意象或虚假自我通过分析直至消亡,从而让真正的自我显现,照此,个体就能充分书写其自己的个人神话了。真正的自我,用荣格学派的术语来说,就是在阴影被正视(象征性地杀死)和旧的自我牺牲(投降)之后新的、重新整合起来的自我。这个新的自我隶属于一个更上层的力量——自性,此时是心灵的中心和自性化历程中的主要转化原型。随后,个体的行为发生了改变,这一改变通过新的以服务他人的特征的创造性行为和关系表现出来,这是个人成熟的标志。

第三部分

四次转化的旅程

第六章　丽贝卡：穿越灵魂之暗夜

"每个女性内在的女性成分都在永久地等待着。"

——艾琳·克莱蒙特·德·卡斯蒂略

(Irene Claremont De Castillejo)

分析心理治疗提供了一个容器，或一个神圣的空间，让患者的治愈过程得以涌现。我努力保持中立，尽量避免干预其中。我在治疗中的位置就是容纳和抱持患者痛苦的混乱，内心非常清楚，秩序将在适当的时候取代混乱。我把梦和积极想象的创造性产物视为心灵康复力量的展现，我在治疗中的任务就是给予患者接纳、共情、滋养、温和的面质和指导——而不是成为保证能够治愈患者的博士。

第四章中概述的治愈之旅的地图（见表4—2）仅代表一个模板，作为一个灵活而抽象的指南，而非一个古板的、具体的路线图。自我死亡与转化模式听起来简单直接，但它并非如此。就像生命本身，自我死亡与转化的过程类似一系列前进与后退的过程。荣格的自性化历程也包含"不断交替出现的前进与退行、流动与停滞"[1]。

在丽贝卡这第一个个案研究中，我们将了解抑郁是如何通过创造性表达来进行转化的。我们将认识到虚假自我（消极人格面具、自我和阴影）如何被拽入重度抑郁的黑洞之中。然后，我们将发现真实自我如何通过多次反复的自我死亡与转化过程而涌现，而自我死亡与转化过程则受梦、积极想象及其创造性作品所推动。

丽贝卡这个心理分析个案的呈现，就像是一个侦探故事，许多线索都指向乱伦的存在，而这恰好是解决问题，也就是转化她的抑郁的关键。丽贝卡来找我治疗的时候42岁，有三个孩子（一个两岁的女儿、两个年龄各15岁和10岁的儿子），刚取得博士学位。丽贝卡很有魅力，而且非常迷人，有着一个很开朗的人格面具。她告诉我她把取得博士学位视为居家12年之后一项很重大的成就。她很久之前就感受到牧师这个职业的召唤，并两次申请要参加神学培训，但是两次都以失败告终。深受这两次拒绝的困扰，她没有做第三次申请，如今想找一份有意义的、同她所修的专业相关的工作。

丽贝卡称她的婚姻关系有些紧张，但是可以忍受。四年前，她和丈夫考虑过离婚，但是夫妻治疗帮助他们挽救了婚姻。她告诉我，在她的父母离婚之后，他们的婚姻危机紧跟着就发生了；她补充说道，父母20年来一直都处于"高度冲突和情感上离婚的状态"。如今由她来教育他们，特别是她的母亲，她认为她"很冷淡，不与人亲近，拒人于千里之外，并且还不理性"。她把父亲描述为"不修边幅，非常偏执，又经常不在身边"。丽贝卡说道："我嫁给了我的丈夫，是想他能扮演我父亲的角色。"但是她接下来补充说："我丈夫设下圈套，让我跟他结婚，他掌控我。"丽贝卡有一个妹妹，比她小11岁，刚刚大学毕业，同父亲的关系一直都比丽贝卡亲近一些。

在深度心理治疗经历中，患者所做的第一个梦都非常重要。[2] 它反映了患者对分析心理治疗的整体态度，能为治疗师提供有关患者的问题以及那些问题的可能后果的关键信息。它还能让治疗师评估患者的自我优势，治疗师需要利用这些信息以实现积极的治疗。

丽贝卡的第一个梦揭示了很多内容。

转化抑郁

梦：她是一个20岁左右的实习教师，她的任务是写一篇三只小熊的故事，作为一种教学方法。她丈夫帮她改写了这个故事。在去学校的路上，她看到一辆红色的小车，觉得她母亲和母亲最好的朋友坐在车里。当她抵达学校，停好车之后，又去找一个男老师——她的教学伙伴。她走进一个大礼堂，因一路驾驶很热，所以她脱掉了毛衣，只穿着胸罩。她走过去的时候，一大群学生迎面走来，似乎学校放学了。她找到自己的教室，坐了下来。她的老师是一位年纪较大的女教师，正在和一位男学生讨论热烈，男学生就是她一直在找的那个教学伙伴。没过一会儿，老师就告诉丽贝卡说她三只熊的故事没什么新意，建议她采用袋鼠走出洞穴这一主题。丽贝卡认为她的男同伴有一个更好的主意，这个主意现在还没公开。她觉得只穿着胸罩很不自在，所以在离开的时候又把毛衣给穿上了。梦的结尾，在她离开大楼的时候，她注意到有三个女人正在舞台上表演。

丽贝卡觉得教学生代表了她做了那么多年学生的挫败感，以及她想要离开学生这一角色的需求（或者，引申开来，她要避免依赖权威人物的需求）。她由三只熊联想到《金发姑娘和三只熊》（*Goldilocks and the Three*

Bears）这一故事，还联想到了基督教的三位一体。然而，值得注意的是，梦中却没有出现金发姑娘，这可能与丽贝卡童年缺失的某种东西有关。然后，她谈到了曾在由她的前治疗师 X 博士所领导的萨满打鼓会上，去阴间走了一遭，在阴间她发现熊是她的力量动物。

当丽贝卡谈论改写三只熊的故事的时候，她说道："我自己一个人什么事都做不成。我得依赖我的丈夫，但是我讨厌这样做。"考虑到她之前把丈夫与父亲联系起来过，这一说法揭示了一个与父亲或消极的父亲情结之间的核心冲突。同样，她似乎看到自己的母亲坐在一辆红色的车里，表明与母亲之间有问题，笼罩着红色或愤怒的情绪。联想到老师建议她写一篇袋鼠走出洞穴的故事这一提议，丽贝卡称袋鼠是一种"原始但又很有趣的奇怪生物"，洞穴则是"大地母亲的一个未知缺口"。我看得出来她在与集体无意识中的原型建立联系——袋鼠作为一种来自远古的南半球的原始动物，洞穴作为大地母亲的子宫意象，老师作为智慧老妇人。这些特殊的意象似乎是在暗示丽贝卡应该与她自己的动物建立联系，而不是由外在权威 X 博士引导她去接受的熊，由此来做工作来接纳自己。

丽贝卡把那个男实习教师描述为一个潜在的伙伴和向导（一个阿尼姆斯形象），因为他似乎有一个更好的但尚未公开的计划。梦中的丽贝卡角色在梦结尾的时候觉得不自在而把毛衣穿上这一事实则显示了积极的自我力量：她意识到她正在暴露自己，需要呈现一个更体面的人格面具。丽贝卡说，梦结尾处正在表演的三个女人代表了她自己外倾（阴影）的一面——女性的三位一体，与主宰其童年的男性基督教的三位一体相对立。

第一次会面之后，我能感觉到丽贝卡是有希望的，有足够的自我力量，但是她似乎在情感上卡在了一个更年轻的年龄段（20 岁左右，就像她的梦所指出的那样）。她目前与她丈夫的状态映射出一种依赖却又矛盾的父女关系。然而，她的梦提及一个更好的却未公开的计划，还与一个积极的阿尼姆斯人物相关，这一事实似乎表明她愿意与我一起投入深度的治疗当中。我对她颇有好感，但是我感觉她过于敏感，非常脆弱，又很抑郁，或许在她那欢乐的外表下隐藏着更多的心理失常。她那微妙的引诱表明她对我的情感将来可能会转向情欲方面。

一、性侵害和受伤的本能：联结过去和未来

第二次会面的时候，丽贝卡说她很担心、害怕我不愿意和她一起做工

作。我解释道，她对我进行评价正如我也在评价她一样。她害怕被拒绝，对此异常关注，这指向一种不信任，是典型的阶段一的症状，在她讲述的新做的一个梦中也有所体现。

梦：她在一个性侵危机中心值班，做电话接线员（这是她当时在现实世界中做的一份志愿者工作）。一个女人打来电话，询问一个正在受审讯的男强奸犯会有什么样的结局。丽贝卡解释说这个中心是为性侵受害者服务的，但是她可以找别人帮她解答这个问题。然后，场景转移了。丽贝卡在一个很大很空旷的地方，下面有一个管弦乐队。那个打电话的女子正在与性侵中心的一个男员工交谈（很明显，那个女子正在接受面谈）。丽贝卡感觉在家中都接到了热线电话，然后试图取消导致这种情形出现的呼叫转移功能。然后她意识到她得到地下室，同她并不熟悉的电子设备打交道。她往地下室走去，因为她觉得这样做是正确的。

丽贝卡认为那个打电话的女子是阴影形象，那个强奸犯是 X 博士，她说她并不信任 X 博士。她补充说道，这个梦暗示了一种恐惧，害怕她做错了某种事，或害怕她实际上已经精神失常，害怕她被人发现。我开始怀疑她可能在过去遭受了 X 博士的性侵。[3]

丽贝卡由梦中场景转换到更空旷的地方，联想到她在家的无用感和想要找一份新工作重建其生活的欲望。对丽贝卡来说，管弦乐队代表"基于某种特殊秩序的美好和谐"，那位男性访谈者则可能暗示我是一个予以帮助的阿尼姆斯形象。她把地下室视为一个"下层的、充满黑暗和未知的地方"，是个人无意识的典型表征。当她谈到要同电子设备打交道的时候，她看起来很难过，尽管它只是某种能量来源而已，因为她害怕被电死。她把她最终愿意走下去处理那个可怕的设备解释为是探索无意识和心理分析过程的隐喻。

丽贝卡在现实生活中被父母拒绝的情况从她 8 个月大的时候开始，当时她被送给她的外祖母抚养。她的父母当时一个在工作，一个在上大学。由于她的父母离她很远，不可能频繁地探望她。对一个这么大的孩子来说，分离焦虑达到了顶峰。丽贝卡在接下来的三年中都没有得到父母的照顾——这是一个非常关键的发展阶段，此时丽贝卡正在形成她个人独特的自我。她一生中取得这么多成就并寻求深度的心理治疗，这一事实是对其积极的自我力量的证明，尽管她有着如此严重的情感创伤。

丽贝卡最初的两个梦和她的个人历史使我相信，她在孩提时代曾受到伤害、遭到忽视和抛弃，她被牧师培训拒绝和她对我拒绝她的恐惧是她这些年经受的所有丧失的置换和凝缩。她看起来患有精神抑郁症——一种抑郁性的神经症，这同她早年的丧失有关。

暑假之后我们又恢复了分析治疗。她说，暑假期间，她读了一些女性主义的书，因而对男性非常生气，特别是她丈夫和X博士。我探测了一下她对我生气的可能性，但是她否认了。她多次梦到一些野蛮的小男孩和阴影男性，她觉得这些意味着她自身男性方面出了问题，和她在与男性相处方面的困难。她对让别人，尤其是男性来掌控她很生气。她对上帝也很生气，因为他没有回应她要当牧师的请求。我暗示她，她要成为牧师的这一请求可能是一种让她意识到自己的阿尼姆斯，即她自己的女性权威的动力。[4]

在将近两个月的治疗后，丽贝卡跟我分享了一个非常重要的三段式的梦。

梦：第一段，丽贝卡和她的丈夫在烤曲奇饼，但是烤焦了，之后她与丈夫一起来到了一个空旷的沙地，他们在沙地上躺下来，她抚摸他的阴茎。她注意到一个黑发女人在看着他们，感到有点尴尬。第二段，一个黑人女博士（她日常生活中的一个前雇主）爬到丽贝卡的身上，但是丽贝卡小声说"现在不是时候"，因为她女儿在她旁边。X博士也在场，吻了她。第三段，丽贝卡在一个海滨别墅里，和许多家庭成员一起，X博士也在。她想与X博士待在一起。他用手指把她的嘴唇张开，然后把舌头伸进了她的嘴里，这一举动激起了她的性欲。就在那时，一个黑头发的男士走过，看着他们。

丽贝卡由第一段梦里的做曲奇饼联想到了她的外祖母，这是她早年生活中仅有的本质上是积极的几个回忆之一。谈到梦中她的丈夫，她说他能够给予帮助和支持，她觉得摆弄他的阴茎很舒服，似乎她在与内在的积极男性能量接触，部分是通过她与丈夫之间的关系。她由那个黑头发的女人联想到她的母亲，因为那个女人快30岁了，正是丽贝卡的父母把她从外祖母那里接回家时母亲的岁数；另一个分离和丧失的经历。

丽贝卡说她同那个黑人女博士的关系实际上非常纠结。尽管她的确得到过这位博士对其管理技巧的肯定，她还是很苦恼，因为这个女人就像她的母亲一样闯入了她的个人生活；她曾一度硬拉着丽贝卡去参加电击疗法会议。在梦中，丽贝卡很害怕被她性侵，这与她对 X 博士的担心类似。

丽贝卡的第三段梦中，X 博士挑起了她的性欲暗示了过去曾有过引起性欲的移情，可能还有违背伦理的性行为。尽管她说 X 博士只是一个以前的治疗师和朋友，但她的梦似乎暗示着她同他有过某种性方面的关系。如果与 X 博士没有性方面的关系，那么可能是同另一个同样强大的角色有过，比如说她的父亲（由那个路过的黑发男人所暗示，这个男人很像她的父亲）。

治疗进行了五个月的时候，丽贝卡谈到她刚收到的一封来自主教的信，这封信重申不会考虑她作为牧师人选。她觉得被拒绝了，但同时还有一种下定决心的感觉。第二天，她就辞去了在她所属宗教派别的学生宗教中心任牧师助理的工作。然后，她参加了一个四天的精神静修活动。丽贝卡的丈夫很支持她的治愈休养，这对她来说十分重要。她抵达静修所的当晚，做了一个极为关键的梦。

> **梦**：她旅行到了一个修道院。上床之后，她发现一个男的躺在床的右边，正对着她。她感到很害怕，于是掀开被子，跑出大楼。回头一看，她看到那个人在她房间内，正在看着她。然后，修道院的一位修女，一个身材硕大丰满的老妇人，冲出来帮助她，丽贝卡投入她的怀抱，得到了安慰。

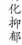

尽管这个梦让丽贝卡惊恐万分，但是她认为这个梦代表了一个转折点。她认为这是一个与消极的父亲形象脱离的梦：对她辞职和放弃当牧师的愿望的象征层面的回应。一位智慧老妇人拥抱了她，丽贝卡允许自己被她拥抱，这个意象表征着一种自我接纳，是意义深远的隐喻。

二、圣婴、处于边缘和圣杯

接下来，丽贝卡分享了一个很重要的梦的片段，里面包含了一个圣婴的意象，象征着重生和自性。梦中，她抱着一个女婴，牧师在一旁给她提供帮助。很有可能这个梦中的牧师代表的是与她自己内在的予以肯定的阿尼姆斯相联结，表明的是一种积极的移情和不断发展的治疗联盟。

在随后的一次面谈中，丽贝卡宣布说她从性侵危机中心辞职，退出了父母匿名团体和教堂委员会。她说："我想停止帮助他人，转而帮助我自己。"我支持她的决定。我提醒她，她的退出代表着她自己某些部分的丧失，如果她觉得难过是可以理解的。

她然后把自己描述为一个由四个部分组成的存在，支离破碎，但是仍然努力要成为整体。第一个部分，用比喻来表达，是在一个椅子后面；第二个部分，很愤怒，四处奔跑喊叫；第三个部分在参与治疗面谈；而第四个部分则完全隐藏起来了。她说，第四部分就像是她的一个模子，听起来好像是一个更接近于真实的她的将来可能出现的人格面具或自我意象。

在努力帮助她统合她那支离破碎的心灵的时候，我建议丽贝卡做一些创作，或许用笔或水彩画一些关于她的感受和梦的意象。她回答说那太难了。然后，她愤怒的那部分，据她说像一个 3 岁的孩子，控制了她，她脱口而出说，她想踹我的小腿一脚。她讲述说，她过去常常像一个 3 岁的小孩一样，总是充满怒火，想要踹，想要咬。我回答说，她有理由生气，因为在她 3 岁的时候，她不得不应对被父母遗弃和被她未婚的阿姨所生的新生婴儿所取代这些情况。

五个星期之后，丽贝卡说她感觉好像她"正在待命，等着某种催化剂出现来改变某些事情"。于是她开始哭泣，说她有一个意象，自己站在虚空的边缘，害怕会掉进去。我让她立即把那个意象画下来（见图 6—1）。在图的顶部，为了显示出她一年前所处的位置，她把自己画成了一个站在巨大转盘边缘的圆。为了表明她现在的情况，她画了另一个距转盘中心她所谓的深渊更近的圆。转盘左边的那些线条代表着下面的虚空。

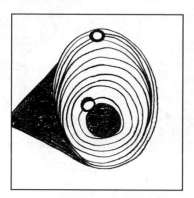

图 6—1　处于虚空的边缘

我觉得丽贝卡已接近阶段一的尾声，正处于自我死亡和向无意识的虚空投降的边缘。她足够信任我和对她的治疗，所以能够很坦率地说出了她对掉进那个无底洞的恐惧，在那个无底洞里，她可能会淹死、窒息、被生吞或永远漂浮着。我们都意识到她之前的自我同一性正在破裂，因此她能够接触到自性，经历转化的过程或死亡—重生，继续她的自性化之路。尽管如此，在这一次的面谈结束的时候，她不能保证会继续分析治疗。实施自我死亡这一决定——就像自杀——是非常矛盾的，因为死亡牵涉其中，尽管它只是象征性的。

　　五天之后，丽贝卡打电话来预约面谈。当她进门的时候，她带着一系列的画。图6—2有七个螺旋，象征着自性化的过程。数字七是关于过渡、创造、启发和完成的数字。她认为上面三个螺旋是顺时针旋转的，象征着进化、前行、整合和建设性的变化。下面四个螺旋则被视为是逆时针旋转的，象征着退化、退行、分裂和毁灭。[5]构图中外围是黑暗的，内部是光明的，表明她心灵的内在光芒。然而，七个螺旋中，有五个的中心是黑暗的，这似乎表明了一种整体的阴阳对立面的统一。丽贝卡觉得中心色调较淡的构图看起来好像是肠子，并评论道："做这样的工作，参与这种内心之旅，需要极大的勇气（guts，也有肠子的意思）。"她画的逆时针螺旋比顺时针螺旋要多一些，更认同于前者，特别认同于那个临近出口的螺旋。似乎那就是她为什么回来继续治疗的原因：她对自我死亡（象征性的死亡）比对自我毁灭更感兴趣。

转化抑郁

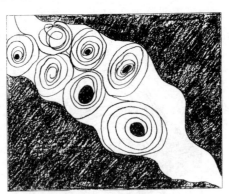

图6—2　存在之螺旋

　　图6—3的标题是"这种下坠的感觉是什么"，是指丽贝卡曾经问过X博士的一个问题。他并没有回答她。如今，就像当时一样，她感觉自己处于危险边缘，全身赤裸，用她的话来说就是"头被扯着，直坠深渊"。她进一步解释说，她有一种内在的驱力，想要更深一步，即继续治疗，尽管她很恐惧。她由画中的那个容器的形状联想到子宫和产道。在谈论这个的

时候，她感到很恶心，并有一种要吐的冲动，说道："我再也不能忍受这种痛苦了。"对我来说，恶心、痛苦和女性私密部分汇聚在一起，似乎又一次表明了丽贝卡过去所受到的性虐待。

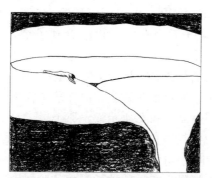

图6—3 "这种下坠的感觉是什么"

治疗进行到第八个月的时候，丽贝卡找到了一份工作（同她的博士学位相关），是把智力发育迟滞的人士纳入劳动大军当中。这涉及培训、支持和极大的耐心。她回顾说，这就像培训她自己情绪方面发育迟滞的内在小孩。她最近回了一趟阿肯色，参加她舅舅的葬礼，她曾在阿肯色度过了大部分的童年时光（她母亲拒绝参加，尽管去世的那个人是她哥哥）。这趟出行期间，丽贝卡感觉就好像她的一部分正在死去，现在，她感觉她离母亲、离过去和她的根越来越远了。回来之后，她画了两幅画。

丽贝卡由图6—4"瓶盖上的虫子们"联想到了一首小时候的儿歌旋律

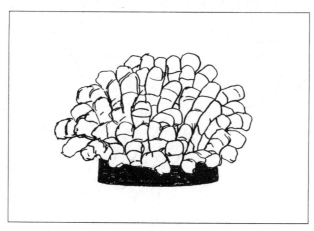

图6—4 瓶盖上的虫子们

片段："虫子爬进，又爬出，虫子在你鼻子上打洞洞。"这个意象诙谐有趣，却是关于死亡的意象，因为虫子有助于分解腐烂的尸体。丽贝卡还由虫子联想到了阴茎。她不喜欢虫子或阴茎这一事实，意味着她在与内心不喜欢的某种东西对抗。我再一次想到了她童年受到性虐待的可能性。画中，盖子没有盖在瓶子上，在此，我们看到了被压抑的情感的象征性释放。

丽贝卡给另一幅画起的名字是"诞生之圣餐杯"（见图6—5），她称这幅画描述的是一个男性形象正在下坠，但却从子宫里诞生出来。它代表的是对立面的混合：男性元素和女性元素。那个男人双臂向上伸展张开（象征着丽贝卡新的阿尼姆斯或内在的男性精神），完全接受了诞生这一过程（象征着丽贝卡的重生）。对丽贝卡而言，这幅画给人一种整合的感觉，因为下坠的男性形象被托住，有一种被举起的体验。她还指出，这幅画的整体构图有一个稳固的底线，它勾画成树的形象，使之深深扎根于地面：一个伸向天空（父亲）却扎根于大地（母亲）的象征。此外，她还可以把下坠的男性意象看成她自己下坠的父性的同一性。她正在放手让它离开，它在被女性的圣餐杯装载。她进一步由圣餐杯联想到装有基督之血的圣杯，这也就表明了通过接纳一个新的阿尼姆斯（精神）而达到了与生命的统一。我认为这幅画对丽贝卡起着非常重要的超越作用，帮助她超越她那消极的父亲和母亲情结。

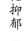

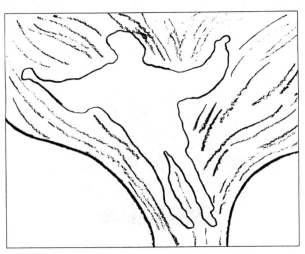

图6—5　"诞生［与重生］之圣餐杯"

在下一次面谈开始之前，丽贝卡经历了一件对她影响很深的事件。她曾看着镜子，对自己说她不是一个科学家，而是一个艺术家。丽贝卡的自我死亡发生了。在那一刻，她看到的是真实的自己。丽贝卡感到自己独立了（她的父母再也不能掌控她了）。最重要的是，她说，她想用黏土进行创作，这样可以使她的愤怒、悲伤和混乱感改变方向，转到某种创造性的、能够反映她心灵的东西上。

在接下来的一次面谈中，丽贝卡带来了一个用湿黏土制成的圣餐杯，就像她画中的许多意象一样，这个圣餐杯也是子宫状的。她说这个圣餐杯做工粗糙、丑陋，还奇形怪状的，但是它很有潜力，代表着一个她通向健康完整的过渡阶段（阶段二）。她说，这个圣餐杯让她想起了圣餐，因此，它暗示着治愈。她进一步由圣餐杯联想到了对圣杯的永恒追求。她做的圣餐杯的柄是张开的，而不像父权制的教堂中圣餐杯的柄那样合着。

坚信外在行为等同于内在心灵这一格言，丽贝卡星期天去了教堂，在圣餐礼的时候布置圣餐杯。然而，她对牧师某些带有性别歧视的话语感到很生气，所以她把圣餐杯交给了其他人，彻底离开了教堂。

三、牺牲：向 X 博士道别，向内在治愈者问好

治疗进行到 11 个月的时候，丽贝卡同她的丈夫和女儿一起要去长途旅行，所以我们做了当下的最后一次治疗。她当时很生气，很受伤，因为她没有被邀请去参加她母亲的第二次婚礼。然而，值得赞扬的是，她决定不再陪她母亲玩那些花哨的游戏了，不再为这件事感到烦恼，这是一个好的现象，标志着她正走在寻找自己真正的同一性的道路上。

在这次旅行期间，丽贝卡的女儿在一场车祸中身受重伤，陷入昏迷。在远方的医院，丽贝卡给我写了一封长信，写了她感到多么孤单和绝望。她说道："我打算停止控制世界，现在我打算活下去。不是过日子，而是活着。我又开始相信其实我内心是一位牧师。"依我看来，丽贝卡在饮她圣餐杯里的酒。

旅行回来之后，丽贝卡有三个月没有来治疗，因为她女儿在一个离家较近的医院住院，需要她的大量照顾。当她恢复治疗的时候，她说她"心烦意乱"，在照顾女儿的同时已经看不到自我了。她感到很孤独，因为与教会和相关的朋友断绝了关系。最终，她的女儿奇迹般恢复了意识，随后就出院回家了。

在接下来的这次面谈中，丽贝卡说自己感到愈加抑郁和沮丧，对自己的丈夫也越来越生气。她说一些很多年前不理性的恐惧重新浮上水面；其中有对孩子上学后自己一个人独自在家的恐惧和对洗澡时被袭击的恐惧。

下一次面谈中，丽贝卡抱怨道，她母亲的第二次婚姻又失败了，打算搬得离她更近一些。丽贝卡非常担心自己被母亲"吸住"或"吞噬"。她很消极，不断地发牢骚，以一种幼稚有时又有点困惑的样子谈论她对被困住的恐惧。把女儿接回家并没有丽贝卡所担心的那么糟糕。然而，丽贝卡在面谈的前一晚醒来，异常恐慌，噩梦连连，却又回想不起来。她丈夫出门在外，她感到很难过，因为他不在自己身边。她害怕自己会被人绑架去性侵，甚至可能会被杀害。

在随后的一次面谈中，丽贝卡感到非常抑郁，有一种她所称的"被卡住了"的感觉。她说："我感觉就像是被茧包围的虫子。"她由茧联想到她修博士学位，寻求牧师这一职位和进行治疗的这几年。与之前像阴茎和死亡的虫子（见图6—4）不同，这里茧中的虫子正在转化丽贝卡的抑郁。她补充说，她厌倦待在茧中，祈求得到帮助以破茧而出。从我的角度来看，被茧所包围的感觉暗示着她正处于另一个孵化阶段。被迫等待的感觉与典型的阶段二模式（死亡—重生之挣扎）相一致。最终，蝴蝶会破茧而出，她的真正自我也会显现。

丽贝卡还说，她与她的前治疗师X博士之间的关系还没有结束。因为她对最近做的一个长梦感到异常焦虑，同时也想吐露关于X博士的真相，所以我为丽贝卡额外安排了一次面谈。

梦：第一段，她和我同床而卧，我们结婚了或结合了。她想知道我打算做什么，以及她能不能和我做爱。第二段，她在浏览一本关于荣格心理学的小册子或活页文件。我们俩之间隔着一个8岁的金发小女孩，她认为这是我的女儿中的一个。我把这个小女孩从床上抱下来，带到她自己的房间里去了，告诉她不应该出现在我们那张床上。第三段，在我不在的那一会儿，丽贝卡注意到一个粗笨的女人睡在房间的另一边。她想知道她能否在这个女人在场的情况下跟我做爱。第四段，我正在往电脑里面输入资料，试图启动一个程序。她看着我的操作，意识到程序即将启动。第五段，我向她靠近（她在我的左侧），她把头埋在我的怀里，下定决心她能同我做爱。

丽贝卡坚持认为这个梦并没有表现出与情欲有关的移情。相反，这个梦表明她会同我所代表的那部分她（内在博士/治愈者）融合。浏览小册子反映出她对荣格心理学感兴趣。她认为，属于我的那位金发小女孩代表着我所给予她的积极的父亲经验。那个小女孩还可能是之前一次梦中缺失的那个金发姑娘，暗示着她8岁的时候可能遭受过某种性虐待。那个粗笨的女人是一个隐晦的母亲形象；电脑场景传达出一种乐观的信息，即治疗的程序会起作用。丽贝卡同我左半边的接触可以理解成她与我和我的阿尼玛建立一种发自内心的联系。她觉得她能够成功地完成她的分析治疗，因为她同我的结合代表着与她的内在博士/治愈者或积极阿尼姆斯的内在结合，这与荣格的理论是相一致的。

　　受这个梦的鼓舞，丽贝卡说她想让我知道关于X博士的全部故事。她曾疯狂地爱上了X博士（与情欲有关的移情）。他们停止了治疗，但仍然保持着关系（表明在X博士那一方有很明显的与性有关的反移情问题）。她说有一次他们在他家里见了面，当时他与妻子分居。在搬到她现在的住所之后和在她来见我之前，她给他写了一封信，说他在"意识上强奸"了她（他可能真的同她有过性关系，即强奸了她，在她处于催眠状态下的时候）。她没有收到回信。

　　就在那一年年末的时候，丽贝卡的女儿试图自杀，丽贝卡带她去看X博士（可能无意识地重演了一种父母虐待：母亲把她的女儿交给了虐待狂的父亲）。丽贝卡和X博士的再次接触重新点燃了他们的关系。在X博士对她进行性挑逗之后，丽贝卡觉得X博士为此而烦恼，决心要保护他。我在想，这种先是觉得受到了虐待，后来又开始保护施虐者这一模式，是否是在重复她童年时代的一种模式，但比此严重得多？

　　下一次面谈的时候，丽贝卡承认她害怕我再也不想见她了，害怕我会觉得，她可能是想与我做像她和X博士所做的一样的事情。我再三向她保证，在对一切事情有着清醒的认识的情况下，她仍旧说出自己的想法和感受，这一做法表明她选择了信任：信任她自己，信任我，信任治愈的治疗关系。然后她又继续谈论X博士，说了一番颇有见地的话语："如果我真的同他发生了性关系的话，我可能会把他吞噬，深深地伤害他。我可能就会像一头狮子一样攻击他，把他撕成碎片。"她说，她恨死了X博士，因为她曾经信任过他，而他却辜负了她的信任。我强调这可是一大顿悟，指出她并没有失败，只是X博士让她失望了而已。

　　几个星期之后，丽贝卡告诉我说她和一个女性友人在同一个宗教静修中心庆祝圣餐礼。在静修中心的那段时间，她还运用积极想象来修通一些个人难题。她脑海中最初的意象是穿越隧道，打开三道门，却因恐惧停留在了第四道门前。当她最终打开这道门的时候，她看到了她自己的映像，是一个玫瑰花蕾（大母神的象征）。玫瑰花蕾长大开花，长成了一个色彩多样中心为十字的玫瑰花窗（曼荼罗，神圣的圆形，象征着自性），这让她内心充满了希望。

在之后不久的一次面谈中，她叙述了一个简短但却非常重要的两段式梦。第一段，四天的假期即将来临，丽贝卡为每一天都烤了一个蛋糕。她给我画出了这个意象：一个方形的大平底锅中，有四个蛋糕同时正烤着。回想起她曾称自己为由四部分组成的存在，我将这一意象解释为暗示着她支离破碎的心灵正在整合的迹象——一件真正值得庆祝的事情。第二段，丽贝卡怀孕了，表明她的内心世界和外在世界都具有生育能力了。事实上，她感到整合得足够好了，能够积极地与我谈论关于彻底放弃她那时有时无的成为一名咨询师的想法。

一切迹象都向我表明，在与我进行了一年半55次治疗后，丽贝卡现在处于她疾病和治疗过程的阶段二后期。她的梦和她对自己的袒露都显示出她目前对自己和治疗过程很有信心。她表现出了日益增强的能力，能在有意识觉察的情况下处理过去的创伤。丽贝卡的外部生活则表现为她与直系亲属之间的关系有所改善，得益于她放弃了要成为一个完美的人这一不切实际的宏伟设想。回顾以往，我认为丽贝卡正走在自性化的道路上，并且很明显，黑暗隧道的尽头就是光明。

四、放手和神圣的袋鼠

两个月后，丽贝卡突然宣布她已经退出了能够使她成为一名咨询师的教育项目。她列出了两个原因：（1）她不想再追求一些外在的对自己的认可；（2）她不想再把自己的生活置于次要地位。她还在与她母亲"离婚"。她母亲在与第二任丈夫离婚后曾暂住在她那里。丽贝卡的母亲曾遗弃过她，如今丽贝卡成功扭转局势，把母亲拒之于她的生活之外。她说："我不会再向她伸出援手了。我已经厌倦了像母亲般照料我的母亲。"在这些事件——退学和与母亲脱离发生之后，她能够更积极地与她丈夫进行互动。她还说，家庭合作、乐趣和幸福都增加不少。

在内心新圣地（她那重新恢复生机的心灵）和外部世界新圣地（一个制作陶瓷手工品的工作室）的情境下，丽贝卡开启了一个运用陶土进行积极想象的项目。她的第一批作品是五个小盒子，里面装有她保存下来的珠宝碎片和纪念品碎片。她称它们为"灵魂之盒"，并说："我有一个愿望，要把我曾经受伤和遭拒绝的那些部分给复活，我现在就是在这么做。"她用"复活"这个词，对于她所经历的自我死亡与转化这一过程来说，是再适合不过了。

治疗进行到一年零十个月的时候，丽贝卡已经能够很自信地谈论，一直以来想要与丈夫有一次令人满意的性行为或与他谈论性方面的问题，对她而言是多么不容易。她说她和丈夫之间的沟通在某种程度上已经有所改善，因此，他们的性生活也随之变好了一些。

在紧接着的一次面谈中，丽贝卡讲述了一个梦。

> **梦**：第一段，她抱着一个婴儿沿着街道走，街上有两个纠缠在一起的动物——一头熊和一只袋鼠。许多人都围在旁边。她抱着婴儿站在了一个安全的地方，但是她对所有人都感到很害怕。第二段，她看到一个男人正在同一个小女孩讲话，但小女孩没有用言语回应他。小女孩正吸着一个加长版的奶嘴，这个奶嘴不知为何与毒品相连。那个男的把奶嘴从小女孩嘴里取出，知道它是有害的。小女孩的舌头又麻又白，因为奶嘴的伤害而变得异常光滑。第三段，丽贝卡去了一个保健食品店。她把自己的贵重物品放在了车里，在进店的那一刻发现它被改成了速食品店，保健食品在店后边。她想买海绵，但是店里却没有。她走出这个店，发现她的贵重物品被偷了。她急忙抄下附近几辆车的车牌号码，因为她觉得那个小偷是一个男司机，可能就隐藏在这几辆车中间。

讨论这个梦的时候，丽贝卡认为这个婴儿还不到1岁，代表着还是婴儿时被遗弃的自己。她跟这个小婴儿想去某个地方这一事实表明她的新自我已经整合（婴儿作为转化的圣婴原型）。她由梦中的熊联想到她第一个梦中的三只熊和男性三位一体，以及在 X 博士的引导下她所选取的力量动物。然而，那头熊还代表着母亲和自性的象征，以及治愈的力量。[6]至于袋鼠，她记得袋鼠也曾在她给我讲的第一个梦中出现。袋鼠与熊一样，都是治愈的母亲象征：众所周知，雌袋鼠在自己的育儿袋中养育袋鼠宝宝，不管去哪儿都要带着它的宝宝们。丽贝卡承认熊和袋鼠的冲突意味着自己在母亲和自己的母性方面的内心冲突。

梦中，看到这些动物之后，丽贝卡站在一个安全的地方，却很害怕受伤。梦的第二部分，有害之物（毒品）和反常之处同加长版的奶嘴相关，这一事实暗示了一个男人和还是小女孩的丽贝卡之间，有可能发生了口交性虐待，而丽贝卡对此无法言说。梦中的那个男子可能是我，作为博士，帮助她移走了那个奶嘴（压抑的防御），他给病人做了检查，发现已经造成了伤害；当然，那个男子还是丽贝卡自己的阿尼姆斯/治愈者。梦的第三部分，当她走进那个保健品店的时候，代表着她想用海绵使自己的身体焕然一新，她由海绵联想到了清洗和/或避孕。但是当她走进去要买海绵的时候[7]，一个男的偷了她的贵重物品，我认为这又一次显示她可能在童年时期被猥亵过。

值得注意的是，在这一次面谈中，她首次在有意识的情况下提出了被性虐待的可能性——甚至是乱伦——可能在她童年时代发生，但却被遗忘了。在这一突破性的猜测之后不久，丽贝卡带了两个陶瓷片给我看。它们就像是水彩画，但却是画在陶土模板上的，然后被制作出来，并蚀刻上去，形成了一个浅浮雕。第一个是"神圣的袋鼠"，上面是一个把袋鼠宝宝装在育儿袋里的袋鼠妈妈。我认为这反映出她领悟到了一种接纳的感受，对自我和她内心深埋的被遗弃和忽视了的孩子的接纳。这一母亲/孩子原型（就像之前的圣餐杯一样）起着超越的作用，能够让她滋养自己。

第二个浅浮雕叫做"和平"。月亮高高挂在天上，地上有一棵树，树的后边，一个袋鼠正在前行。一个代表丽贝卡的人物背对着我们，面朝袋鼠、月亮和树。远处背景里还有一棵树和一只正在后退的熊。

在给我看这些陶瓷作品的时候，丽贝卡说道："我非常担心接下来我要跟你说的事。"她说这同她上次讲述的梦中那个小女孩的嘴里拿出某种东西有关；她感觉好像她过去经历过被迫口交的阶段，当时没有要说出来的感觉或者能力。她还注意到正是与她丈夫发生这种性行为时她感到非常恶心。她然后讲了一件上个周末发生的非常古怪的事情——一个老毛病的复发。在早上完全清醒来之前，她感到生殖器部位有一种手所施加的压力。然后，这种感觉就消失了，她听到有个女人叫了自己的名字。

丽贝卡又告诉我有时她的生殖器区域没有任何感觉。那个她感到生殖器部位有压力的周末早上，她想："我曾被性侵过。要不然我怎么会对自己或是我丈夫的性刺激都没有反应呢?"丽贝卡然后透露了一件让我感到非常困扰的事情。她说 X 博士曾好几次在她处于催眠状态的时候"探查她的性部位"。然而，她不能有意识地把这种探查同那个周末早上她所感受到的手的压力联系起来。相反，她把它同她的父亲或外祖父联系起来。她

转化抑郁

认为她听到的那个声音是她母亲或外祖母的叫声。她还说她很容易就会进入催眠状态，因为她过去常常使自己进入昏睡状态。昏睡诱导是受虐待的小孩和小时候受过虐待的女性所采取的一个非常普遍的防御性分离状态。丽贝卡害怕谈论这个话题，承认她是害怕我会说她坏，或说她是在瞎编乱造。我再三向她保证我不会那样说她。

经过两个月的休息，丽贝卡开始了新一年的深度分析治疗。她说她很坚定地去拜访了当地一个对她的陶瓷作品很感兴趣的专业陶艺师。她还透露她最开始想主修艺术的，但是她没有那样做的自由或勇气，所以——像她的父母那样——她主修了教育。后来，她想过进入一个治愈他人的行业，如牧师或咨询师，但是如今她意识到她唯一的动力就是想要帮助自己。与此相反，陶土工作很有意思，非常自主，又很有创意。她补充说："我并不适合当咨询师或治疗师。我自己的痛苦，不管是过去的还是现在的，都已经够多了。"我支持她在这一问题上的深刻见解。她接着说丈夫十分支持她，帮助她在家成立她的工作室。在这一次面谈结束的时候，她重申她打算自己照顾自己。

五、自我死亡与转化：通过梦来达到乱伦的死亡

治疗进行到两年零两个月多一点的时候，丽贝卡讲述了一个梦，梦中一个开着车的女人，带着一个三四岁的小女孩，蓄意自杀。小女孩奇迹般活了下来。丽贝卡把这个女人视为她本人自我毁灭的那部分，同她母亲有关。她自杀了，但是那个小女孩——她重生的自我——却得救了。丽贝卡然后详尽地讲述了她是如何拯救自己同时又杀死了她的消极母亲情结的；因此，我把这一梦中的自杀解释为等同于自我死亡，因为它是一个象征性的自杀。丽贝卡这个案例的这一方面清楚地说明，患者通常需要经历不止一次、常常是好几次的自我死亡与转化。

两周后，丽贝卡讲了一个关于婚礼（一直都是意义重大的意象）的短梦，讲完之后，我祝贺了她。她由婚礼联想到内在的婚姻和一个新的开始。她所见到的结婚的人是她的朋友。那个女子是她的闺蜜，积极、聪慧又很果断；即将成为她的丈夫的人，丽贝卡把他描述为"未完成的人"——感觉自己是个失败者，但实际上却成就非凡。她认为他是她消极、受伤的阿尼姆斯，需要大量的滋养。她把我对她的祝贺理解为支持她与内在的总是怀疑自我的男性部分相统一。另一个与梦相关的联想是前天

她与丈夫一起开心地庆祝了结婚 24 年的纪念日。

治疗进行了两年半之后，丽贝卡进入了一个治疗的关键期，相当于自我死亡之后变形期的开始。这一决定性的时期的出现，是因为丽贝卡的这个梦：与积极的阴影人物的结合，由专业陶艺师来代表，是她的导师。在梦中，丽贝卡与这位陶艺师关系密切。她们拥抱在一起，丽贝卡用手轻抚陶艺师的头发。随后，陶艺师必须暂时离开一段时间。她把银白色的陶瓷储存在冰箱中，以免留下手指印，对此丽贝卡赞叹不已。她也在想着要把自己所有的银白色的陶瓷存放在冰箱里。之后场景转换成导师的花园。她在轻抚许多陶瓷制作的动物中的一只——一头狼，领地意识非常强、能够滋养自己、优雅的动物。

梦中丽贝卡与专业陶艺师拥抱在一起，象征着丽贝卡接受了她全新的女性自我同一性，也接受了她自己作为一个创造力丰富的个体。冰箱中的银色陶瓷与她过去核心的女性成分被冻结相关。她不想在银色陶瓷上留下手指印，这可能与她不喜欢偶尔感到生殖器部位有一种奇怪的压力有关。这个梦为丽贝卡接下来要报告的梦拉开了序幕：她曾受到了来自父亲的性虐待。

转化抑郁

梦：丽贝卡处在当前的年龄。她父亲来她这里，母亲不在。他们两个中的一个发现起居室的一个窗户打开了。她走过去关窗户，发现实际上有两层窗户，就像防暴风雨的双层窗，里层有一个彩色玻璃窗。父亲再一次走向她，浑身肿胀，奇形怪状的样子。父亲走近她，抱了她一下，说他需要一个插头。接着，她手里捧着一堆湿衣服。她把湿衣服晾在浴室，告诉她父亲，她不想再和他有任何性关系。靠近浴室有一个房间，里面乱糟糟的。房间的尽头有一张床，一个女人躺在床上说话。她在想这个女人是不是她的妈妈。她道了歉，因为她在浴室里，随后她晾了一件绿色的泳衣。

讨论这个梦的时候，丽贝卡坦承她很难接受自己与父亲之间有性关系这一事实，但她确信这是真实的。她没有想到 X 博士实际上也与她有过性关系，尽管她无法确知，因为她通常是处在被催眠的状态下。接着她开始哭泣，说她为父亲感到难过，他是一个可怜的、精神失常的人。她告诉我，她已经把这个梦告诉了她的丈夫，他的回答是："是的，你父亲有可能那样做了。"然后，她表达了对母亲的强烈不满和愤怒，因为她没有采取任何措施来阻止虐待。

接下来丽贝卡告诉我一个与此相关的记忆，她之前没有回想起来。当她的妹妹 5 岁的时候，开始对灰尘过敏，博士说她应当睡在无过敏源的房间。于是妈妈把丽贝卡的房间打扫干净，与她妹妹睡在那里，而丽贝卡，当时已 15 岁半，搬进了父母的房间，和父亲睡在同一张床上。这一安排持续了一年半的时间。显然，她对这一安排没有充分的意识记忆，直到治疗进行到这一刻。现在她明白自己受到了性虐待，她意识到许多年来她所持有的罪恶感，完全是与她父亲的问题有关，而不是她的问题。她还怀疑父亲是否也对妹妹实施了性虐待，因为妹妹 14 岁的时候就有很多性活动，高中刚毕业的那个暑假就已经怀孕了。

我们增加了一次面谈时间来重新分析这个关键的梦。她意识到，以前，当母亲不在家的时候，父亲与她有性行为。现在，她已经与母亲分离，消极的母亲情结已经死亡，父亲来到了她的梦境中，想要再和她发生关系。她开始明白到底发生了什么，对此她极度厌恶，大哭起来。我提醒她，在梦中她说过要终止性关系。她说她觉得，如果她谴责父亲，"就会深深地伤害他，他会死去；满腔怒火会把他杀死"。当然，我们需要的是丽贝卡的消极父亲情结的象征性的死亡，而要做到这一点，就需要把她针对父亲的满腔怒火带入意识生活当中。探索她与父亲进行了哪一种性活动的时候，丽贝卡回想了她的症状——不合理的恐惧、对口交的反感、性冷淡、性交时的疼痛和涉及性的噩梦——然后确定他们有过口交和性交。她叙述说整个童年时期，她都不能忍受嘴里有奶油状的东西，如木薯粉和蛋白霜。在这次面谈中，她不断感慨："简直是太难以置信了。我真是太生气了，这些记忆居然现在才浮现在我脑海里。"

在第三次的面谈中，丽贝卡不断地重温那个梦。她由对打开的窗户的担心联想到她对那个梦所揭露之事的暴风骤雨似的情感。她由内层的窗户联想到领悟。彩色的玻璃象征着她那破裂自我的碎片完整漂亮地组合起来了：她创造性地重建的真实自我。她父亲的肿胀意味着他阴茎的勃起，他需要插头意味着口交（就像她之前梦中出现的加长版的奶嘴）。她认为她洗衣服象征着她努力清洗自己，即，使自己摆脱这个问题。她把浴室旁边的那个房间同她自己的内在房间联系起来，她认为房间非常凌乱；把绿色的浴衣同成长和治愈联系起来（事实上，她现在还穿着这件浴衣去参加她的水中有氧运动课程）。

在丽贝卡的自性化进程的这一时刻，她面临着一个两难处境，即如何处理她发现的关于自己的乱伦历史。她参加了一个性猥亵受害者团体。团体活动的过程包括给她的父母写信（并不一定要寄出去），她发现这一方式有很好的治疗效果。她的两难窘境在移情关系中也表现出来了。她再三恳求我："我想让你陪着我走完这一过程。我不想你离开我。"她哭泣着，知道这一要求是神经质的，是不合理的，但是她觉得她需要提出来。对我来说，她的行为和感情清楚地阐明了自我死亡与转化过程中的阶段二，即当治疗联盟变得如此强烈地共生、如此积极的时候。

治疗进行到两年零七个月的时候，丽贝卡用隐喻描述了她的感受，说道："我坐在雨水坑中。大的暴风雨已经过去。我已经剥去了生命中许多层的痛苦和迷茫，但是现在又该怎么办呢？"

正如她此前多次做过的那样，丽贝卡把她对父亲的愤怒转向了她对母亲的愤怒。她对母亲感到怒不可遏，因为她让自己的女儿在脆弱的青春期同父亲睡在一起。那些年唯一的可取之处就是当丽贝卡上高三的时候，他们搬到一个新的城镇，丽贝卡有了自己的卧室。她感觉母亲之所以允许她选择最大的房间（事实上是主卧室，还有自己独立的卫生间）是出于愧疚，是为了把她留在家里。当丽贝卡跟母亲说自己想要去上大学的时候，她母亲不答应，并且说丽贝卡就是在折磨她。当她从高中毕业之后，她离开家，住在了她的亲戚家里。她称她的母亲就是一个生活在黑暗中、躲在幌子后的女巫，是一个在她小时候差点杀了她的人。当丽贝卡过去常常跟母亲说父亲是多么孤独的时候，她母亲总说他是一个偏执狂和虐待狂。如今，丽贝卡对母亲非常生气，因为她明明知道此事，却仍然跟他生活了36年，允许他把他的偏执和虐待本性发泄在丽贝卡身上。丽贝卡回想起她跟丈夫结婚就是为了逃离她的家庭，帮助自己建立自己的界限——她如今把这一目的同当年允许她父亲随意对待自己这一行为联系起来。这一次面谈结束的时候，她谈到她嘴上已经多年没有长过唇疱疹了，直到她做了那个关于她父亲的梦。在做完这个梦之后，她嘴上就长了大量的唇疱疹。她认为这些唇疱疹生动形象又在身心上证实了过去曾受过的口交虐待。

六、"信体夺去生命，精神却赋予生命"

丽贝卡最终决定告诉她妹妹她与父亲的乱伦关系。她给她写了一封信解释了她所发现的事实，并让她不要告诉母亲或父亲。当她寄出这封信的时候，她觉得自己好像违背了遵守秘密。这让她想起了她父亲总是告诉她和妹妹一些秘密；然后，又一次，她意识到真正的违背者是她父亲而不是

转化抑郁

她。她想起他总是对一些事情感到很难为情、局促不安、充满负罪感。至于她自己，她认为她父亲"谋杀了她的灵魂"[8]但"某种内在的东西却存活了下来"[9]。多年以后，当她在X博士身上无意识地表现出她的乱伦情结时，他让她确信自己可以信任他；但是当他抛弃她的时候，她觉得自己遭到了背叛。直到最近，她才专注于保护X博士，现在她再也不想那么做了。寄完信之后，她对父亲产生了同样的感觉。

没过多久，丽贝卡的妹妹就给她打电话了，传达了她很难过的感受，因为丽贝卡经历了这样的痛苦。她妹妹承认这封信让她感觉好像是有人在她肚子上踢了一脚；她不知道她自己是否也被虐待过，但是现在她不得不怀疑。丽贝卡告诉我这件事之后，拿出了所有她写给X博士但却没有寄出去的信和所有X博士写给她的信。然后，她把所有的那些信都撕碎了。她尖叫，哭嚎，抱怨，说她感觉自己好像要呕吐了。她还说到了自己骨盆的痛感和全身的焦虑感。当她平静下来以后，她讲了一件非常隐秘、让她难以启齿的事情：每次同她丈夫做完爱，她都会哭，有一种支离破碎和空虚的感觉，就好像她做了什么错事一样。我向她指出，这种行为模式只是强调了她在童年所受的伤害是多么深，持续时间是多么长。我们谈到了她现在如何获得了一个作为女人的新的同一性；尽管让她谈论性是一件极其艰难的事情，但是她现在却也的确做到了，而在此之前她是做不到这件事的。

治疗进行到两年零八个月，阶段三的时候，出现了这一阶段所产生的创造性的新行为。在真实的自我的基础上，丽贝卡终于给X博士寄了一封信，跟他对质他对她做过的一切事情，让他知道同他一起所发生的事情与她和父亲的乱伦有关。不出所料，她没有收到过他的来信。后来，她正式向相关的州执照委员会提起控诉。

她还给母亲和父亲写了信，同时还参加了性猥亵受害者团体。她大致讲述了这一乱伦关系，以及她对此的感受，还说他们必须要承担这一悲剧的责任，要为他们自己寻求治疗帮助。她的父母都回信了，但却避而不谈丽贝卡在信中所提到的问题。现在在他们那一方，就是赤裸裸的分离和否认了。

尽管如此，丽贝卡觉得她能够解决与母亲之间的问题，原谅并接受她，但是她却拒绝以后再给予她任何照料。她对解决与父亲之间的问题感到毫无希望，但是她不打算就此放弃。她很享受自己重新整合和重生成为一个女人（自我—自性轴，阶段三的核心要素）和继续用陶瓷进行创造性的积极想象创作。

下一次面谈的时候,丽贝卡带来了两块富有深意的陶瓷片。一块陶瓷片上是一个肚脐上有一个绿色球的女人。丽贝卡由这个球联想到了生命力,由肚脐联想到了她存在的基础。因此,这个球是自性和治愈的象征。

第二块陶瓷片包括许多部分,她在我办公室的地板上把它们组装起来。主体部分包括一个代表她自己的女性形象。她的皮被剥开,一个洞自她的头顶向下穿过,一只虫子正在往洞里爬,一直爬到她的肚子里。她的胳膊向上伸展,两腿张开,肚脐上有一个小球。四只虫子正在往身体的左侧钻,三只虫子则往右侧钻。一雌一雄两条蛇正在吞噬她的阴部。这个女人的左边是一个空的容器,正准备接受她的灵魂(典型的道家意象)。

就丽贝卡的自我死亡与转化来说,第二个包含多个方面的陶瓷作品是非常重要的。像处理梦一样对待这件作品,丽贝卡由虫子爬进她的头部并深入到她的肚子联想到是被父亲的阴茎侵犯的象征。四只虫子钻进她的左侧或女性方面(她被谋杀的灵魂)和雄蛇代表着进一步的乱伦虐待。她母亲的暗中合谋是由三只从她右侧或男性方面(她被压碎的精神)进入的虫子和吞噬她阴部的雌蛇来表明的。从治愈的方面来看,虫子吃腐烂的东西,把它分解掉,暴露于空气当中,因而促进它再生。蛇也是治愈和转化的象征。现在,表征男性生殖器的虫子和蛇变形成为菲勒斯(Phallos,即勃起的阳具),神圣的繁衍原则。[10]丽贝卡将这一整个积极想象的作品理解为她支离破碎自我的死去,这与引向重生的后自我死亡时期创造性的结合相符合。她还把这一作品看作是她在一个洞穴里。洞穴就像是大地母亲的子宫(回想起她第一个梦中袋鼠从洞中走出);因此,也许她想象的洞穴象征着培育自己个性的地方。

几周之后,丽贝卡来面谈的时候,非常兴奋,说她最近一直在用陶瓷做头饰、项链和耳环。她觉得这一活动使她真正地沉浸在她女性的一面。她称项链是"原始的死亡—重生碎片",指出脖子是身体很重要的一个部分,因为脖子里面有脊椎、食道、气管和主血管,它还支撑着头部以便头能够向四周转动,起着连接头部和身体的作用。意义重大的是她说她和丈夫双方都能享受到令人满意的性关系了,她还补充说,实际上她很喜欢他们肢体上的亲密接触。

在这一段密集制作陶瓷时期之后不久,她做了一个美梦。

梦:一个女人正在进行水中分娩。她的丈夫在那陪着她。丽贝卡知道水中分娩对婴儿比较好，但是她想知道这两个大人是如何呼吸的。她看到一个博士在他们旁边，然后看到这对夫妇浮了上来，吸了一口气，然后又沉到了水里，就像海豚一样。

联想到这个梦中的意象，丽贝卡认为这对夫妇代表着她内心男性成分和女性成分的结合，生孩子则反映了她正处在重生的过程中和创作陶瓷作品的过程中。

面对她所取得的一切进展，丽贝卡坦言她也有不顺利的时候。然而，她却使它成为促使她不断努力和创作的动力。她下定决心要一直坚持追求真理，与她的真实自我一直保持联系。

在接近阶段三尾声，进行了几乎三年的治疗之后，丽贝卡给我写了一封信，其中有一句写着"对您的接纳感激不尽"。她的话语是内在过程的外在表达，她还写道："我就是我自己的母亲，一个自我生育的存在，将生命转化为生活。拥抱父亲（她自己内心的原型父亲）。欢迎硕果累累。和平。"

与自己和睦相处是与他人言归于好的第一步。希伯来语中的"和平"一词是 shalom，平安的意思，它并不意味着没有战争，而是意味着你的幸福或安宁。平安是一个神圣的圆——自性的象征。

在她与我进行过分析治疗后，丽贝卡一家搬到了另一个州。她如今在与一个女性分析师进行治疗。与不同性别的分析师进行治疗是荣格学派的实践中常有的事。丽贝卡的陶瓷创作对她仍然非常重要，但更多的是作为一个业余爱好。目前，她正从事一个与她的博士专业相关的行业，在一个女子学院教书。

第七章 加里：龙之舞

"跳舞最大的益处就是学习如何坐得安稳。"

——塞缪尔·约翰逊

在我们快节奏的生活方式中，无根感也变得司空见惯。为了寻找我们自己，我们必须停留在一个地方，保持静默。一旦种子种下了，它就要发芽，就要被黑乎乎的泥土所承载和滋养。创造性的变化非常缓慢，耗费许久才会出现最终的成长和发展。

加里的故事说明，深深扎根和内心平静是多么重要。对作为一名舞蹈家和赛车手的加里来说这并非易事。加里是一个被收养的孩子，当他决心要找出自己的真实身份的时候，他费劲了千辛万苦追溯到了自己的出生地。对他而言，这是一个超越和治愈的过程，是他自我死亡与转化和展开其个人神话的基础。

当我初次遇见加里的时候，他看起来比他的实际年龄35岁要年轻。作为一名已婚的专业舞蹈家和大学讲师，加里的彩色T恤衫和牛仔裤的穿着更像是一名学生。然而，在这一随意、乐观的外表之下，他感到自己非常抑郁，有一种被卡住的感觉。他说他的灵魂已经丢失，他将这归因于他生命中创造力和意义的缺乏。加里说他想重归正轨，更想过大学时的那种自由精神和诗人的生活。他夸夸其谈他对危险的热爱。他之前参加过摩托车比赛，如今在参加赛车比赛，并且遭遇了无数次事故。就像一个典型的彼得·潘综合征患者（永恒少年）[1]一样，他自豪地宣称："我热爱速度和力量。"他不确定为什么他要继续自己的舞蹈生涯而不是把时间都投入他所热爱的赛车事业上面。

加里认为自己正在慢慢发展成为一名优秀的舞蹈指导，但是却很苦恼，因为他在自己周围建立了太多的网格以至于没有时间来想象。尽管如此，他把舞蹈当作他生命中极有价值的一部分，因为它给他提供了一种把想象、动作和力量混合起来以感受整体的方式。然而，舞蹈对他而言却绝非易事。他学习舞蹈起步较晚，25岁才开始。他并非天生就拥有跳舞的才能。所以他得付出很大的努力来学习。

加里对自己未来的不确定反映出他对自己过去的不确定。就像很多被收养的孩子一样，他对调查自己的生身父母感到非常矛盾。加里认为他在八周大的时候被送人收养，当时他的生母非常贫穷，抚养着太多其他孩子，又被他的生父，一个士兵，给抛弃了。后来，他跟他的养母做了一番交谈，她告诉加里，他是在三天大而不是八周大的时候被收养的。她对他的生母很穷，过多地负担着其他孩子这一说法持怀疑态度，并且声称自己对他的生父了解不多。加里因为他养母的回答而感到灰心；但是在我的支持下他开始寻找他的生身父母。在这一寻找的过程中，他受到了几个非常具有启发性的梦的鼓励。

加里说他的养母很稳重，非常爱他，为家庭生活付出了一切。他觉得她满足了他成长的所有基本需求，但是却不能理解他的教育或职业发展，或许是因为她没有上过大学。他的养父是一个修鞋匠，13 年前就去世了，他很善良却与他不那么亲近。他和他养父曾一起进行卡丁车比赛，这一活动一直持续到加里 18 岁那一年。然而，当加里离开家去上大学的时候，他们的关系变得紧张起来，因为加里变得像一个嬉皮士一样。只有在父亲死后，加里才决定要从事跳舞这个行业。

加里跟他在大学里遇到的一个舞蹈演员结婚了，当时他们两个都在歌舞酒吧里跳舞赚外快。她也在他教学的同一个表演艺术系教学。他们两个都非常热爱跳舞，都不想要孩子，所以加里就做了输精管切除手术。他们的婚姻早期，他的妻子有了外遇，他的那种被拒绝感和被遗弃感可能揭开了被他的亲生母亲遗弃的旧伤。他和妻子解决这一困境的方法是双方都同意接受一种开放式婚姻，而这又使他们的关系愈加紧张。

除了他们在学术上的亲密关系，加里和妻子在情感上并不亲密。妻子通过酗酒来应对。她的酗酒问题很严重，经常在公众场合给他难堪。他则通过过量的工作来解决。妻子抱怨说他通过强加给自己的工作量来虐待她，因为过量的工作从她身边夺走了他，使他变得愈加冷淡和疏远。而且，她还说，工作还夺走了他那活泼顽皮的创造性灵魂。

一、正视阴影和亲近阿尼玛

加里在他第一次治疗的前一天晚上做了一个很激烈的梦。

梦：他在家与一个同事（在现实生活中，是他舞蹈团队里的一个技师）吵了起来。这个人与加里扭打在一起，但加里把他赶出了家门。然后，场景转换，加里与他的另一个黑人同事对抗了起来。

对我来说，这个梦很明显地象征了加里同他的阴影人物产生了对抗；他在与自己那颇有技巧和竞争力的黑暗面搏斗。这个梦还暗示了他与我的关系将来会出现一些问题。

我们第一次面谈的时候，加里非常担心他与妻子之间的关系太共生了，担心他虐待了她（她之前用的就是这个词）。他谈到了自己是多么自责，谈到了他出过的许多摩托车事故，我将这理解为他对自己对妻子的所作所为感到愧疚。看起来他似乎在自己的个人发展中停滞了，而他和妻子则陷入了一种双方互相虐待的情形当中。

在接下来的面谈中，加里说自己"在我的心灵道路上堕落了"，但是还有一种感觉，觉得有天使在照看他。他发牢骚说自己很躁动，消沉，过度纠缠于外部世界，而他过去常常写诗、画素描和水彩画。在这个时刻，我给他开了如下药方——是真的在处方笺上给他开了一个方子——至少每隔两个星期他要把他的梦和幻想给画出来，以此来直面自己，就像他第一个梦中的那两个人所做的那样。当然，他开始进行深度心理治疗，这也是在直面自己。

后来，当谈到他的输精管切除手术的时候（他28岁时做的这个手术），加里说："我杀了那个内在的孩子。"我问他那种感觉是否同他在心灵道路上堕落了的感觉有关。他回答道，两种感觉都同13年前他养父的死有关。似乎他在认同于自己失去的父亲们：他的养父和生父。加里自己永远也做不了父亲，而如果他不解决自己的父亲方面的问题的话，他将一直都是一个永恒少年。

这段时间里，加里的妻子有了他们双方都同意的婚外情，加里则做了一个相关的梦，梦中出现了一个阿尼玛人物。在现实生活中，这个人是一个15岁的舞蹈演员，与他一起工作，她在性方面吸引着他。事实上加里还曾匿名赠送给她舞蹈课程的礼物，让她跟一位著名的舞蹈家学舞蹈，这花了他不少的钱。在梦中，他试图以一种与性无关的方式来接触这一阿尼玛形象；他在亲近他的女性一面。

之后，加里讲述了一个关于他自己和妻子的梦。

梦：他们在自己乡下的家里。一些房客曾住在那里，但并没有好

转化抑郁

好照料这所房子。他和妻子都要参加化学课的考试。考试内容是与海森堡的不确定原理相关的非概率方程。[2]他们没有复习来准备考试，而是依靠他们的天赋才能。然后场景转换，加里在一条单行道上，朝着错误的方向飞速驾驶。这个场景之后，他和妻子在拜访他的岳父母，结果他俩因为错过了化学考试而变得非常生气。

加里觉得他自己情感世界里的女性一面出了一些问题，就像这个梦中他现实生活中与妻子的关系所展示的那样。至于考试，他说："我不知道接下来要发生什么；我必须接受不确定原则。"至于他在一条单行道上朝着错误的方向飞速驾驶，他说："我一直在给自己制造混乱和危险，我需要面对那一点。"我认为他的联想和解释是非常有见地的。

治疗进行到十周的时候，加里就他妻子的酗酒问题与她面质，然后她减少了她喝酒的量。他们现在有了更多的交流。妻子告诉他，她爱他，但是他对她而言就像是一个陌生人。在这种情况下，他扪心自问："我妻子爱的是谁？是我吗？那我是谁？"我认为他妻子在确认核心问题方面还是很有洞见的，这个核心问题就是一直困扰着加里的同一性问题。

加里然后讲述了两个富有深意的梦。

梦境一：他在一个阁楼上，阁楼位于他上大学的那个城镇。一个神秘团体正在进行集会。他认定他的妻子就在那里，并试图找到她。他决定对这个团体进行探察，向其发起挑战。这个房间的墙壁是由给人以错觉的或设有陷阱的门构成的，而门则是由胡乱砍伐的粗糙木头制成的。他觉察到了危险。他找不到危险的源头在哪里，但是他知道危险在本质上来说是男性的。他感觉自己与这个团体格格不入，团体也觉察到了这一点。然后，音乐响起，人们在跳舞。房间变得清晰，墙壁也变少了，他抱着班福，现实生活中他的狗。最后，加里变成了一个5到7岁的小女孩，手里抱着一条狗。狗消失了，小女孩抱着的是自己。

对梦中的意象进行联系，加里说，他对神秘学比较感兴趣，他曾与大学里一个宣称自己是女巫的女生约会过。当时，他还服了迷幻药，由此他联想到了梦中消失的墙的意象。在我看来，这些墙的意象似乎表明内在防御的减少或消除。他认为他努力寻找妻子代表着他试图寻找自身女性部分，即阿尼玛，他还认为这同他寻找自己生母有关。他觉得他在梦中感受到的危险，就像是在现实生活中当他是一名赛车手或叛逆的诗人—舞蹈家的时候所面临的挑战。加里说班福，那条 12 岁的母狗，给予了他无条件的爱。我认为班福代表了本能的、持续不断的母性般的女性成分。狗还是治愈的象征。[3]他变成一个小女孩对他而言意味着他在一遍遍地认同于他的阿尼玛或灵魂。然后，梦境以他接纳、拥抱和钟爱自己女性部分的意象结束。[4]

梦境二：他和妻子一起住在他读研究生的那个州。妻子被绑架了，他想知道凶手到底是谁。他去警察那里寻求帮助，试图找到她，但是他们却没帮上什么忙。然后他的妻子在街上向他靠近，告诉他她是被一个黄褐色面包车里的小青年绑架的。她说这个人把他的立体音响声音开得很大，说要跟她做爱。他掏出自己的阴茎，上面戴了一个波纹避孕套，然后就把她给强奸了。妻子还说另一个姓"Uill"的男人给她施了咒，她现在正处于被他的咒镇住的状态。然后她就走了，回到了那个姓 Uill 的男人那里。加里又去找警察，但是同样他们又没帮上什么忙。然后他给妻子的父母打电话，他们雇了一个私家侦探。

加里由 Uill 这个男人联想到"你生病了"（Uill 是 you-ill 的谐音），指的是他的某一部分生病了，给他和妻子带来了烦恼。他认为，这一邪恶的阴影部分还抓住并强奸了他的阿尼玛。加里然后说出了他的疑惑，妻子说他通过过量的工作来虐待她这一说法可能是有一定的道理。此外，他还考虑了他也在以这种方式伤害自己的可能性。他由梦中的私家侦探联想到分析治疗过程和他治愈自己的努力。进一步反思以往的治疗过程，他说："有时，想要变得更健康，你必须先得生病。"

二、飞龙学会跳舞

治疗进行到差不多三个月的时候，加里带来了他的第一件积极想象作品，一幅飞翔之龙的水彩画（见彩图 IV）。他由它联想到他在养父死后写的一首名为"幼龙"的诗。加里还提到在他用继承养父的钱买的一块田地附近还有一棵小龙树（他这么叫它是因为它长得像龙）。在他的诗中，那条龙身有残疾，但它还是学会了如何飞翔；那条龙加入了一个马戏团，在没有网的情况下表演了一个空中秋千杂技。加里由他画的龙联想到父亲的去世和当时自己的重生。

加里还告诉我，他参加了一个龙舞表演，这支舞由附近一所大学的一

转化抑郁

位女舞蹈家编排。这条盲龙和三个女人一起翩翩起舞。第一个女人是滋养的；第二个女人（由加里的妻子扮演）是精神的，是最"酷"的一个；第三个女人是感性的。这条龙（由加里扮演）最初是人间的动物，之后学会了飞翔，飞上了天空。

治疗进行到四个月多一点的时候，加里想停止治疗，因为他感觉好多了。我说我觉得他的问题还没有得到解决。在讨论完利弊之后，他答应继续治疗。在这次面谈接近尾声的时候，他讲了前一天晚上做的一个很有趣的梦，这个梦与他想要终止治疗的打算有点矛盾。加里对这个梦的解释是它意味着他应该继续分析治疗，他女性的、情感的方面正尝试与他理智的方面建立联系。

然而，下一次面谈的时候，加里又一次说他感觉好多了，想停止治疗。像上次一样，我把这一请求理解为阻抗。事实上，他就像是那条飞龙一样，非常需要在舞蹈生活中扎根。他一直激情澎湃地谈论他的新赛车，这又表明了他想驶离他的问题。再一次，在讨论完目前的问题之后，他决定继续进行分析治疗。

分析治疗进行到五个月的时候，加里说他记不住他做的梦了；这似乎代表着一种新的、更加隐晦的阻抗治疗的形式。他谈了许多他的工作情况，说他被推荐为他所在系的临时主席。他得到了全体教员信任的一票，所以他的自我有些膨胀了。他想往这条职业道路上走一走，看他是否喜欢。然后，他谈到了他正在编排的一支新舞（将于来年春天表演）。这是一支关于精神挣扎的独舞。

过了一个月，加里讲述了一个梦，梦中他是一名战犯。看守想要杀了他，但他是战无不胜的。他决心一定要找到一个逃出监狱的法子。在讨论这个梦的时候，他说他觉得自己不管是在内部世界还是在外部世界，都是一个囚犯。他发誓要克服他那虐待成瘾、像看守一般的阴影和父权制的方面。加里想要摆脱消极的自我力量情结；换而言之，他想实施自我死亡和阴影死亡。

治疗进行到七个月的时候，加里说他感觉好些了，应对能力提高了，舞也跳得好些了。然而，他却说自己的工作环境很紧张。他还说他的婚姻关系日益紧张，他与妻子也越来越不亲密。他说他总是感觉自己什么事都做错。他抱怨道："从六年级开始，我就感觉好像我在惩罚我自己，感觉我是与众不同的，但是消极的与众不同。"

然后，加里给我展示了他前一天完成的三幅水彩画。第一幅（见彩图 V）

描绘的是一个迷失的年轻女孩漂浮在一个漩涡、黑洞之中。她的头发是金色的，阴部是红色的。第二幅图（见彩图 VI）展现的是强奸珀耳塞福涅（Persephone）的画面（只看得到她巨大的阴部和阴道）。加里称它为"被一把蓝色的剑或阴茎所实施的宇宙强奸"。他指出画的左上角有一个把东西聚在一起的"天钩"，但是就像病人一样，这个钩子没有与任何东西连接起来。这两幅积极想象作品表明加里的阿尼玛（灵魂）有着非常严重的痛苦问题：它迷失了，被强奸了。

第三幅画（见彩图 VII）意义重大，证实了心灵的内在治愈力量的存在。这一积极想象作品是一次雌雄同体的尝试，即对立面的统一。红色的阴茎状的东西（男性成分）穿过并被蓝色凹形的东西（女性成分）所包围。这幅画除了左上角以外每个角落都涂上了绿色（成长），几乎达到了平衡，左上角代表着加里正在处理的父亲空间。这幅画象征着心灵正在趋中、治愈，是关于将要发生之事的可爱意象。

三、自我死亡与转化进入了受伤的治愈者的意识

在接下来的几个月里，加里在工作和婚姻中经历的不顺渐渐有所减少。他跟我讲了度过的一个假期，既是工作也是治疗的假期，是在他养母家度过的。在她家的时候，他第一次意识到那不是他的家；他接着卖掉了他从养父那里继承的地产。加里在切断与他过去的这部分的联系，放下了与养父母的纠葛。他还去他大学所在的那个城市拜访了他以前的导师。那位导师是一个神秘主义者，他还曾为加里印刷和装订的一本诗画集提供了指导。这本诗画集的名字是《曼弗雷德》（Manfred），内容是关于一个变成了太阳的男孩的故事。加里说这整本诗画集都是关于光明、乐观和宇宙奇观的。他的故事构想里忽视了根基、黑暗和现实，对此我感到有点困惑。这是那些陷入永恒少年情结的男人的典型特征。

在他第一年治疗接近尾声的时候，加里说自己感到非常沮丧、无聊和空虚。他再次有了想当一名赛车手的想法。然后他讲述了前一天晚上做的梦。

梦：他和一个小男孩一起观察自己，男孩是来自朝鲜的逃难者。那个男孩有一个非常罕见的 1 到 4 英尺粗的动物，它像一条海蛇，装在一个盛有海水的大容器里。男孩有一个身强体壮的男保镖相随，因

为有杀手正在追杀他（他是他们族类最后的那些人之一）。那个杀手现身了，挥舞着他的宝剑。于是男孩把海蛇用力往墙上一甩，海蛇变得粉身碎骨了，就在此刻，男孩变得力大无穷。保镖与杀手展开搏斗，在杀手身上留下了许多道伤口，但没有使他毙命。如今变得力大无穷的男孩接着与杀手搏斗，但他却被剑刺伤了，那把剑一剑刺穿了他的头和胳膊。男孩把剑从身体里面拔了出来，不可思议的是他不仅活着，而且没有任何损伤。

这个梦境描绘了一个自我死亡与转化进入受伤的治愈者的意识的瞬间。我认为这个梦有着深刻的意义和治愈的作用，是因为蛇的出现和它在其中扮演的角色。加里把男孩同他自身的一部分联系起来，那个部分正在成长，在与一个消极的阴影搏斗，然后被阴影打伤，又因一种内在力量而存活下来。他内在的圣婴原型（divine child archetype）对他而言仍旧有些陌生，这由梦中的男孩是朝鲜人的身份表现出来。

接下来的一次面谈中，加里告诉我他正忙于一个新的创意舞蹈作品，这个舞蹈作品是他为学生设计的，有一个具有象征意义的名字"圆满的逝者"。这部作品讲的是卡戎的一个帮手的故事，卡戎是希腊神话中负责把新去世的死者运过冥河送往阴间的神。加里还说到了他担任临时主席是多么忙，以及他需要时间来进行思考。而颇为自相矛盾的是，他刚用他祖父留给他的钱买了一辆新的限量版保时捷。他非常喜欢这辆车；它速度很快，看着又精致，像舞者一般平稳。鉴于他出过事故的历史，加里似乎处于要把他赶赴阴间的想法付诸行动的危险之中。似乎是为了让自己安心，加里说道："我赛车还从来没有受过任何伤，但我并不是说我是刀枪不入的。"加里被两个截然相反的方向牵扯着：他的舞蹈和学术生涯与他对职业赛车的兴趣。回顾他的治疗时，加里说："我到这里是来学习的，是来投下阴影的，是来了解我黑暗一面的。我需要了解我自身和我的感受。"

在做出这一富有见地的评论之后，加里讲述了一个梦，那个梦向我们两个表明了他心灵想要进行内向投射的愿望，以使他的内心治愈之旅更加顺利。这个梦还透露出他对自我折磨的阿尼玛和消极的母亲情结的感受，而这种感受外在则表现为抑郁。

四、正视内在的女巫

下一次面谈的时候，加里的抑郁发展为对妻子婚外情的愤怒。他对妻子的第一次外遇仍然感到很生气，因为他曾经信任过她，而她却背叛了他。加里透露说当他最初得知这次外遇的时候，这简直就是一次双重打击，因为她的外遇对象是他的一个朋友。她想搬去跟这个男的一块住，而颇为讽刺的是这个男的是一个心理健康专家。加里觉得他支持他们开放式婚姻政策的延续，是在提倡双方的互相虐待。他还透露说，他妻子害怕死亡，与她父母，尤其是她母亲有着很严重的冲突，这些问题是导致她严重酗酒的原因之一。我们讨论了让他妻子寻求心理治疗的可能性。但是，她却一直拒绝接受治疗，宣称她除了失眠和酗酒问题外，她对自己目前的精神状态和处境非常满意。

加里然后讲述了一个关于他自己的消极母亲情结的梦。

梦：梦境发生在一个小型农业社区的乡间住宅里，这个社区就在他现实中所上的那所大学附近。一个不属于这个社区的年轻女人被车撞了。她躺在坟墓里，身上盖着一个玻璃罩。玻璃罩突然碎了，让人意想不到的是，这个女人还没死。于是她站起身来，走了。加里、他妻子和其他人跟着这个女人和她的男同伴一起穿过了一段狭窄的过道进入了那个乡间住宅。在住宅里面，他们遇到了一个女巫。加里和他妻子拿着一条黑色的披肩，披肩是他们在那个理应死掉了的女人的棺材里找到的。黑色披肩保护着他们。然后，他们来到了过道尽头的一间地下墓室里。那个死而复生的女人和她的同伴都在那儿。加里的妻子想进到那个墓室里面，加里却不想，因为他很害怕。他怀疑这是那个女巫所策划的要偷走他灵魂的邪恶阴谋的一部分。令他大吃一惊的是，在他把黑色披肩给了妻子以保护她不受伤害之后，她却丢下他走进了墓室。

加里觉得他自己的女性部分的意象（灵魂）死了。这一问题与那个女巫有关，而女巫多多少少与他的妻子和母亲有一定的联系。他认为自己把阿尼玛投射到了妻子身上，因此，进入墓室与他消极的母亲（女巫）对峙的其实是他的阿尼玛［处在黑色披肩（象征性死亡）的保护之下］。这个总体的解释涉及妻子、母亲、阿尼玛和女巫，对此予以确认之后，他在下一次面谈前做了梦，梦中他的妻子是一个女巫。他在舞蹈工作室中还出现了口误，把妻子叫成了"妈妈"！而且，他报告说他目前与妻子之间很疏远，内心感到极大的空虚、愤怒，并且心烦意乱，因为她又开始大量酗酒。

治疗进行到一年半的时候，加里做了一个梦，他认为这个梦象征了他

转化抑郁

的控制问题和他努力克服对治疗过程的阻抗问题。谈到阻抗，他说："我已经放开自我了。"这意味着他那一方信任度的增加。加里说，他已经"向一个内在治愈者或权威——内在的父亲屈服了"。他描述说这同他赛车时的感觉类似：赛车的时候，他解释说，人们必须得让步于恰到好处的速度以便快速地转弯，避免撞车。

五、通过超越象征实现心灵的重生

治疗进行到 20 个月的时候，加里叙述说，他曾梦到与他的养母做爱。做完之后，她开始照料他，起初把他当作婴儿（通过喂奶）来照顾，后来又把他当成病人照料。在述说这个梦的时候，加里很明显深受感动，满含泪水。他说出了他的疑惑：他与养母的关系是否像一个炼金术的容器，能够引导其他事物的产生？然后，他有了一个至关重要的领悟——他感觉这个梦同他与其生母，或用他的话来说，其"大地母亲"结合的愿望有关。看来加里很明显处于分析治疗的第二阶段，即，中间或过渡阶段。

近两个月之后，加里来接受治疗的时候，带着许多的压力，这从他脸上可以看出来。他抱怨自己工作和婚姻中仍然存在的问题。他讲了一个梦，梦中出现了地震和追着他妻子跑的一个古老爬行动物。

加里说他不再只是观察发生在他身上的事，现在他还参与到这个过程之中。地震就像是大地母亲开了一道口子。他情感上深受震撼，将开了一道口子同他想要与他的生母接触联系起来（在开始治疗的时候他并不想这么做）。他由爬行动物联想到冷血和不予抚育；加里认为这一动物追着他妻子跑，表明她就像爬行动物一样冷酷无情，因为她的第一次出轨。当时，加里承认，他曾原谅了她的行为（也原谅了那个朋友的行为，将其合理化为是因为他妻子的魅力势不可挡）。然而，私下里，他却非常愤怒和失望。当他后来跟妻子坦白这些感觉的时候，她说当时她很愧疚，担心他是否会离开她。加里很快就会明白，他把自己冷血的阿尼玛投射到了妻子身上，很有可能促成了妻子的第一次及随后的出轨。

这个梦之后，加里下定决心要寻找关于其生母的信息。这一行为就好像是他想要与自己那温暖的、母性的源头发生联系。他然后做了一个极为关键的梦：一个非常谦卑的梦。这个梦发生在一个研究性教学医院。

梦：加里参加了研究试管婴儿的项目。他是那里的一个学生，但却不知道自己为什么是那里的学生。他在大厅里转了转，打开了一个杂物间的门，看到两个深灰色的管子变成了两个黑发女人。一个直塔在他们中间升起，变成一个身形巨大的母性形象。三个形象形成了一个女性三位一体。因为感到害怕，他关上了门，向实验室走去。有一些婴儿正放在架子上的塑料保育箱里。然后，一个婴儿爬出了它的保育箱，从架子上走下来，变成了一个4岁的小孩。这个小孩子说："我是你梦想的世界，我是你梦想的生活。"这个小孩长得很快，先是变成了一个成人，然后又变成了一个快要入土的老人。

在讨论这个梦的时候，加里说，梦的第一部分同他来我这里治疗的医疗中心、他与我的会面以及分析治疗工作有关。加里以他自己的方式正在与他的养母和生母达成妥协。很久以来，他一直幻想他的生母是一个完美的人，但现在他则以一个与此截然相反的意象对它进行中和。"因为我是非婚生的孩子，"他说，"我母亲就跟妓女一样。"因为他生母的这两种可能存在的方面尚不清楚，梦中他打开了那个杂物间，看到两个黑发女人，加里由这两个女人联想到了圣母玛利亚和抹大拉的玛利亚（经典的圣母/妓女原型）。[5]他还认为这两个女人可能是他的养母和生母，两者合二为一，成为一个让人生畏的大母神宏伟建筑。他又回到了非婚生这一主题，说他小时候感觉就是一个非法生的孩子，就像私生子一样。在他还小的时候，他曾问过养母，一个女人如果还没结婚可不可以生孩子。他养母说可以，但是那是非法的，所以他当时就以为那是一种犯罪行为。

对加里而言，梦的第二部分，即他走进实验室，看到架子上的婴儿，象征着他被收养的实验开始的地方——一个育儿所，同时也是一个实验室。他认为这个实验是错误的，这一感觉可能与他对自己出生后待在育儿所的回忆片段有关。然后，他谈论了一下那个走下架子、由婴儿变成的孩子。他说这个孩子是雌雄同体的，这是一个标志着心灵转化的象征。[6]他认为那个孩子太快就长成了大人，所以只有死去才能重生。这似乎与分析过程和自我死亡与转化所涉及的死亡—重生经历相关。他然后回想起了他之前的担心，即他的输精管切除手术"杀了那个内在的孩子"。然而，现在通过他向自己内在父亲的屈服，孩子获得了重生。

加里由这一意义重大的梦中推断，他与养父母一家的分离是有可能的，而积极寻找自己的生母是正确的做法。他能得出这些结论标志着他的分析治疗过程到了至关重要的时刻。到现在，他已经接受治疗近两年了。

转化抑郁

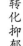

目前，他的工作情况非常稳定。有趣的是，这段时间他也有了外遇，他的外遇对象是一个他们舞蹈团队的前成员，她曾一度因卖淫被捕（这一情况值得注意，因为加里最近梦到的母亲意象是一个妓女）。加里的妻子则在同一时刻与这个女人的丈夫保持着婚外恋的关系。

六、与源头的统一：另一次象征死亡和新生的经历

我下一次见到加里的时候，他已经拜访了他的养母，问了许多关于他的收养的问题。让他大吃一惊的是，他得知他的生母居然住在他从小长大的那个城镇，他养母目前仍生活在那里。他生母的名字是玛丽，现在仍然没有结婚——这与加里梦到的圣母玛利亚和抹大拉的玛利亚明显具有共时性。他还得知了生父的名字，他的居住地距加里的故乡只有 15 英里。养母觉得他可以去拜访他的亲生父母，尽管她不是很确定。

加里决定给他的生母写信，商量一下去看望她的可能性，因为他害怕她会拒绝他。在离开他的故乡之前，他开车从她家房子旁边经过。让他吃惊的是，她住在一个中产阶级社区，而不是他曾一度幻想的更适合一个妓女居住的下层阶级社区。在回家的路上，他又对她产生了一个新的幻想：她面容温暖亲切，头发金黄，身高一米六二左右。在考虑去看望他的生母和生父的时候，他说他自我感觉不错，觉得生活也很美好。如他所言："我感觉现在可以与人类大家庭有那么一丝的联系了。"这隐约显示出未来向阶段三发展的迹象（见表 4—2）。此外，我们的关系也似乎有了一个积极的转变，部分是因为他妻子告诉他，她很嫉妒他与我的关系。他就要与生母建立一种新的关系这一事实可能也对他的妻子有所威胁。

加里收到了他生母的回信，上面说她非常高兴收到他的来信。她对宗教有着很深的信仰，非常虔诚，多年来一直祈祷她唯一的孩子能够找到她，回到她的身边。她在信的末尾邀请他去拜访自己，加里照做了。第一次跟她见面的时候，他立刻就觉得与她联结起来，就好像他打小就认识她一样。正如他想象的那样，她有一张很和蔼、热情洋溢的面孔，金色的头发，差不多一米六二。她让加里叫她的昵称，玛姆，我认为这个昵称听起来就像是妈妈、温暖、玛丽和母亲的结合体。

玛姆，跟他的养母一样，都不是很赞同他寻找生父的想法。她最开始给他的托词是"这会给他带来不安和困扰"，因为他最近才因中风而住进

了医院。加里最终还是去看他了，见面过程非常感人。他父亲表现得也非常好，自那以后，加里就经常去看望他。根据加里之前尚未得知的同父异母的妹妹的说法，加里的探望事实上促进了他父亲的治愈过程——正如它们对加里所起的作用一样。

去年我在分析治疗中见到加里的时候，他与妻子的关系紧张到了极点。她的酗酒问题变得非常严重，加里威胁说要跟她分居和离婚，除非她寻求帮助，而她后来也照做了。在这一段艰难时期，我感觉有一种深深的爱把加里和他妻子聚在了一起。在他妻子寻求帮助之后，他们似乎都很努力地在解决他们的问题，针对他们自己做工作。结果就是他们的婚姻关系也在不断稳固的过程当中。加里在他的舞蹈工作中也变得越来越有创意，对于在学术上而不是在表演上作为一名权威也感到更加自在了。

当我告诉加里我要搬往得克萨斯州的时候，他看起来很难过。然后，他谈了许多关于要成为一名舞蹈设计师/教师，而不是一名舞蹈表演家。就在我们的治疗要结束之前，他受伤了，正好需要他在职业生涯规划上做出如上改变。具体情况是，在工作中的一次反常事故中，他几乎把他的整个坐跟腱（女性的一面）给割穿了。对我而言，有趣的是在希腊神话中，阿基里斯全身只有脚后跟那一块是致命的，容易受到伤害，因为他母亲曾抓着他的脚后跟把他在斯提克斯河（冥河）里浸泡过以使他刀枪不入。加里已经证明了自己不是永生的；他在象征意义上曾经死亡，之后又重生了——同样，又是一个自我死亡与转化的例子。

加里否认因我的离开而感到愤怒或被遗弃。然而，他却说："从来都没有一个人曾伴我左右。"他因为我要离开而对我很生气，我自己也觉得这样做很不好，因为我知道他很容易受到伤害。我告诉他我很喜欢他，我会想念跟他一起工作的日子。在当时的情况下，我给他引荐了另一位荣格取向的治疗师。

我们最后一次见面的时候，加里已经见过那位治疗师了，并且对那位治疗师也颇有好感，加里给我讲了一个非常不可思议的梦。

> **梦**：他身处非常麻烦和危险的情境中，穿过一间满是冬眠的蛇的屋子，里面有一个非常罕见的原始大猩猩。加里试图离开，但是他却怎么也走不出那个房间的中心。他感到极度恐慌。然后，一个个子很高、年龄四十出头的黑人妇女跳到了房间的中心，安慰他。她笑着，带着他在那些蛇中穿行，又从大猩猩旁边走过，最后走出了那个房

转化抑郁

门。于是他觉得安全了。

根据荣格的观点，"蛇是一个被证实了的原型"，与转化和重生有关，是治愈的象征。[7]加里的最后一个梦似乎预示加里接下来的治疗会取得良好的效果。他能够召唤来一个强大的、具有治愈能力的阿尼玛形象来引导他穿过治愈之蛇的危险，从智慧的大猩猩身旁经过[8]，以使他能够继续他的自性化历程——他通向健康完满的旅途。

我来分享一段加里的五年随访：加里过得很好。他跟随另一个治疗师一起治疗了两年，目前与妻子彻底分居了。加里继续着他作为教师和舞蹈设计师的学术生涯，但是不再参与表演或行政工作了。有趣的是，他作为导师的角色已经扩大到包括他在暑假担任职业赛车指导员在内。加里转化了他的抑郁，忠实于自己的灵魂，成为了自己和他人的医生（就医生这个词真正的词源意义而言——在希腊语中是教师的意思）。他还继续着他的自性化之旅程，这是建立在发现其根源的基础之上的，由心灵的治愈力量推动着向前发展。

第八章　莎伦：内在女巫的死亡和创造性自我的诞生

> "我已反抗良久，最终还是妥协：旧的自我碎裂之时就是新的自我醒来之时。"
>
> ——歌德

莎伦患有自我毁灭性的抑郁和边缘性疾病，同时还有相关的自我缺陷。[1]很多时候，她都以一种拉锯似的方式在冲突的情感中迅速转换。接下来会探讨以下这些对比强烈的意象和主题：生/死、女性/男性、独立/依赖、母亲/父亲、火/水、希望/绝望、创造/毁灭、爱/恨、光明/黑暗、善/恶和日/月。

莎伦的个案揭示的是自我死亡与转化是如何促进一个心理受到严重困扰的人的自性化进程和治愈过程的。穿越的过程很艰辛，有时甚至充满坎坷动荡，但是希望和健康完满是莎伦这一艰辛历程的回报。

莎伦，26岁，刚刚进入研究生院学习，经一个距此遥远的州的一位治疗师介绍前来找我。她和丈夫在前一年里曾不定时地去看那位治疗师。他们已经与前任治疗师谈论过他们各自的个人抑郁状态和婚姻中的问题。

尽管莎伦非常抑郁，患有厌食症，有着扭曲的身体意象，但她报告说自己没有失眠症或自杀念头。在她跟我进行治疗的第一年中，她报名加入了一所一流大学的一个博士项目，因此与她父亲般的丈夫，一位大学教授，分隔两地。这一行动标志着莎伦独立的治愈之旅的痛苦开端。在我们治疗开始的时候，她打算按照家庭计划，学习与商务相关的领域。她意识到她不想这么做，这一领悟就是她自我死亡与转化的动力。

一、初始梦境：完美成瘾

莎伦第一次面谈的时候讲了一个两段式的梦，这个梦揭示出了她最严重的问题之一，完美成瘾。[2]事实上，这一成瘾源自她总体上的一种无价值感——治愈之旅地图中阶段一的一大症状（见表4—2）。

梦境一： 莎伦搬到了她前任治疗师名下的一间新公寓中。她从同样是由她前任治疗师拥有的旧公寓中搬走了，把整个旧公寓收拾得一尘不染，地板闪闪发光，冰箱门微微敞开。后来，当她偶遇自己的前任治疗师的时候，他告诉她，她得打扫旧公寓。这让她感觉很内疚。她的新公寓里满是书，尤其是平装小说。一个住在楼下大厅里的小男孩前来拜访；他不得不回家了，放下了手里正在读的书。他又回来了，很难过的样子，想要那本他看的书，但是她却不给他，并堵在门口。然后，男孩的妈妈来了，把书给拿走了，那是一本战争小说，她注意到那个男孩的妈妈看起来很悲伤。

梦境二： 莎伦开车前往市区的一家旅行社，这家旅行社位于一家冰淇淋店的上面。她在帮忙进行资金募集。场景转换为一段广播的声音，是一个托儿所的广告。"把你的孩子送到落基山巧克力工厂。"电台播音员说。又继续说，然后孩子就可以得到一个气球和一个冰激凌，还可以去看电影，并且，特价只要50美元，孩子就可以拥有一个司机和同伴：可以是护士，也可以是大学教授。

讨论这个梦的时候，莎伦首先关注的是她从一个公寓搬到另一个公寓的意象。她认为这个意象的意思是，尽管搬到一个新的公寓似乎意味着她生命中的一个变化，但是这两间公寓都属于她的前任治疗师，这个事实表明她需要解决的心理问题仍旧是过去困扰她的同样的心理问题。然而，她告诉我她有对自己的问题追根究底的动力，她想要，也需要深度分析治疗。

在谈论下一个梦境中关于平装小说的意象时，莎伦说她天性与她父亲相似，因为两人都很喜欢平装小说。在现实生活中，莎伦的外表非常男性化，她似乎与她的父亲有着很强的认同——或许反映了她父亲想要一个男孩的愿望。我把梦中的男孩理解为试图与悲伤的母亲疏远的阿尼姆斯形象；他想要的小说是一本战争小说，这一事实可能暗示着将来会有与母亲的战斗。

莎伦认为梦中的市区场地和资金募集有积极的一面，这可能与她对住在市中心的良好感觉以及她对权力和金钱的兴趣有关。然而，整体来说，她觉得自己非常脆弱，在开始研究生院生活的压力之下，即将崩溃。她认为梦中的托儿所、气球、冰激凌和电影与她的童年有着直接的联系。小时候，她得到了很多东西；但是它们都不能持续很久，并且是被冷冰冰地送给她的（由气球中封闭的空气和冰激凌的冰冷特征所象征）。她基本上都很冷淡，经常看着他人就好像他们是电影屏幕中的人物一样。莎伦说她的确感觉需要一个同伴——她丈夫或，也有可能，一个护士般的人——安慰她，因为她感到非常孤单，感到被遗弃了（阶段一中的关键感觉）。她承认，她丈夫过去常常像母亲和父亲一般照顾她。他会早上叫她起床，给她挑好衣服，帮她穿好，再喂她吃饭，然后给她打包午餐。

莎伦8岁的时候，她的父母留下她去欧洲了；因此，她试图通过过量服用阿司匹林自杀。关于她的自杀未遂，她没有告诉任何人，连照看她的保姆都没有告诉，这表明她当时感到多么疏离。相反，她解释说自己是因为患了轻微流感才会呕吐和昏昏欲睡的。

第一次面谈结束后，我对莎伦的印象是她情绪不稳定，她自己也知道这一点。她非常焦虑，也很抑郁——感到注意力减退、疏离、内疚、沮丧，自我意象非常差。我的病情诊断是：重度抑郁发作（急性）、心境障碍（抑郁性神经症，慢性）、饮食障碍（神经性厌食症），可能患有边缘型人格障碍（后来经心理测试得到证实）。

二、失败顽念和自杀状态

莎伦第二次来治疗的时候，她说她有一种挥之不去的恐惧感，害怕自己会在研究生院的学习中失败，不得不退学。她还透露了她在高中时期又曾两次尝试自杀，一次是过量服用阿司匹林，一次是割腕。在我们初次见面三年前，她又一次服用阿司匹林自杀，当时她正在与她的第一任丈夫办理离婚，她的第一任丈夫曾毒打她。离婚一年之后，她因抑郁去看了一位精神科医生，同时也去寻求支持，当时她正开始新工作，一份要求比较高的工作。然而，她后来没有再去看那位精神科医生，原因是他说她永远也不应该要孩子，因为她会像她母亲毁了她一样毁了自己的孩子。[3] 在那之后不久，她就与她的现任丈夫结婚了。

和我一起治疗一个月的时候，莎伦非常积极地谈论了她最近和她丈夫、她家人（母亲、父亲和唯一的一个兄弟姐妹——一个收养的妹妹）一起度过的一个假期。她还透露说她在我们第一次见面前一个星期堕胎了。我很震惊她居然隐瞒这一痛苦的信息如此之久。现在，莎伦决定谈论这个问题，表明她对我们治疗关系的信任有所增加。她对治疗的信心也在不断增强，她能够讲述她与丈夫（最近刚来看望过她）之间有性方面的障碍，她唯一能够达到高潮的方法就是自慰。此外，莎伦还讲述了一个梦，在梦中，她试图引诱某个精神科医生，但不知道是谁，他们睡在一起，但没有做爱。从这个梦中醒来后，她觉得很失望，因为她没有做爱。很明显，她对我的感觉开始变得热切起来，暗示着移情当中有一部分的情欲因素。

一个学期结束的时候，尽管她所有的研究生课程都得了 B（与她担心自己会搞砸一切事情有着显著区别），莎伦立刻就因为没有得到全 A 而严厉地谴责自己。她还质疑自己为什么会参加分析心理治疗，怀疑治疗是否对她有益。她还停留在疾病和治疗的坏消息阶段，试图解决她的个人冲突，一时接受我的帮助，一时又会阻抗我的帮助。

治疗进行到三个半月的时候，莎伦给我讲述了一个很长的梦，在这个梦中，她和丈夫想用一颗核弹炸毁他们住了很久的一间汽车旅馆。他们两人一起设计了一个非常复杂的从爆炸地点逃离的计划。她觉得他们可以坐车逃跑，可以确保安全。

关于这个梦，莎伦说："我得采取措施来远离死亡中心。"我感觉这个梦暗示着她和丈夫之间的关系即将崩溃，这可能会引发深度抑郁，有可能会引发自杀状态。我遇见过许多患者在经历自杀危机之前都曾梦到过核爆炸。

三、自画像：生命之火从死亡中心冒出

治疗进行到四个月的时候，莎伦的成绩开始下滑，但是她从她的同学那里得到了帮助。此时，她梦到她丈夫和父亲在强行入侵她的空间，使她无法学习。除了重度抑郁和失眠之外，她还因为厌食症而变瘦了，但是她还是认为自己太重了。我建议她画一幅自画像，她照做了（见图 8—1）。

值得注意的是，这幅自画像没有面部特征或第二性征，尽管它看起来更像是一个男人而不是女人。头部也非常小；事实上，她把这幅画称为"梨子上的针头"。一个没有特征的面部意味着同一性方面的问题——莎伦与她的真实自我分离了。她身体的左半边（女性的一面）被扭曲了，她的手和脚都没有发育好，脚是朝内的。与此相反，她的右半边身体（男性的一面）发育过头了，画得比左边强壮多了。在讨论这个梨子状的人物所显示出来的体重问题的时候，她说这一问题关系到脱离她母亲的控制，她母亲一直很操心要控制她的体重。

治疗进行到四个半月的时候，莎伦讲了一个让人非常痛心的梦，梦

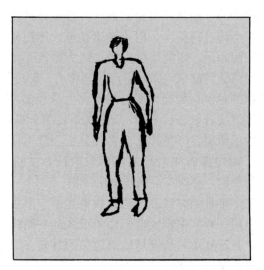

图 8—1 莎伦第一次的自画像

中，她发现她丈夫被斩首了，双腿自膝盖处被砍掉。她需要摆脱她的消极

父亲情结，这一父亲情结被转移到她丈夫身上了。在讨论这个梦的时候，她由自己联想到可怕的母亲和女巫母题，其承担了她丈夫被砍头和截肢的责任。因为这个梦描述的是她心灵的一部分被杀死，所以预兆着自我死亡的发生。

在莎伦告诉我这个砍头的梦的后一天，她打电话说她正在与割腕自杀的欲望作斗争。我的回应是帮助她注意她心灵的哪一部分是需要死亡的（即是需要被谈论和通过分析而消亡的）。我猜想是她消极的人格面具和自我，与她的阴影合谋，正在打算割伤她自己。从象征的意义来说，割伤自己这一反常的欲望，是与转化的血之谜相关的：月经、怀孕、生育和母乳喂养（母乳喂养时生命之血＝乳汁）。[4]

治疗进行到五个月的时候，莎伦还是感觉想要自杀，但是没有具体的计划。我引导她认识了自我死亡这一概念。她很快就领会了这一概念，赞同与她母亲和父亲认同的消极自我部分必须被象征性地杀死，如果她要成为她自己，继续她自己的生活和她自己的自性化进程。然后，她突然想起了最近做的一个梦，梦中她母亲打电话给她，说她将不久于人世。因此，早在她的意识思维之前，她的心灵就已经给她灌输了这一信息，即她的消极母亲内向投射即将死亡。

治疗进行到七个月的时候，莎伦开始回想不起来她做的梦了，所以我建议采用艺术治疗，可以让她重新与她的无意识建立联系。我让她自然而然地画出她的感受，不要掺杂任何有意的技巧。我解释说，她需要把自己放在一个 3 岁到 5 岁小孩的思维框架当中，画她所感，不用对其积极想象进行审查。

莎伦给她的第一幅彩绘画起的名字是"悬浮于两种状态之间"（见彩图 II）。一种状态是忧郁，其标志是一片乌云和蓝色的雨；另一种状态是定向的能量，表现为一棵长在图片左下角的男性之树，上面覆盖了蓝色的色调。莎伦称自己就是那棵树，但是事实上它看起来更像是一株向日葵，可以被理解为是男性（太阳）与女性（花）的结合体。然而，这棵植物只有一根微不足道的花枝或树杈，而花朵或树冠则生长过盛。她认为右下角的那个绿色容器是一个输卵管的末端，黄色花粉状的种子正从那里出来，因此，女性的潜能被清楚地表达了出来。画这幅图的那一天，她感到"内心空洞虚无"，就好像"什么东西不见了"。她没有与她的女性一面发生联系，无论是在身体上还是在心理上；因此，她很抑郁——事实上，她丢失了她的灵魂。[5]

莎伦的第二幅彩画（见彩图 VIII）取名为"我的抑郁"，描绘的是一个名叫第吉恩〔Djinn, genie（鬼怪）的词根〕的男性形象。画中人物脸上的表情可能是凶狠，也可能是害怕；在她的抑郁、愤怒和恐惧之下隐藏着强烈的混杂的情绪。她由这一愤怒、炽热、红紫相间的恶魔联想到她的父母，尤其是她的父亲。对我来说，无意识的愤怒（红）和愧疚（紫）的结合，再加上她现实生活中对父亲的依恋，暗示着一个深层的心理乱伦问题，而且强壮的右臂和拳头象征着与父亲的过度认同（右代表着男性一面），畸形的左手（女性一面）则象征着与她母亲的认同很弱。

接下来的那幅画（见彩图 IX）代表着走向了自我死亡与转化的另一步。莎伦创作了一幅关于自己的幻景，她于火焰中起身，同时又沉浸在大海之中，一幅在宇宙的子宫（原初物质）中转化与净化的景象。一个丁香花的拱门保护着她（她说她母亲种植丁香花）。就好像她的生命之火从死亡中心涌现一样。在海底，有五个黑色的小人从右往左移动，即从画中母亲的那一边往无意识那一边移动。五是图中人物的数量，它们的四肢都是向外伸展的，组成了一个五边形。五还代表着神圣的婚姻，因为它把女性（偶数二）和男性（奇数三）结合在了一起。莎伦以这一幅具有治疗作用的艺术作品，结束了自己第一年的学术生涯。她放弃了她男性主导的自我意象中的一些消极部分，为了服务于积极的自我而退行，符合阶段一的特征。

　　夏天的时候，莎伦和丈夫住在他们在落基山的牧场里，牧场里饲养着她非常喜欢的马。在这一环境当中，她能够变得放松。当她得知她所有的期末考试都取得了好成绩的时候，她意识到事实上她是一个聪明又能干的人。她回来治疗的时候，更喜欢自己了，觉得自己有头脑，并且更加机智了。这一经历正是在进入分析治疗更深层阶段之前强化其自我和自我感觉所必需的。她丈夫现在陪在她身边，筹划着停教休假一年，但是她觉得不用再那么依赖他了。她增强的自主权（还有羞耻和怀疑）的另一个标志就是，这个夏天她没有记录任何梦，也没有创作任何具有治疗作用的艺术作品，尽管我要求她那么做。

　　莎伦画了两幅画（没有在此展示），标志着她第二年的治疗的开始。第一幅画暗示她又开始觉得抑郁了。这幅画画的是一栋阁楼上装有红色窗户的蓝房子。一个假小子似的少女（代表着她自己）正从一楼的窗户处往外看。房子的黄色前门紧闭。莎伦感觉陷入了一个僵化、抑郁的母亲结构当中，但是她认同为她的父亲（她消极的阿尼姆斯形象）。阁楼上的红色窗户代表着生气和愤怒，她能在头部感受到这种怒火，认为她的慢性头疼就是由它所引起的。黄色的门（还有图中的黄色太阳）对她而言似乎象征着希望。尽管如此，莎伦承认自己感觉想自杀。我将这一感觉重新定义为想杀死自我，我们讨论了她的自我同一性中的青春期少年部分为什么仍然需要死亡。她心灵中这部分的死亡在第二幅画中得到了体现。这幅画包含一个她称为"血泪"的意象。这一意象又包含有另一个意象：一个指向无意识的逆时针螺旋。螺旋意味着抑郁，一个逆时针螺旋则暗示着某种邪恶的事情可能发生了。血泪则把这一解释变得更加令人生畏。

四、修正自我：自我死亡与超越

　　在与丈夫、父母和妹妹度了一个长假之后，莎伦看起来与以前不一样了：更柔和，更像一个女人了。她说她与母亲和妹妹的关系有所好转：她能够更加有效地与她们沟通，感觉与她们的联系也更紧密了。这一变化表现在她的第二幅自画像中（见图8—2；可与图8—1相对比）。在这幅画中，可以看出她的女性面部特征和第二性征，包括乳房。然而，她身体的右侧（男性）仍然看起来比左侧（女性）强壮一些；例如，右胳膊更长，发育得也更好一些。

转化抑郁

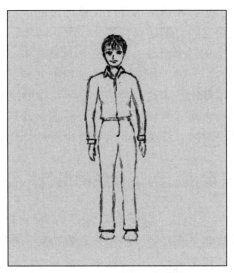

图 8—2 莎伦第二次的自画像

莎伦画了这幅自画像之后不久，她母亲就不再给她打电话了。值得注意的是，她做的下面这个梦预示了这一结果。

梦：她母亲在一次飞机失事中去世了。她父亲平安回来，把他们所有的财产做了一番整理，给了莎伦一件他母亲（莎伦祖母）的老式礼服，这件礼服配有镶宝石的紧身胸衣。然后她父亲就离开上了一架飞机。莎伦知道这架飞机注定是要坠毁的，她父亲也知道；但是他们两个人都认为这样最好。

这个梦暗示着莎伦正在接近疾病和治疗阶段一的尾声。这个梦把她的消极父母情结描述为死亡或濒临死亡，还包含一个她收到了来自她父亲，间接地，来自他母亲的一件礼物的意象。父亲对莎伦母亲般的关怀，导致她通过父亲的阿尼玛（与他的母亲有关），发展了一定程度的女性的身份认同。

莎伦再一次感觉自己有自杀倾向了，想从她六层公寓的窗户那里跳下去。我们的面谈次数开始变得更加频繁。我也更多地谈论了自我死亡——以她的梦为线索。例如，在我上面复述的那个梦中，当飞机坠毁的时候她父母正在度假；然后，她父亲在即将死亡之前回来做了一番了结。我提醒她，她 8 岁时的第一次自杀未遂就发生在她父母外出度假期间。然而，现在她并没有把这一想法付诸行动，而是在梦中采取了措施。我在帮助她为她目前所经受的痛苦想法和情绪构建一个象征性的逻辑，以便她能以一种象征性的方式来应对它们，即通过自我死亡而不是自杀。

莎伦的婚姻似乎在一个健康、平等主义的关系和一个冲突不断的关系之间摇摆，深深陷入了一种象征意义上的乱伦的父亲—女儿情结，其结果便是激烈的斗争。当莎伦陷入这种情结的时候，她的反应就好像是一个青少年，想要离家出走来建立她自己的独立。在这一背景下，莎伦谈到了临时分居。也有在某些时候，有时甚至达几周的亲密和治愈的友好关系。

五、死亡—重生：为了自性的退行

治疗进行了 18 个月之后，莎伦退行到了一个抑郁和愤怒的阶段，她把她的抑郁和愤怒移情到了我身上。她很不高兴，并且满含敌意，因为在分析治疗中她没有见到任何进步——或希望。再一次，她又有了从她公寓的窗户跳楼自杀这一可怕的想法。如往常一样，我不停地把她的思维带回到自我死亡这一概念上，我们深入地探讨了什么是必须要死掉的。后来，她小声地并含糊地答应了继续分析治疗。

根据荣格的观点，要想快速地走出这一事态严峻的抑郁阶段，患者需要一个统合意识和无意识内容而出现的超越幻景。[6]莎伦在下一幅画中就创作了这样的意象，是一个母性的咬尾蛇形状（见彩图 III）。诺伊曼认为：

> 咬尾蛇是一个"大圆环"，在这一圆环中，积极与消极、男性与女性、意识元素、与意识相对的元素和无意识元素融合在一起。从这个意义上来看，咬尾蛇也是关于一种状态的象征，在这种状态下，混乱、无意识和心灵作为一个整体，是没有被分化的——同时，自我体验到这一状态时，就是处于边缘状态。[7]

这幅画中光的细微渐变赋予了整个构图一种明亮色彩，与咬尾蛇的可怕意象相映衬。环绕着咬尾蛇的那圈光环隐隐照亮了咬尾蛇所悬浮其中的黑暗；莎伦把这一光环称为精神。在咬尾蛇内部，就是莎伦称为子宫的地方，其正中心有一个代表着她的胚胎（作为一片光明之中的一个黑点几乎是看不见的）。她继续说，胚胎以血红的愤怒为食，而这正是血液丰富的胎盘的颜色。莎伦就这幅充满力量、引人注目的作品做出了总结："我在孕育自己。"它象征着一个新的自我—自性从一个治愈的母体中诞生了。我认为咬尾蛇很明显就是诺伊曼所谓的大母神。它代表的是一些前进的脚

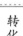

步退回到了莎伦治疗中的未来，再一次使她投入"为了自性而退行"的分析治疗过程当中。

　　莎伦的下一幅画也同样富有深意（见图8—3），描绘的是一个经典的雌雄同体或双性人形象，这个人物有着非写实的乳房和阴茎，是心理整合的一个关键象征。此外，三原色都被融入了这幅画的设计当中：这个人物的头部是黄色的（莎伦由这一颜色联想到爱和明晰），外部那个像咬尾蛇的圆环是蓝色的（女性），内部的咬尾蛇状圆环是红色的（男性）。作为最终统合的一笔，两个圆环之间的那个三角形代表着结合体。莎伦的这一积极想象的艺术作品的超越功能在她当时的夜晚生活中明显地表现了出来。在画这幅画之前，莎伦梦到她把一个男人的阴茎给咬掉了，那个男人有点像希腊神话中的神。然而，随着梦的继续发展，她又把阴茎给他缝上了。然后，它就愈合了，暗示着她的确想与这位神结合［这让我想起了伊希斯（Isis）把奥西里斯（Osiris）失去的阴茎给复原了，然后又跟他结合的故事］。在画完这幅画之后，她同她丈夫做爱第一次有了性高潮。

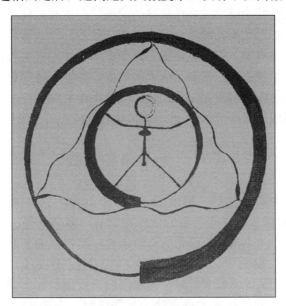

图8—3　雌雄同体

　　然而，分析治疗的过程并不平坦。治疗进行到19个月的时候，莎伦说："我感觉很空虚，就像是个两岁的孩子一样。"她然后回想起她母亲说的话："在你学会说话之前简直是糟糕极了。"莎伦补充说，她是在愤怒之中被抚养长大的，并称她母亲非常冷淡，说话唠唠叨叨，铁石心肠。她然后就画下了被这样一个无情的人养大的感受（没有在这里展示）。[8] "大母神的眼睛"画的是一个逆时针旋转的螺旋（即，旋转进入无意识，就像她之前"血泪"那幅画一样）。[9] 把这幅画的消极色彩进一步扩大的是她对它评论；即，一个壮实的蹒跚学步的小孩正在杀死母亲的邪恶之眼［eye，可以理解为拉丁语中消极的我（I）或自我（ego）的同形同音异义词］。换而言之，这幅画涉及她消极的母亲情结，莎伦称之为"美杜莎"。她补充说："一定要砍掉她的头。"画中两岁大的小孩正挥舞着一把斧子，把它举到了美杜莎的脖子上。在希腊神话中，当美杜莎的头被砍掉的时候，从她那被斩断的颈部冒出了飞马珀伽索斯（灵感之马）和巨人克律萨俄耳（他有一把金剑）。

　　一个月之后，莎伦的情况明显恶化。她开始酗酒，并且比往常喝的都多，她的抑郁也加深了，她开始觉得生命毫无意义。她有一门考试没及格，这对她而言是非常罕见的，因而使她感觉更像是一个失败者了。用象征的语言来说，莎伦感觉就好像是她的消极阴影正在取代她的意识自我同一性。让她更加感到不安的是，她丈夫的一年停学休假即将结束，他不久就将离开。在我看来，很明显，她丈夫即将离去和即将失去他的支持（尽管有点矛盾）给她的内心带来了极大的焦虑，加剧了她的抑郁。她的反应超乎了正常的与配偶离去相关的悲伤。它似乎还关联着一个更大、更深层的丧失（她消极的父亲情结），这一丧失也在这同一时刻发生了。

六、死亡之女巫对应于圣母和圣婴

　　莎伦的丈夫离开之后，她画了"俄罗斯套娃"这幅画（没有展示出来）。她父亲的母亲有一套古老的俄罗斯套娃，那套玩偶里面又套了通常是三个或四个小一点玩偶。莎伦的母亲想要一套类似的套娃，但一直都没有找到。在莎伦的画中，外层的那个玩偶的特征是安详、被动、昏昏欲睡。它的双臂交叉，看起来就好像是封闭的、被保护起来的，还让人想起了关于死亡和阴间的埃及象征。这个玩偶里面（在画中事实上是在它旁边，就好像是外面的玩偶已经被打开了一样）还有一个小一些的玩偶，这个小玩偶可以理解成代表着莎伦的消极母亲情结。

　　小一些的玩偶是一个女巫似的人物在杀一条蛇。莎伦告诉我说最开始她画的是女巫杀一个婴儿。这让她谈起了她所经历的三次人工流产和三次自然流产；她开始为这六个牺牲了的孩子哭泣。与数字六相对应的是画中还有一个六角星形，意思是适应，尽管她对此一无所知。她继续说她对女巫形象的第一次修改，把婴儿换成了一个头颅，死亡的象征。非常值得注意的是，她最初画的是一个婴儿（生命的象征），然后是一个头颅（死亡的象征），最后是一条蛇（死亡与重生和治愈的象征）。莎伦感觉她内心的女巫，或消极母亲情结必须死去。我们再次谈到了自我死亡，以及她自我同一性中的这一部分必须被象征性地杀死这一观点。

不幸的是，这时我的休假时间到了，这会加剧她被拒绝的感受。然而，莎伦当时愿意向我表达她对我的愤怒和她对治疗过程的不满，这一点让我感到备受鼓舞。之前我怀疑她有这些感受，我很高兴她在我休假离开之前把这些怒气发泄出来。

当我回来的时候，莎伦明确地说，在我走的这段时间里，她感觉被遗弃了。她谈到了自杀，和自杀的两种方式，一是割腕，二是撞车。很明显，她再一次退行到了阶段一的心理状态。尽管看起来很健康，也更加女性化了，她还是抱怨自己有慢性头疼和恶心。然而，与此相矛盾的是，她非常好地利用了没有治疗的这段时间，她报名参加了芭蕾和有氧运动班：一种将其毁灭力量朝建设性方向转变的良好途径。

很快，莎伦就给我展示了两幅积极想象的作品。第一幅画的是一个代表着她的小人骑着一匹体型巨大强健的黑马（见图8—4），似乎她在努力控制住她强烈的本能力量。黑马很多时候都是象征性地与死亡联系在一起的。莎伦称这匹马是母马，荣格称黑马是我们内心的母亲象征，他认为这与直觉理解力相关。[10]

另一幅的名字是"我的花园"，用莎伦的话来说，画的是一个雌性血百合的恐怖意象（见图8—5）。百合花右边的悬崖上，有两个戴着金戒指的人，代表着男性与女性的结合；因此，我看得出来她心灵中两个同一性之间的冲突，一个是消极的女性同一性，另一个是在男性与女性元素之间有着更好平衡的同一性。

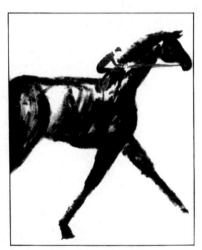

图8—4 骑着黑马

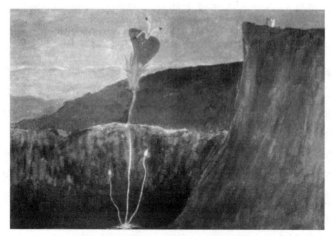

图 8—5 "我的花园"

　　莎伦在学校依旧出现了问题，她开始退缩，不与他人打交道，喝更多的酒；她陷入了自我伤害和自暴自弃的行为当中。在这一情境下，她画了一幅一个女人被强奸的画（见图 8—6）。通过这幅画，莎伦表达的是一个针对她自己的心理暴力的象征行为的意象，也包含了一些不可避免的转化元素。在这幅画中，一个黑人女性形象——莎伦称之为美洲印第安人，正平躺着，用莎伦的话来说，"两端都被拧紧了"。这是强奸的消极部分：一

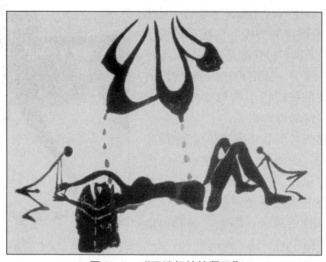

图 8—6 "两端都被拧紧了"

种极端的无助感、绝望感和痛苦。然而，悬挂在这个女人上方的是三个乳房和一个阴茎（一种阴茎似的乳房），给她提供不同形式的帮助。从第一个乳房中流出的乳汁直接流到了她的额头上；莎伦说她感觉自己受到了这一爱的液体的滋养，被它赋予了生命，说它正在释放，并说她感觉它的抚摸会减轻她头痛。从第二个乳房中流出来的是血，她被迫喝流出来的血，因为她被强奸她的人按住不能动弹。血象征着最重要的复原力量；因此，她喝血这一事实具有治愈意义。第三个乳房滴出的是紫色的乳汁，直接滴到了她的腹部，暗示着她的生育中心正在积极地为她失去那六个从未诞生的孩子进行哀悼。从阴茎—乳房流出来的是一种黄色类似精液的液体，滴在了她的阴部：一种源自她的积极阿尼姆斯的激发生命的解决方式。这个意象还汇聚了强奸幻想，在象征层面上，是有助于自性化进程的。[11]

　　莎伦的下一幅画（见图 8—7）聚焦于她父亲。假定莎伦有心理乱伦的问题，那么这幅画就是之前关于强奸的画的一个符合逻辑的发展。它描绘的是一个蹲着的人，她说最开始是一只狐狸，后来又变成了她父亲。它的头是红色的，身体一半白，一半黑，一根脐带连着一个小小的羊膜囊。小小的红色魔鬼试图把羊膜囊给扯开。莎伦担心如果魔鬼成功了，她就会崩溃，即，失去她的保护壳，她的男性人格面具和与她父亲的认同。她还对她父亲非常生气，她气得非常厉害，开始大哭。鉴于莎伦的反应，我推断在这幅画中，她在直面她的虚假自我，或消极的自我意象和人格面具。

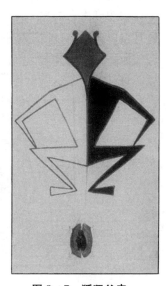

图 8—7　狐狸父亲

　　似乎是在朝向重生，朝着接受她自己的女性身份的方向努力，莎伦的下一幅画（见彩图 X）是一幅非常温馨、积极肯定的圣母与圣婴的作品。褐色神圣的圣母形象代表着神圣的大地母亲。圣婴指向的是转化，这幅画中光与暗的基调都如此明亮（对比她母性咬尾蛇的那幅画，见彩图 III），这一事实也表明了转化。莎伦很明显开始把自己视为一个重生的女人了——她真实自我的母亲。

　　莎伦下一幅画的名字是"大狼"（见彩图 XI），同样是一幅有力之作，但是基调却完全相反，表明她正在接近自我死亡边缘的地方徘徊：一场激烈的生死之冲突。她认为画中这个明显很凶狠好斗的狼的意象代表着她消极的阿尼姆斯、消极的阴影和吞噬的母亲原型；她意识到她必须把这头大狼的能量化为己用，因为她感觉这头狼渴望也需要被他人所爱。

这幅画完成之后不久，莎伦再一次谈到了想自杀，同样，我又使她从自杀转变为自我死亡。我突出强调了她的优点：她是一个聪明又能干的人，我建议她就她之前完成的那幅圣母与圣婴画做冥想（参照彩图 X）。在这次面谈结束的时候，我给了她一个拥抱——一件我几乎不怎么做的事，但是在当时的情况下，我感觉这个拥抱会起到修复作用。象征意义上，它表明她正处在治疗的母性容器当中。

莎伦接下来的这幅画（见图 8—8）再次表明了向重生的方向而迈出的步伐。它是一个刚出生的女婴，睡在绿色松树枝上（一个富有意义的象征，联想到生命之树——松树枝曾帮助传奇英雄埃涅阿斯成功穿越地狱，使其得以幸存）。环绕着婴儿和松树枝的是一个蓝色的如鸡蛋或羊膜囊般的构造。这一温和又美丽的意象似乎与她九个月前画的那幅柔和的、精修过的自画像以及人的妊娠期之间，存在着某种特殊的共时性。

转化抑郁

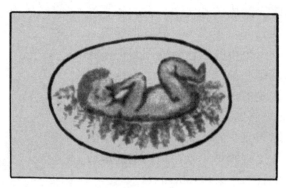

图 8—8　女婴

紧接着的下一幅画（见图 8—9）标志着一个完全相反的基调，继续着莎伦的边缘型状态，即在自我死亡之前又突然直转急下的状态。它描绘的是一个身着黑色的邪恶女人站在一个黑布蒙盖的灵柩台边的画面。对莎伦而言，这个人物就是内在的女巫；她左手的匕首杀死了婴儿，右手握着三根枯死的松树枝。在面谈中，我们讨论了这幅画、她感到很伤心、很沮丧。除了为她母亲给她造成的伤害而悲伤之外，莎伦似乎还在哀悼她死去的六个孩子。

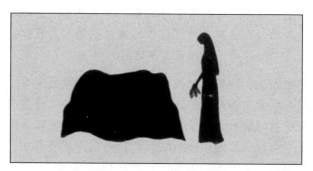

图 8—9　"杀手女巫"

从内在女巫的死亡之中诞生的是创造性自我的重生，正如她下一幅画（见彩图 XII）中所暗示的那样。"向日葵/月光花"与莎伦的第一幅向日葵（参照彩图 II）形成了鲜明的对比。这幅画画的是对立面的统一：太阳（男性）与月亮（女性）。莎伦说边界的黑色和延续下来的花茎的黑色代表的是从死亡、绝望和悲伤的黑暗之中获得的成长。花茎上的紫色象征着哀痛与权力（确切地说，王权）。花朵外围有两个大的同心圆：一个是外层的银色圆，莎伦由此联想到月亮和女性；一个是内层的黄色圆，莎伦想到了太阳和男性。因此，这幅画不止描绘了从黑暗之中获得的成长，还描绘了从黑暗中诞生的光明。在这些圆和这幅画的正中心是一个红色的形状，莎伦由此联想到了一只手和一颗心脏，这个红色形状与那朵花本身连接在一起，她认为那朵花是一只天堂之鸟。手意味着权力和力量，心意味着爱和宽容。至于这幅画作为一个整体，莎伦感觉它象征着"目标、功能和创造力"。面谈结束的时候，莎伦说她爱自己——一个非常感人又具有个人特色的宣言。

事实上，莎伦在她生活的多个方面都表现良好。她结交了一些好友，包括一个关系非常亲密的闺蜜，这对她来说是第一次。她在学校的第二学年也取得了很好的成绩；在完成了她的毕业论文后，莎伦获得了硕士学位——一项货真价实的成就。她还感觉自己在扮演妻子这一角色方面也好多了，尽管当她从一个依赖性强的女儿变成了一个独立自信的婚姻伴侣之后，她丈夫（没有参与治疗）开始谈论说想跟她分居。

莎伦那时讲述了一个梦，这个梦也包含着同样的情感。

梦：她在一个乡下的旅馆里，看到一只蓝色的蝴蝶变成了绿色的蝴蝶。然后,她和我开始了一段漫长、缓慢的做爱过程,从温柔抚摸到激情四射。在描述这一场景的时候,非常重要的是她注意到了我们是两个平等的人,她并不觉得自己的身体很糟糕。在梦中,她很不高兴,因为我怕她怀孕,所以在高潮之前就停下来了。

对梦中的意象进行联想的时候,莎伦说她很喜欢那间乡下旅馆(甚至称它为蝶蛹!),说她认为蓝色的蝴蝶代表着无意识的女性成分,绿色的蝴蝶代表着意识的女性成分。关于与我做爱的那部分,她认为这与她觉得我不错有关,还与爱她自己的积极阿尼姆斯和内在治愈者有关。这个梦和蝴蝶的象征让我感到备受鼓舞。似乎莎伦现在可以看到——或展望到——她的灵魂了。心灵在希腊语中既有灵魂也有蝴蝶的意思;此外,蝴蝶是精神转化的一个经典象征。就在这一次面谈即将结束的时候,她想起了这个梦之后的一个梦,梦中她生了一个男婴——一个新的积极的阿尼姆斯的心灵重生象征。这次面谈之后,她打电话给她丈夫,告诉他她想永久地与他分居。

刚给她丈夫打完电话,莎伦就创作了一幅题为"我作为一个女人"的画(见图8—10)。这幅画画的是一个女人在一片乌云的笼罩下趴在地上,处于一种压抑、悲伤和虔诚地行屈膝礼的状态中。她说这表示了她对女性之神的崇敬;当她在跟我谈论这幅画的时候,她哭了。尽管她之前有过接近自我死亡的经历,但却是在治疗的这一时刻她才真正实施了自我死亡,经历了象征性的死亡。作为一名研究生和一个父亲般人物的妻子,与此相关的人格面具角色、自我意象和自我同一性都崩塌了,她陷入了一种全然无序的混乱状态。她不得不正式请假休学。

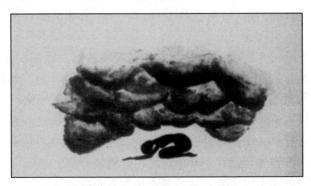

图8—10 "我作为一个女人"

七、自我死亡、心灵的十字架之难和濒临自杀

莎伦此刻的自我死亡代表着从疾病和分析心理治疗的阶段一到阶段二的全面转变。通常，患者在这一转型期间会产生恐惧、痛苦和失控感。这对重度抑郁和有自杀倾向的个体来说是一段非常关键且具有很大的潜在危险的时期；因此，他们强烈需要被容纳和安放在他们进行分析治疗的容器当中，需要从治疗师那里借取一些积极的自我。这并非总是治疗中最艰难的时刻；但是对莎伦来说，它就是最艰难的时刻。

就是在这一背景下，莎伦打电话给我说她正拿着一把刀躺在浴缸里（象征意义是，沉浸在生命与死亡之水当中），她已经划伤了她的左手腕和左胳膊肘的内侧。在确定她的自杀状况不是那么严重之后，我让她把她的感受画下来，第二天来见我。她拿来了一幅非常恐怖的画，画的是她自己被钉在了一个红色的十字架上（见图8—11）。她在流血，被钉在了她消极的父亲和母亲情结交汇的十字架上。她讲述说，在现实生活中，她濒临自残。尽管在这个地方她没有什么亲人，但是她有来自一个邻居和其他一些朋友的社会支持。在这艰难的时刻，我每天都跟她见面，并让她一旦感到绝望就可以随时拜访我。一想到十字架上的牺牲是宣告重生的自我死亡的经典意象，我感到还有一线希望。

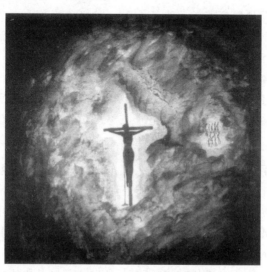

图8—11　钉在十字架上

莎伦的下一幅画是两天之后画的，名字是"两个女人"（见图 8—12）。左边的那个女人身体健康，神态安详——代表的是莎伦新的自我—自性轴——并且，她给右边那个屡弱奄奄一息的女人献出了一颗心，莎伦认为心是与爱和力量相关的。莎伦由右边那个厌食、贫困和自我毁灭的人物，联想到她自身想有人来爱、来扶持却又不敢这么做的那一部分。似乎莎伦已经通过十字架之难，把她的自我献给了一个更高层的力量——自性，也因此得到了转化，创造了一个全新的关于她自己的意象。

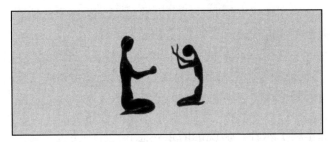

图 8—12 "两个女人"

但是第二天晚上莎伦做了一个不祥的梦。

梦：她住在一个寄宿公寓中，里面挤满了二十出头的青年男女（很明显她退行了）。她有一个情人，她在感情上非常依恋他。他们在这栋建筑一楼的一个大坑道里。一些旧的板子搭在其中的一个露天管道上，他猛地把那些板子给扯走了，空留她悬立于一个若隐若现的深坑上方。就在她卡在那个漆黑险恶的深渊上方中间，靠在一堵墙上寻求支撑，深知自己很快就要掉下去的时候，在场的每一个人，包括她的情人，都在笑话她、嘲弄她。莎伦高喊着寻求帮助，呼唤她的情人重新把板子放上去，但是却毫无用处。看来她必须从这条管道上走过去，抵达安全的地方，就像她情人那样，但是她知道自己最近的平衡感很不好。

莎伦醒来后非常害怕。之后不久，她就打电话到了我家里，说她在自己左胳膊表皮上划了一道口子，说她感到心神不宁，毫无希望。我跟她商量进行住院治疗。她不答应，说有我在一旁协助，她是可以做到的，否则，在极其严重的危机发生的时候，她自己会去看精神科急诊。

我第二天看到她的时候，她说自己有时候想要放弃，但是却依然坚持活了下来。我一直都会把她的自杀说法重新界定为自我死亡，谈论其实是哪一部分需要死亡。我再一次跟她商量去精神科进行住院治疗，但是她不愿意主动去住院治疗，于是我选择不违背她的意愿强迫她住院。我再一次强调，如果她感到自己不能控制局面可以随时给我打电话。

莎伦随后的这幅画（没有在此展示）是第二天带过来的，画的是一个愤怒尖叫的女人。莎伦说这幅画的创作想法源于上一个梦中她高喊着寻求他人的帮助。她还说这个女人就是她自己。考虑到这是她的虚假自我，我回答道："不，这个女人只是你的一部分。"她然后变得异常生气，跟我说她不想继续分析治疗了（我并没有认识到这是她想放弃生命的另一个征兆）。在跟她长谈之后，她同意继续治疗，我们计划第二天再谈论这个话题。

我现在意识到我犯错了，莎伦的呼救，是在呼喊让我来掌控局面。回顾过去，我应当强迫她住院治疗的。她回家之后，下手割了自己的左臂弯，又尖声大叫。一个邻居听见了她的叫声，破门而入，把她载到了急诊室，她在那里缝了六针。傍晚的时候，急诊室的一个医生给我打了电话，莎伦那时被强制送入了精神科病房。当时她生命中没有足够的自我力量和社会支持，需要医院的容纳和医院这个避难所。

在住院治疗之前，莎伦曾陷入了一种未分化的无意识状态，经历了象征性的死亡。她消极的自我同一性，她贫困、饥饿和死亡导向的那一部分，与她毁灭性的母亲和父亲情结的残余以及她的邪恶阴影合谋，几乎把她拉入了自杀那地狱般的深渊当中。

在精神科只待了一天，莎伦就签了一个自愿入院表，正如有自杀倾向的患者在被强制入院后经常采取的措施一样：在一个安全的环境中事实上是有助于康复的。在她住院的那八天里，我每天都去探望她。住院住到一半的时候，她决定要全身心地投入分析治疗当中，并且决定要以成人的方式来与丈夫打交道。

莎伦和丈夫一起离开医院去她父母家过感恩节。回来后，她讲述了在父母家度过的时光，总体而言比较积极，但却是有些退行的。她说他们很支持她，她称这一整个经历就好像是又爬回了子宫内部——这是她自我死亡后康复阶段的延续。在她住院的时候，她服用了强安定药三氟拉嗪，出院后她也继续服用这个药。医院的心理测试表明她的智商非常高（处于优秀和天才之间），重度抑郁，处于边缘状态，自杀风险非常高。

我和莎伦在感恩节后的第一次面谈，重点探讨死还是不死这个问题。我们谈到了自我死亡的概念，她也同意再把她心灵中那些更多的消极方面通过分析直至消亡，以支持更多积极方面的重生。就在此时，她表明她以希望为生，为希望而生。

　　莎伦的下一幅画（见图8—13）命名为"必须咬紧牙关度过"，画的是一个处于过渡期的动物，看起来既像狼又像狗或马，对她而言，这意味着这个动物是可以被驯服的。总之，这个动物除了它的牙齿外其他部分看起来都不凶悍。就其眼睛和头的上半部分来说，它看起来还是很温和的，这幅画本身看起来还是有一线希望的。我有点好奇的是在治疗的这个时刻，她把她已经做了好几年的驯马工作与分析治疗工作进行比较。她说这两者都需要耐心，两种活动都有大量的重复过程。莎伦决定退出她那个消极的、男性主导、竞争激烈的博士项目。她觉得她自我同一性中的这一部分必须死亡，通过这一终极行为，它也的确死亡了。她接下来的梦境涉及积极的阿尼姆斯形象——一个日益繁盛的花园，和扎根于大地并且与新的阿尼姆斯人物相爱的女性人物。

转
化
抑
郁

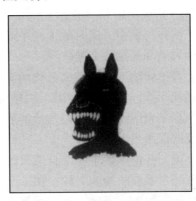

图8—13　"必须咬紧牙关渡过"

　　莎伦接下来的这幅画在上一幅画之后不久就创作完成了，指的是她心灵中进行的驯化过程（见图8—14）。画的右边是一个金黄色的裸体女人，我认为她代表着莎伦新的脚踏实地的那部分：一个自我—自性的联结。这个人物有一个浅灰色的影子（现在莎伦正在表现并接受她自己合理的——而不是可怕的——阴影）。画的左侧是一个深灰色的裸体女人，看起来好像是在试图拥抱金黄色的女人。莎伦说这个深灰色的女人是一个女巫；然而，她补充说，因为这个女人是灰的而不是黑的，所以"不是一个杀手女巫"。根据莎伦的观点，这个深灰色的女人又胖又丑，她正在试图挖出金黄色女人的双眼。换而言之，消极的母亲在谋求她的远见（洞察力），但是她并没有成功地令她失去双眼。最有趣的是，在这两个女人中间有一个小小的、黑色的消极自我人物，莎伦说它代表着她几乎消失的博士身份。

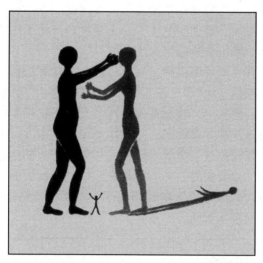

图 8—14 驯化过程

　　当治疗进行到两年零三个月的时候，莎伦发现自己变得越来越容易悲伤和抑郁了。我需要重点强调，她失去了之前的自我中相当多的部分；尽管她失去的只是消极的自我，但它还是一个需要被哀悼的重大丧失。这一时期，我选择用心理支持、分析治疗和抗抑郁剂曲唑酮来对她进行治疗，部分是为了治疗她日益加重的抑郁（导致她出现了精神不振、厌食和严重失眠症状），部分是为了取代她自己选择的治疗方式，即越来越多地酗酒。

　　在这段时期，莎伦做了一个与我做爱的梦，这可以理解为是与她的积极阿尼姆斯和治愈者原型进行了心灵沟通。她正在考虑新的职业，范围从记者或编辑工作延伸到心理健康行业中的某一种职业。当我的休假时间到来的时候，我给了她我将要去的地方的电话，让她无论何时变得沮丧和/或绝望都可以给我打电话。

　　我休假的一天晚上，莎伦打电话给我，听口气像是喝醉了，说要自杀。她丈夫刚刚把离婚文件送达给她。意识到此处的进展模式同之前的那次自杀未遂类似，我不想再冒任何风险了。我告诉她有电话打进来了，我一会儿再打给她。利用这一间隔时间，我打电话给当地警方，告诉他们把她接走。然后又打电话给医院，让他们强制她入院治疗，除非她自愿答应住院。之后我又给她打电话，如我所料，警察破门而入把她送到了医院，在那里她被强制住院治疗。这是她之前危机的翻版，但是却没有那么严重，因为她还没有企图自杀，她寻求了帮助。我打电话给我的一个同事，在我回去之前由他充当精神科主治医生。像之前一样，莎伦在住院第二天签了一份自愿入院表。她在医院住了一个星期，接受了三氟拉嗪和曲唑酮治疗。出院之后，她也继续服用这些药物。

住院期间，莎伦画了两幅画，一幅起名为"囚笼之中"（见图 8—15），另一幅起名为"熊熊怒火"（见图 8—16）。"囚笼之中"画的是一个困在蓝色牢笼中的女人。事实上，看起来似乎这个女人能很轻易地把那些铁栅栏给折弯，然后逃走。在"熊熊怒火"这幅画中，一个女人被一条顺时针盘旋的蛇包围了。莎伦称这个螺旋为源自一切毁灭怒火的治愈力量。除了这些画，她还谈到了想要成为一名心理学家，谈到了她做的一个梦，梦中她被临床心理学方向的两个博士项目招收了。母亲很支持莎伦的最新志向，但是她父亲和丈夫都不赞同。

转化抑郁

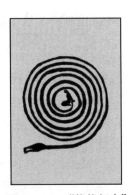

图 8—15　"囚笼之中"　　　　图 8—16　"熊熊怒火"

八、内在女巫的死亡和创造性自我的诞生

分析治疗到现在已经进行了两年半了，莎伦开始从更积极的方面来谈论她的治疗和她与我的关系。

这一时期，莎伦创作出了一幅积极想象的作品，画的是一个金黄色的女人把一个蓝色的器皿交给一个黑人女性（见彩图 XIII）。这两个女人的上方是一个紫红色的光环。莎伦认为，这个器皿里装的是苦难：那个黑人女性必须得一饮而尽，但是她不愿意喝。莎伦由蓝色联想到女性，还联想到了忧郁。她认为黑人女性与阴阳原则中的阴有关。这一健康的女性人物

是由之前莎伦画的几个黑人形象演变而来的，包括杀手女巫、被强奸的美洲印第安黑人女性和一个需要心的厌食的黑人女性！莎伦觉得紫红色的光环代表着神圣、王权、整体和积极与消极（善与恶）的内在结合。我的观点是光环象征着自性和它的超越功能：就这幅画而言，它统合了黑人女性形象（转化了的消极阴影）与金黄色的女性形象（一个新的自我—自性同一性，与女神一样的阿尼玛原型即灵魂相关）。

这次面谈过后，莎伦去看望了她的父母，他们说她看起来比以往任何时候都坚定自信。莎伦现在处于阶段三，有很清晰的自我—自性联结，这可通过与目标和关系相关的新的创造性行为体现出来。这一时期，在父母家（即一个充满力量的立足点），她让自己的律师着手处理离婚事件。莎伦然后梦到她丈夫死了。她开始领悟，其实是投射在她丈夫身上的消极父亲情结和消极阿尼姆斯死了。确切来说，这一投射通过分析而消亡了。

之后不久，莎伦做了一个梦，梦到一条邪恶的蛇从她丈夫的阴茎那里钻了出来，她决定画一个这个梦的改动版（见图8—17）。这幅画中，莎伦在与治愈能量（由蛇来代表）一起舞蹈。[12] 她现在有了自己的阳具力量，不用再依赖她丈夫或父亲的男性力量。莎伦投入了心灵转化之舞当中。

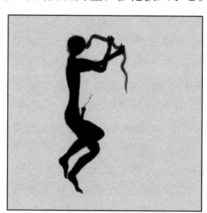

图8—17　治愈的蛇之舞

莎伦之后做了一个梦，梦到她和丈夫在一起；但是那个人却不是她真正的丈夫，也不是她认识的任何人。梦中，她怀孕九个月了。他们住在一个狭窄黑暗的改装垃圾箱里，她在这个地方并不开心。然后，他们搬到了一套大一些又明亮一些的新公寓。我们认为这个梦意味着她有了一个新的、积极的阿尼姆斯，她已经准备好去体验她真正自我的重生了。后来，她又做了一个梦，梦中她和一个将近50岁的男人在一起，这个男人想与他女儿取得联系，他女儿约25岁。这个男人在女儿童年的时候不在她身边，与她在情感上非常疏远，他女儿因此受到了伤害。现在，这个男人意识到了他当年做法的错误，真心希望弥补这一伤害。莎伦和我都认为这个梦代表着一个非常鼓舞人心的进展，有助于解决她的消极父亲情结，改善她与父亲之间的关系。[13]

之后，颇具讽刺意味的是，莎伦收到了她母亲的消息，说她父亲心脏病严重发作。莎伦急忙赶到他的身边。这一次，她想停止分析治疗，搬家，以便能离父母更近一些。我们讨论说这一行为是一种退行，于她的健康不利。结果是她在父母家待了几个星期，在父亲奇迹般康复之后又回来继续她自己的生活。当她与父亲待在一起的时候，她跟他分享了自己在第一次住院后的某个时候写的日志记录。他对她说："你就是一个天生的作家。"

我们恢复治疗后，莎伦说："我喜欢你，但我又很生你的气，因为你就是一条生命线。"[14]这次面谈中，她跟我分享了一篇她曾读给父亲听的日志记录：

转化抑郁

> 我知晓我生命的海洋。我的眼泪，我的悲伤，我的孤独。我倾听潮汐，感受它们的涨落起伏。水，女性，耐性是极好的。它等候着我来到它的身边，如我在千里之外，它则会于浪花中向我袭来。潮水退去，在那有待留笔的广阔明朗沙滩上，围绕着我的是那同样朦胧的寂静。我正学着在沙滩上书写我的人生，学着接受它将再次被浪花冲走，等待着再次书写。我男性的一面火冒三丈了。他想让我在海边建造一座防洪大坝。回忆，就像快照一样，是不够的。他想要的是一个纪念碑，脆弱却永恒地定格逝去之物。但是那种行为简直是愚蠢至极，简直是寻死。我得无视他的呼声，相反要坚守住内心对哪些是应当存在的认知。如海洋一般，我所追寻的我在我内心深处稳稳待着，顺应生活之潮流。我必须学会顺道家之道而行。盼望初春的番红花会在寒冬绽放，无非信仰罢了。而信仰一定要把我整合起来，特别是当，如当下般，希望已逝之时。它静静地坐在我内心里，告诉我要等待良机，等待新的季节。我沉入自身，就像是沉入一个胚胎当中，任空虚席卷全身。

治疗进行到两年零八个月的时候，莎伦做了一个梦，梦中她和一个优雅的高个男人正在与一个黑人部落建立友好关系。之后，她又梦到与一只转化为男人的德国牧羊犬做爱。总而言之，我感觉这些梦暗示着她正在与她最基本的本能进行交流。狗象征着治愈和忠诚[15]；她梦中的狗转化为人代表着她忠诚的阿尼姆斯的积极转化。莎伦然后决定休一个月的假，陪在她正在康复的父亲身边。她注意到了她与他关系的转变：他不再是一个上帝一样的人物了。她母亲也同时觉得莎伦不再像以前那样脆弱、消极或发怒了。

刚一回来，莎伦再次谈到了想停止与我进行分析治疗，表达了想跟一位女性治疗师进行治疗的愿望。我支持这一进展。她然后接到了母亲打来的电话，说她父亲又住院了，并且已经住院五天了。她母亲之前不想麻烦她。但是莎伦觉得自己被排除在外了，于是跟我说："我可能会杀了她。"在这种情况下，她画了一幅画（见图8—18）。

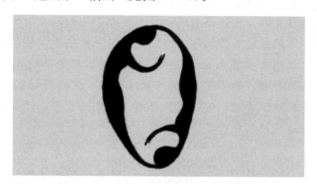

图8—18　海马以及蛋中孵化的女性成分

这幅画画的是一只鸡蛋，里面有两个女人，两个人都把自己的一只胳膊伸了出来。看起来似乎这两个女人都很向往对方。在这幅画中，鸡蛋就像是一条咬尾蛇。对莎伦而言，这幅画似乎象征着孵化和新生，给她一种希望感。这个卵内部的画面构图是一只海马；海马是雄性孵卵的动物，雌海马把卵产在雄海马的育儿袋中，之后海马宝宝就会孵化出来了！这当然有点类似莎伦由她父亲抚养和滋养，这似乎就是一个共时性的例子。[16]如上次一样，她父亲恢复了健康。由于他的病情再也没有威胁到他的生命，莎伦也就没有再回家。

六个星期之后，莎伦画了和我进行治疗期间最后的一幅积极想象作品（见彩图XIV）。画中有一个光芒四射的小孩，是黄色的，这个小孩由蓝色的大母神保护着，站在一头狮子上。[17]圣婴原型和它的转化特性显而易见。

狮子代表着力量和勇气，同时还是善与恶、男性与女性、太阳与月亮的结合的象征。

莎伦最终联系了我给她推荐的那位女性分析师，并做了预约。与此同时，她回想起孩提时代，是父亲一直在读书给她听，跟她说话，和她一起做事情。当她生病的时候，是父亲握着她的手，陪伴在她身旁，从本质上来说，他是母性的安慰和滋养的源泉。因此，从心理层面来说，她现在对父亲的看法健康多了。三周以后，她找到了一份工作，在一家书店做见习经理；她也与一位男性开始了一段新的、积极的感情。

在我们的治疗工作接近尾声的时候，莎伦的母亲打来电话，说她父亲又住院了，由于肾衰竭而濒临死亡。她立刻回家，在家的时候，她做了一个非常重要的梦。

> **梦**：她父亲奄奄一息，但是他看起来精神很好，也很健康，一切事情都运转良好。他们登上了一艘水翼船；他们刚在酒吧坐下，他就开始做一个很薄的石膏物件，顶上还放了一枚银币。她不知道那个东西是什么，想着一直以来她父亲与她和她家里的其他人差别是多么大。她告诉他那个物件很漂亮。他跟她说，它就跟结晶的水一样坚固。她虔诚地拿着它，然后说她应该给它配个盒子，于是就叫了服务员，她最终给他们拿来了一个盒子。

这个梦暗示着莎伦的消极父亲情结已经消亡，她正在与她内在的父亲意象达成和谐一致。梦中，父亲在给她做一个非常珍贵的物件（一个象征着女性成分的泪珠状的银质物件）；她接受了这件礼物，把它装在了一个盒子里，盒子通常是阴道的象征。因此，我们可以看到她在与父亲建立一种积极的心理同盟，这一健康的心理同盟可以取代她曾经遇到的消极的心理乱伦问题。她在梦中解决她的父亲情结的同时，在现实生活中她也通过在父亲病危时给予支持，来解决她的父亲情结。

九、一个新的开始：一段永无止境的治愈之旅

莎伦的父亲再一次恢复了，很缓慢，但的确又一次神奇地康复了。这一进展之后，我告诉莎伦我很快就要离开去得克萨斯农工大学任职，不过我们还有几个月的时间来讨论这一问题。她对这个消息最初的反应是震惊和难过；她说听到这个消息，就像是发现她父母原来总有一天会

死去一样。

　　之后，她开始感受到她过去的一些消极情绪，主要是与被拒绝和遗弃感相连的愤怒和生气。她开始把这一怒火和愤怒发泄到她自己身上。我帮助她把她怒气集中到我的身上，以便她能学会更现实地去管理它。我即将离开她，这就像一个化脓的疖子，切开它之后，治愈就会延续下去。

　　治疗进行到三年的时候，莎伦的新工作也做得比以前好了，不再有放弃或自杀的念头。她更有决断力了，与她妹妹之间建立了一种更令人满意的融洽关系，也与其他一些男性发展了新的恋情，与其中的一个男人关系相当密切。至于后面的这个变化，她说："我与男人的关系是光明正大的。我不会再去掩盖与你或其他男人之间的事情或情感。"

　　之后不久，莎伦有点迟疑地对我说："说实话，我会想你的。"我也分享了类似的感受，建议我们互相通信，并建议她继续与那位女性分析师进行分析治疗。我们的最后一次面谈与第一次面谈相隔三年零一个月。这次分别非常正常，我感觉我与她一起走过了一段真正的治愈旅途。她已经穿过了水域（无意识），成功地转化了她自身的消极内向投射和阴影部分，以及她消极的阿尼姆斯。她还在与积极的阿尼姆斯结合的基础上，与她的父母、妹妹，最重要的是她自己，建立了新的令人满意的关系。在她内在的结合发生之后，她与外在的丈夫离了婚，因此把她从由消极情结所产生的依赖感中解放了出来。结果就是，她的自我感觉也好多了。莎伦把她的虚假自我转化成了她真实的自我，找到了她丢失的灵魂（阿尼玛），与自性取得了联系。她作为一个女人这一新的、积极的同一性，是以她新的自我—自性轴（阶段二）和自体—自性轴（阶段三）为基础的。

　　在莎伦与那位女性分析师开始工作之后，我收到过几封她的来信。在与这位分析师进行了一年的分析治疗后，莎伦与她内在的狼（见彩图 XI）达成了妥协，狼代表着她自己吞噬一切的那一部分，与原型的可怕母亲相关。她还找到了一位精神导师——一个美洲土著，这有着非常重要的意义，因为莎伦之前画过一幅被强奸了的美洲印第安女人（见图 8—6）。与这位导师一起，莎伦开始发展她自己的与医药相关的女性同一性，这与她再度产生的成为一名治愈者的兴趣不谋而合。

　　接下来的那个夏天，莎伦独自一人去落基山进行了为期两周的精神追寻之旅。[18]这反映了病人出现的一个重大变化，她克服了自己被遗弃的问题，因此她能够独自一人，没有治疗师充当生命线的保护。这表明她已经找到了一个内在的、提供支持的人物和治愈者，所以她不再觉得有被遗弃的风险。莎伦也不再想遗弃自己了（自杀）（这与她初始的梦，被送到落基山巧克力工厂托儿所的梦，差别何其之大！）在这次精神之旅之前，在她的印第安导师的帮助下，她进入了一种恍惚状态，变成了一头狼。后来，她写信告诉我："狼是我的图腾，我的导师，我的引路人。"她不再害怕被原型的可怕母亲吞噬了。独自一人远足和露营对她而言是一项关键的测试，在测试的情境下，她基于一个幻景做出了决定，即她要继续她的分析治疗，要参加正规培训成为一名心理健康领域的治愈者。她自己的语言最能证明她的精神重生之感：

> 大地母亲女神的幻景和与此相关的梦，与某种无法消解、无法解释同时又无法避免的联结有关，这一联结出现在人与人之间，人与所有的生物之间，人与大地之间，这一联结还包括我的承诺，我要参与治愈那些裂痕，那些导致我们进入当前的、自杀倾向的世界状态的裂痕……我祈祷在这一新的时代，我们会找到从悬崖边回归的道路。我祈祷我可以帮助治愈创伤，立誓要在促进保护这片土地和在这片土地上生存的人们方面贡献我的力量。

转化抑郁

莎伦目前正在参加治疗师的培训，她有成为一名出色的治疗师的潜能，能够将受伤的治愈者这一原型付诸实践。

第九章 保罗：自我死亡与佛

"自杀或许永远都是一种心理谋杀，杀死憎恨的父亲或母亲，杀死内心的折磨者。自杀过程几乎永远都伴随着自我整合成分，当然，还伴随着爱及活下去和被人爱的愿望。"

——卡尔·门宁格

透过保罗的个案，我们可以看到自我死亡如何使他成功地将病态抑郁和自杀计划转化为象征性地杀死虚假自我，使真实自我得以诞生。这一艰辛之旅是在保罗的梦、治愈的意象和其他积极想象的创意作品以及灵魂创造的推动下进行的。保罗的故事表明，爱的磨炼和治愈是我们的最佳良药。

当我跟保罗第一次见面的时候，他抑郁的程度非常严重。他是由一位担心他安全的内科医生介绍过来的。保罗是一位年近40岁的心理健康专业人士，有着强烈的自杀倾向。13年前，他几乎在一场车祸中丧命。一年后，他恢复健康，结了婚；然而，自结婚一年后，他就一直在接受精神病的治疗。保罗对他看了两年的精神科医生不是很满意。他服用了大量的医生给他开的三环抗抑郁剂，但是也没有效果。

保罗感到很绝望，认为自己很没用，觉得生命毫无意义，感觉精力不足，有失眠和痉挛性结肠等症状。此外，他还因为害怕厄运迫近而出现恐慌发作症状。例如，当他购物的时候，他因为害怕自己会晕倒死掉或害怕天花板会塌陷而冲出杂货店。他还有一些恐惧症。他不会吃某些特定的食物，不会在餐馆吃饭，不会在氯气消过毒的水中游泳，因为他害怕中毒。

保罗的妻子也在接受抑郁和自杀冲动的治疗。两年前，她因乳腺癌做了双侧乳房切除手术（决定把那个健康的乳房也切除以做预防），她父亲在四年前自杀。她和保罗同时也在接受婚姻治疗。

保罗非常迫切地想要解决他的抑郁和自杀状态问题，他坚持认为这两种状态都是遗传所致。好的一面是，他很善于表达，又聪明，成就也很高。他的业余爱好是电脑，他能连续几个小时非常开心地玩电脑游戏。不好的一面是，他对父母怀有很深的怨恨。他描述他的父亲是一个死板地笃信宗教又没有人情味的公务员，称他的父亲"就像盖世太保一样，非常独裁，又虐待成狂"。他父亲在他小时候曾把他关在地窖或阁楼上，或者让他洗冷水澡，以此来惩罚他。他称他母亲"容易冲动，又非常压抑，是一个只关心自己的独裁者"。她是一名健康保健医生，有很长的精神病史和自杀未遂史。

一、第一个梦：进入治疗的第一阶段

梦：保罗带着一群男女从斜坡上来到下面的水岸边，女士走在前面。人群中有两名男子，其中一个很害怕，不擅长游泳。尽管如此，每个人还是都从河面中平静的地方游了过去，然后进入了河道，这个河道看起来很像运河，河岸两边都是由水泥或石头堆砌而成。最开始很害怕的那个男人现在游得很自在了，而另一个最初游得挺自在的男人，却变得很害怕了。保罗带头，有些时候他们得从河里起来，从一个岩架跳到另一个岩架。最终他们安全抵达了目的地。两个男的都已筋疲力尽，但是保罗却不怎么累。他自言自语道："我所处的状况肯定要比我想象的好。"他还说："女人战胜了男人。"

保罗在梦中的领队角色以及在到达目的地后不觉得疲惫，表明他有足够的自我力量来进行和完成分析过程。然而，两个交替感觉游得自在和害怕的男人代表的是保罗心灵的阴影部分，暗示着他与父亲之间的问题和他的男性身份认同的问题。女性战胜了男性意味着消极的母亲情结，但是也暗示他拥有强大的阿尼玛，同样也预示着治疗可能会出现积极的结果。

我中断了保罗服用抗抑郁药丙咪嗪，但是因为他患有重度抑郁、恐慌发作症和恐惧症，所以，我给他开了赞安诺（阿普唑仑）。[1]他感到病情有所减轻，特别是恐慌发作有些缓解，但是还是很抑郁、很愤怒，还梦到自己即将死亡。保罗觉得自己被困在牢笼里。他还有一个特定的幻想或妄想，即他注定会在他年近50岁之时见证基督的再次降临，暗示着自我膨胀和可能存在的救世主情结。

治疗的前几个月里，保罗的梦都是在残忍病态和健康正面之间变换，残忍的病态似乎显示了他问题的一些源头，健康的正面似乎指向问题的解决。这些梦同样是关于男人和女人的，暗示了他内在与父亲和母亲的一些问题。他倾向于把他与母亲之间的问题投射到妻子身上；这段时间，他感觉自己被妻子冒犯了，他们的婚姻对他来说是一种煎熬。与此同时，他妻子也很苦恼，因为自己不能帮上更多的忙。有时候，他会由妻子和母亲联想到被下毒、被侵犯或被伤害。

他梦到母亲安排让父亲对他实行肛交，而她就在一旁围观。这一意象不仅指向个人无意识水平上的强烈冲突，而且还具有原型意义：在某些原始社会，肛交是男孩成为男人的成人礼。[2]

这段时期其他的梦也是关于性的一些看法。他梦到一对赤裸的夫妻从一艘潜水船上以性交的方式跳下，落入水中，这是保罗与他的阿尼玛结合的象征。另一个梦中，他和妻子在一艘小船里，他们迷失了方向，害怕会有危险。似乎他被困扰的消极母亲内向投射给禁锢了，感觉到了向无意识更深处迈进的危险。

分析进行到两个月的时候，保罗做了一个特别有深意的梦。

> **梦**：他和一对双胞胎姐妹中的一个（暗示着他的阿尼玛）待在一起。他们密谋要杀死父亲，他们也的确照做了。接下来母亲也死了。然后他和妻子在一个医院里，两人都生病了。他写了一张道别的便条，想去死，但却活了下来。

这个梦似乎表明保罗已经进入了阶段一的中间环节，即他消极的内在父母意象通过分析而消亡了。这一阶段为自我死亡与转化做好了准备。

二、自我死亡、佛和超越盖世太保

治疗进行到三个月的时候，保罗的妻子打电话给我，感到非常不安，因为保罗有了自杀的计划。我跟保罗取得联系，立即跟他见面。的确如此，他打算开车去一个人迹罕至的地方，用软管把汽车尾气输入车内，以此来结束自己的生命。他拒绝住院治疗。于是我给他介绍了自我死亡这一概念，解释说，是他的自我中消极的那一部分，与他的阴影一起合谋，试图击倒他整体的存在，并且说，需要死亡的是这一异常部分，而不是他全部的存在。我强调，他的健康自我需要与我共同努力才能使他活下来。[3]他迅速地理解了自我死亡这一概念，这帮助他减少了他的绝望感。他保证如果他陷入危机当中会随时给我打电话。

我有一个星期每天都去看望保罗。我们一起行走在羊肠小径之边际，脚下就是万丈深渊，这是针对有严重自杀倾向的患者进行的门诊护理的典型特征。没有让他住院治疗，我是在冒险一试：认定他会在企图自杀之前打电话给我。为了消除我的自我怀疑和对自己可能在犯一个致命错误的担心，我寻求了专家的咨询。我还告诉保罗的妻子，一旦情况恶化就立刻跟我联系。

我们都成功度过了这场危机；但是危机之后，保罗异常痛苦，整个人完全崩溃了。他无法工作，所以我给他的老板写了一张便条，说他生病了，至少三个月无法上班。我对他无法担任工作的书面证明最终了结了他的自我死亡。他事实上已经实施了自我死亡而不是自杀。我强调现在他必须把死亡能量转化为创造性作品，建议他至少每周一次把自己的幻象、梦和感受给画下来。最开始，他很阻抗，说他不会画，但是后来又同意画了。

保罗的第一幅积极想象画作（见图9—1）画的是一只黑色的鸟儿随着红色的风流上下滑翔。他说这只鸟儿（一个古老的与灵魂相关的精神超越象征）象征着生命之力量。螺旋在抑郁和自杀倾向的患者画的画中很常见[4]，他称这一红色的螺旋是"血迹——愤怒、受伤的部分"。基于他早期的梦境、他目前的进度，以及这幅流血的画作，我为他事实上正在经历一种净化的象征死亡过程而感到鼓舞。

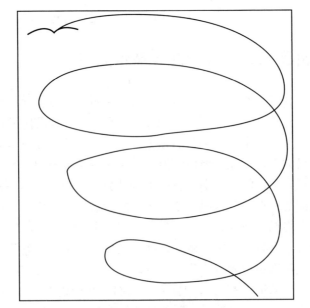

图9—1 "血迹"

保罗的第二幅画画的是那同一只鸟儿，但是这只鸟却被一只紫色的靴子给踩在了脚下（见图9—2）。紫色与大斋节（苦难与悲伤之痛）以及和神圣相关的王权有关。保罗说这个靴子是一种邪恶的力量——盖世太保，并把它与他父亲联系了起来，但是靴子还象征着消极的原型父亲。通过这幅画，保罗打开了他内心愤怒的泄洪闸，他并不知道这一愤怒居然如此强烈。我看得出来我们现在处于他疾病和治疗阶段二的开端。

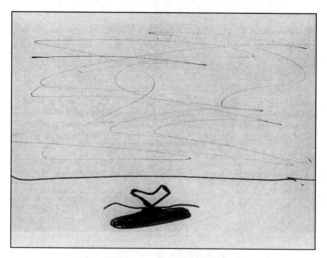

图9—2　"盖世太保"

保罗的第三幅画中，这只靴子又在笑又在蹙眉——这是他内心对立面结合的先兆（见图9—3）。他称这只靴子是"一个吸我血抽我筋的吸血鬼"，暗示他浸润在集体无意识当中。

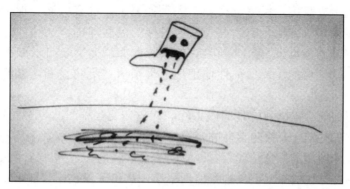

图9—3　"吸血鬼"

他的第四幅画（见图9—4）画的是一个充满精神（紫色）能量的螺旋。那只鸟儿被重新塑造成了一个人，靴子的鞋头变成了他的头饰。保罗把这一人物视为佛〔Buddha，英语中它与"Boot-ah"（靴子——啊）的音相类似〕。作为灵魂的自性，以佛为象征，自摧毁一切的阴影的盖世太保能量中涌现，对保罗和他的分析治疗来说是一个充满希望的意象。

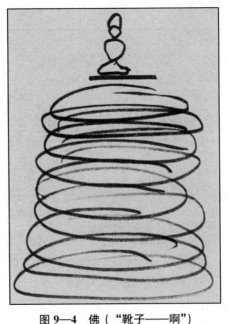

图9—4　佛（"靴子——啊"）

保罗的下一幅画中（没有在此展示），一只鸟儿在一个被碾压浑身是血的人的上方盘旋，保罗觉得那个人是他妻子，也有可能是他母亲。保罗的妻子决定离开他，因为她无法应对他的极度抑郁，这一抑郁与杀死他心灵中的消极母亲有关。同时，他又害怕如果他呕吐出来的话他会死掉。我建议他可能需要象征性地把消极母亲情结给吐出来，以便它能够死亡。

保罗的下一幅画画的是四座山峰和四只鸟儿（见图9—5），这幅画阐明了对立面的结合，它是自性的特征。一只鸟儿停在一个紫色圆环上方的中心，这个圆环刚好位于代表着保罗的黑色人物的正上方。这个人物和圆环都停留在绿色的草地上（这是他画中第一次出现绿色，象征着积极的成长）。圆环本身就暗指曼荼罗，一个象征着整体或自性的神圣的圆。这个人物和鸟儿的垂直连线可以理解成是保罗新的自我—自性轴，在这个轴中，身体与精神汇合——一个重要的治愈意象。

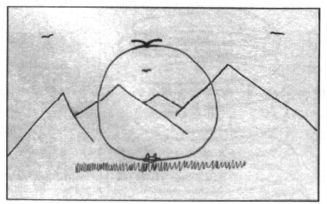

图 9—5　自性的涌现

三、死亡—重生挣扎：进入集体无意识

保罗之后变得非常烦躁，因为在他妻子搬出去的同时，一个女同事上吊自杀了。值得注意的是，尽管保罗很抑郁，但是他没有自杀念头。

保罗描述他的下一幅画（这幅和接下来的三幅没有展示）是一张看起来色迷迷的脸。据他而言，这幅画中眼睛是乳房，下巴是屁股，嘴巴是一个满是牙齿的阴道。他提到他曾经开玩笑说他妻子阴道里有牙齿，想起他母亲曾告诫他要注意性病和女人的危险。因此，我推断这幅画代表的是他内心中的那个糟糕的、吞噬的母亲。他的下一幅画画的是一颗绿色的心，心上有一个子弹洞，血正汩汩地往外流，暗示着由绿色象征的情感成长是非常痛苦的。

保罗说他接下来的那幅画中的海蛇"背后有许多能量和动力"。我认为，这幅画暗示着他在继续拒绝自杀，因此，感觉作为一个个体更加强大了。蛇，代表着他的力量，形状有些像阴茎，但是却栖息在海中（女性成分和无意识）。蛇的里面是紫色的，表明哀悼正在进行。他的这条蛇正朝着一颗叫做戴维的红星游去，这既可以理解为是一个外在的引导者（即积极的移情，我的名字就叫戴维），也可以理解为是一个内在的引导者（与自性的联系）。海蛇在帮助他把毁灭的能量和痛苦汇聚成为一种在我们的治疗关系中显现出来的创造性精神。

下一幅画中，保罗在用七个球玩抛接杂耍。在《创世记》中，七代表着创造世界所需的天数，它一般象征的是创造力和启示。保罗觉得它的意思是他一次抛耍的球太多了：他想念妻子，他的痉挛性结肠加剧了，他也更加抑郁了。然而，他现在拥有了足够多的新的自我力量，能让他往集体无意识的更深处挺进。

治疗五个月后，保罗每周进行两次到三次面谈。他接下来的这幅画（见图9—6）画的是一次孵化，这是心理治疗治愈的核心。[5]他谈到了一个木乃伊（或原型母亲）被困在了茧中，这表明他不仅处在治疗的第二阶段，而且还处于荣格论及的人类发展的中间阶段。[6]他仍然需要面对集体层面上的母亲，但是这幅画展现出了发光的能量——一个希望的兆头。

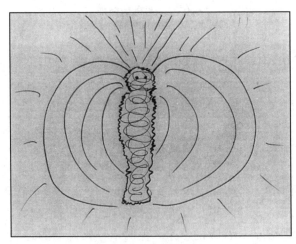

图9—6　发光的孵化

之后的那段时间里，保罗又开始有自杀念头了；但是他和我都知道自杀念头其实意味着他自我和阴影的更多消极部分需要死亡。每次他说自杀，我都会回之以自我死亡和阴影死亡。保罗的下一幅画（见图9—7）可以与这一挣扎和他的痉挛性结肠联系起来。讽刺的是，尽管这幅画的名字是"胜利者"，但是它描绘的却是实实在在的混乱不堪的场景。画中的那个男人（保罗自己）挖出了自己的心脏，扯出了肠子和生殖器，四周全是大便。保罗总结这幅画说："这里，靴子（即之前画中的盖世太保）觉得自己是一位胜者。"他的下一幅画（见图9—8）从原型层面对这一阴影主题进行了阐述。一个噩梦般的邪恶生物因为胜利了而在微笑，用靴子拼出了一行字，吞噬了保罗的遗体。在下一幅画中（见图9—9），他向恶魔投降了，拼出了"The boot!!!"（靴子）这几个字。至于图片上"Fuck me 'til I'm dead"（操到我死为止）这几个字，保罗回想起了他父亲对他实施肛交的那个梦。他的下一幅画完结了这一心灵的迷你剧。根据保罗的说法，它展现出了自己被"黑色死亡力量"给压坏了（见图9—10）。我认为，所有的这四幅画都表明他处在剧烈的转型中，在哀悼他死去的那几部分，但是他再也没有出现带有自杀倾向的抑郁了。

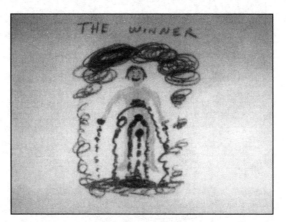

图 9—7　混乱不堪

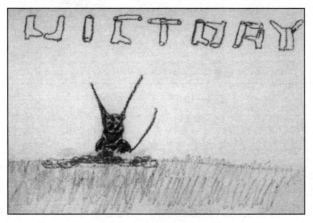

图 9—8　吞噬性的生物

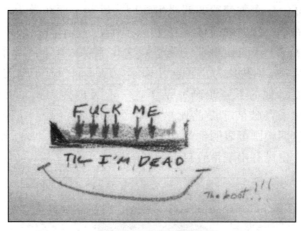

图 9—9　向恶魔投降

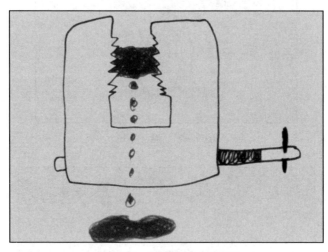

图 9—10　"黑色死亡力量"

　　保罗的积极想象画作然后出现了些微新的变化。他接下来的这幅画（这里没有展示）显示的是他头脑内部是一个监狱。他说他有负罪感，脑海中满是被关在监狱的想法。他觉得自己可能真的杀了他的父母。我再三安慰他，他并不是一个真正的杀人犯，他不用进真正的监狱。我解释说，在对消极的父母情结进行分析直至其消亡的过程中，他实施的是心理层面的谋杀。真正被关在监狱里的是象征着力量和勇气的他的真实自我，那一部分必须要通过他的消极自我和阴影的死亡而被解放出来。

保罗的下一幅画（也没有展示出来）画的是一根两头都在燃烧的蜡烛：一个自相矛盾却饱含希望的意象。有光就有希望；尽管两头燃烧的蜡烛可能会导致自我毁灭，但保罗可以把这其中的毁灭意义理解为是实现良好目的的一个手段。他把这幅画画在一页纸的背面，这页纸是从一本讲述爱的书中复制过来的；其内容讲的是要爱自己。这只是巧合还是一个意义重大的共时性呢？

保罗需要把他自身个人层面的神经质的父母情结通过分析直至消亡；但是要取得持久效果，他还必须得努力克服集体层面上的类似问题。如果冲突不能在集体层面上得到解决，最终那些冲突在个体层面上就会再现。这就是为什么分析过程中的阶段二和阶段三对治愈是如此关键：病人必须进入心灵的更深处。

四、吞噬的蟹夫人之转化

治疗进行到这个时候，保罗仍然害怕中毒，他还是担心自己如果呕吐的话会死掉。事实上，摆脱他心灵中那些多余的消极部分意味着经历连续的象征性死亡的体验。尽管他对自我死亡的特定结果有一定的思维认知，但他还是对进入集体无意识更深处有着极大的焦虑。

保罗的下一幅画（见图 9—11）画的是他自身的某一部分，他把那部分称为"杀人野兽"。根据他的说法，这一人物正在杀死自己：从头部开始，然后是心脏、胃、胸部、睾丸和阴茎。保罗也相应地感到混乱不安，感到崩溃：死亡与濒临死亡。当我们再一次谈到他的呕吐的时候，他第一次回想起他母亲曾企图自杀，因为她担心自己已经中毒了——一段意义重大的回忆。

保罗仍然处于阶段二，他挣扎了几乎两个月才发现其生命的意义。他感觉自己有一部分死了，有一部分还活着。他现在可以同他的两个哥哥讲话了，他不再出现恐慌发作，他的用药也减少到一天一毫克的赞安诺。保罗还开始梦到与一个新认识的女人发生了健康的性关系，他还找到了一份非常好的咨询工作，它与他在电脑方面的兴趣相关。有趣的是，这段时间里，当他得知他母亲要做整容手术的时候，他变得非常生气，他母亲已经做了 20 或 20 多个手术了，其中有一半是可做可不做的。突然之间，图 9—7 中保罗许多器官的切除和图 9—11 中那个野兽的器官的切除有了一个新的维度，他能够看到他母亲的问题是她自己的，而不是他的。

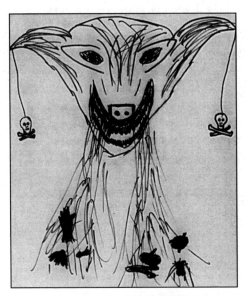

图 9—11   "杀人野兽"

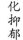

转
化
抑
郁

受这一进展的鼓励，保罗想停止治疗，但我强调现在不是那样做的恰当时机。之后他做了一个梦，这个梦促使他画了一幅画（这里没有展示），这幅画，用他的话来说，画的是"一个蜘蛛—蟹一样的生物，长着女人的尖牙和利爪、男人的红色眼睛"。我认为，这是集体的消极母亲意象，长着愤怒的阿尼姆斯的眼睛。这幅画中有一个漩涡，它可以理解成一张用来捕捉牺牲品的邪恶蜘蛛网。

根据保罗的说法，下一幅画画的是一个雄性的两栖/爬行怪物，它把某种邪恶的东西注入了保罗的肛门（见图 9—12）。与此同时，一只长得像青蛙一样的螃蟹正在把某种邪恶的东西往保罗嘴里塞。这些侵害行为发生在当保罗被"它"——一种全能的无处不在的邪恶力量毁灭之时。保罗被固定不能动了："我试图把她（螃蟹）推开，但是我却做不到。我动弹不得。我忍受着痛苦。我感到恶心，很不高兴，又无助绝望。"他把自己看作是一个被他母亲和父亲下毒的无辜青少年；因此，这幅画运用了集体无意识中的意象来描绘个人层面的母亲和父亲情结。

保罗的下一幅画（见图 9—13）展现的是死亡—重生主题，画的是虫子在他体内逐渐吞食他的画面；尽管如此，它也有积极的一面。"它们会死的。"他说。事实上，虫子也的确从画面中消失了，出现的是希望，由

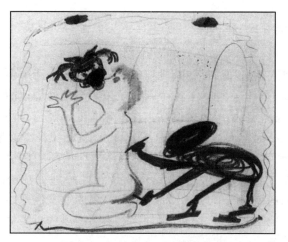

图 9—12 被下毒、肛交、吞噬

最终的那个音符代表。这个时候，他又开始弹吉他了，他自高中之后就再也没弹过了，之前也从来没向我提起过。音乐是一种古老的治愈方式；喀戎（Chiron）教会了阿斯克勒庇俄斯医术和音乐。

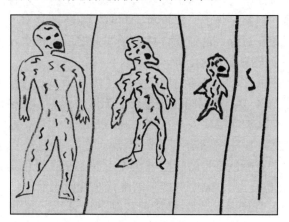

图 9—13 死亡与重生

　　两周之后，保罗做了一个噩梦，随后他大声向上帝求助。保罗不是一个信教的人，所以他不明白发生了什么事，但是他知道它有着重大的意义。我感觉他终于开始体验到了他的真实自我的精神诞生。值得注意的是，这一重生经历发生在他的治疗进行到九个月的时候。

五、行动与决心

当保罗进入疾病和治疗的阶段三的时候，他的生活中出现了许多积极变化。他恢复了工作，搬到了一个新房子里，继续处理他的离婚事件。他对道产生了兴趣，开始了精神追寻，这意味着他已经与自性有了联结。他十年来第一次与他母亲一起打桥牌（bridge，就其象征意义来说是个非常有趣的词），经常都会赢。他没有再出现痉挛性结肠的症状了。他与一个年轻女性开始了新的恋爱关系，这个女子让他感到更轻松活泼，充满信心。这段关系持续了四个月；之后他又与一名职业女性开始了一段令他更满意的感情。他吃下了她做的所有食物，不会担心中毒。他也开始与这名女性有了性关系。

分析治疗进行到一年零五个月的时候，在间隔了九个月的艺术治疗之后，保罗带来了一幅画，名字叫做"父亲之死"（见图 9—14）。这是一幅很悲伤的画，代表了积极主动地、象征性地杀死了那个压抑的、消极的个人层面及集体层面的父亲。这个父亲头上钉了三个钉子，背上插有一个十字架、两根箭，前胸又刺了一根长矛。同时，他还被套索吊了起来。在这段时间，保罗还在写诗，这是他自从大学毕业之后就再也没做过的，是关于新生活的一个充满希望的兆头。

保罗接下来的这幅画是治疗进行到一年零九个月的时候完成的，非常有意思（见彩图 XV）。这幅画让我想起了荣格的观点，荣格认为每个美国人心中都有一个美洲印第安人。这幅画画的是一只大鸟，这只鸟不再是黑色的了（而他之前画中的所有鸟儿都是黑色的），而是土褐色。类似的色彩搭配在三块带有橙色符号的暗色石头中反映出来。橙色是暖色，不像表示愤怒的刺眼红色一样。画中的橙色闪电代表着新能量。

画中的石头明显表示出保罗新近找到的整体感。它们颜色如泥土一般，又非常坚硬，暗示着他感觉更加踏实了，与大地母亲的结合也更紧密了。最大的那块石头上画的是一只双头鸟，它跟斧子似的武器很像，这种武器是许多古代母系社会中一个非常普遍的成长象征。第二大的石头上的符号代表着对立面的统一——太阳（男性）与月亮（女性），两者用分界线分开。第三个椭圆形的石头，代表着他的阿尼玛。这块石头包含着几个非常重要的符号——十字架、太阳、蛇、箭头和月牙儿，各自象征着牺牲、生命力、治愈、男性和女性。

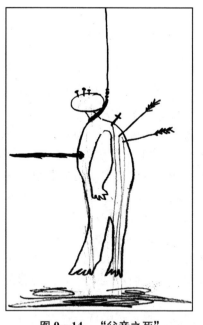

图 9—14　"父亲之死"

　　治疗进行到两年的时候，保罗与第三个女人开始了一段感情（他与第二个女人的关系持续了一年）。第三个女人是一个织布工，非常有爱心和包容心，又很有创意。他说这段感情是他与女人有过的所有关系中最完美的，不管那些关系是否涉及性。他说甚至想过要跟她结婚，组建家庭。

　　回顾以往，保罗说他觉得自己可能已经找到了理想的感情。我认为，这表明他与他的阿尼玛建立起了一种有意义的内在联系，因为这种性质的成功的内在结合，通常会促使像保罗一样的病人去设想一段成功的外在婚姻。保罗然后回想起了一段痛苦的回忆：当他 15 岁的时候，母亲在他弟弟面前把他剥光了，看他长没长阴毛。由于他已经把他的阿尼玛和他的消极母亲情结区分开了，所以他现在能够应对这段回忆；现在他可以把它视为是他母亲病态的一个表现，而不是他的。

　　这段时间，对保罗而言，事情大体都进展良好。他会进行锻炼，打棒球（他好多年都没打过了）和跳舞。他有一次在来治疗前做了爱，还兴致勃勃地跟我讲了这件事。

六、退行，寻找灵魂，克服恐惧

保罗最后的积极想象画作中，有一幅（这里没有收录）是在治疗进行到两年零三个月的时候画的。它是一幅自画像，画的那个人物明显跟耶稣很像，是在他和女朋友一起在泳池游完泳之后画的，他已经12年没去泳池游泳了，因为害怕会被氯气毒死。回顾这幅画的时候，保罗说："我一生中为他人受过苦，做出过牺牲。我觉得我不想再那么做了。"他在这幅画中看到了自己的精神自性，他把画中眼睛的紫色称为宇宙紫，它是构图中非常平和的部分。他眼睛中还有木乃伊（蛹），暗示着他可能正在解决一些消极的个人和集体层面的母亲的问题。他坚称他的眼睛在泣血（他的下眼睑是红色的），因为他在见证和经历他与母亲的分离（因此暗示着消极母亲情结的消亡是非常煎熬和痛苦的）。他的嘴是愤怒的红色；他认为这关系到他曾说过他女朋友的坏话，这一行为让他感到很痛苦。至于他为什么要把自己画成耶稣的样子，他说他与他有认同感，感觉自己在30岁的时候会见证耶稣的再次降临。当我暗示这种姿态是自我膨胀时，他对我非常生气。但是我们下一次治疗的时候，保罗平静地承认这幅画代表着一种重要的，甚至是超越的象征性死亡—重生经历。

保罗的自画像/像耶稣的画像刚好是在圣诞节前夕完成的，而他一直觉得自己无法在情感上忍受圣诞节。然而，今年他却可以欢欣地庆祝圣诞节了。他给女朋友送了价值100美元的植物做圣诞节礼物，我认为这象征着他的阿尼玛继续在积极成长，其结果是一段意义更深远的与女人的外在联结。

后来，保罗又画了一幅画（见彩图XVI），这幅画画的是一只青蛙样的生物，他说那个生物正在向外排黄色、棕色和红色的"死亡粪便"（脓、屎和血）。保罗称那个生物的黑色部分是他的男性特质，绿色部分是他的女性特质。保罗觉得他正在把某些他憎恨的东西排出体外。他称之为"毫无头脑、备受折磨的废弃物"。

就集体层面来说，保罗把图9—12中的两个具有毁灭性和虐待性的心灵部分（雄性爬行怪物和雌性青蛙似的生物）联合在一起形成了一个原始却又雌雄同体的整体，这个整体正在产出一些令人憎恨、需要死去的东西。这幅可怕的画事实上是死亡—重生经历的一个治愈意象。

因此，保罗梦到他与前妻结婚，自己濒临死亡。不管他是自杀，还是被他人所杀，事实是只有一半的他真正死去了，他非常生气自己没有完全丧失生命。随着梦的继续发展，他被一次次杀死了，又一次次复活。当我们讨论这个梦的时候，他感觉它象征着他接近放弃自己自我中与前妻和母亲相连的消极部分。

治疗进行到两年零五个月的时候，保罗获取了一些他父母不再想保存、准备丢掉的关于他童年的家庭影像！对这些影像进行回顾是他治疗中非常激烈、让人煎熬却又重要无比的部分。这些影像清晰地表明他的童年极度缺乏父母的关爱，艰难无比。他不是由母乳喂养，而是以一种非常疏离的方式，由一个架好的奶瓶喂大的，很少有人与人之间的接触。他婴儿时期就看起来很悲伤；年少之时还被要求表演给他父母观看。在他忧郁潜伏期的那些年里，他觉得自己的童年结束了。即便长大成为青少年之后，他仍然看起来很抑郁。

治疗进行到两年半的时候，保罗觉得自己已经走出了重度抑郁，谈到了要结束治疗。他觉得观看和谈论那些家庭影像给他提供了巨大的帮助，他现在接纳了自己——他的创伤、他的不足以及他的优势。他宣告说他是一名幸存者，是一个富有创意的人，他准备挑战未知，尽管自己心存恐惧。他紧紧抓住脑海中的一个意象，即在一片白色的场地中心有一个黑点，象征着他正中靶心或身处转折点。他开始一周进行两到三次身体按摩，他梦到他在驯化一头雄狮，而这头雄狮变形成为一只小母猫。

治疗进行到两年零九个月的时候，保罗决定他想中断一些日子。我同意了，然后我们在三个月的时间内没有再见面。这段时间里，他给一款电子游戏写了一个电脑程序，这款游戏中有一个脱衣女的角色。保罗脱离了他的消极母亲，就像脱衣女一样把他的男性人格面具和自我/自体同一性丢弃。他自己那富于创意的阿尼玛能够进行自我剥离（当然少不了保罗新的自我的帮助）。开发了这一款电子游戏之后，保罗觉得更有把握作为一个男人了。

分析治疗进行到第三年的时候，我只需每隔两周到四周见保罗一次。他谈到了需要培育自己的蛹以便他的蝴蝶（灵魂）能够涌现。他与他的一个女性同伴建立了积极肯定的关系。他与她、他最疼爱的弟弟和弟媳过了一个意义重大的 40 岁生日。他的女友想跟他结婚，他跟她就此事进行了一番谈话，但是保罗还没有准备好做出这样一项承诺。

七、"灵魂创造"：再会阿尼玛与接纳自我

两个月后，保罗开始创作一些歌曲，这些歌曲与他所谓的"灵魂创造"有关。[7]他想彻底消灭他那阴魂不散的消极自我意象，重新恢复与他早期的同一性和灵魂（即他的真实自我，他觉得当他是一名青少年时，真实自我已经死亡）的联系。保罗所写的这些创造灵魂的系列歌曲，是对在过去给他带来创伤的车祸和与他第一任妻子度过的那些动荡不安的日子的思考。这些歌曲都非常忧伤，讲述他被迫与他的内在自性隔绝，讲述他失去了他的灵魂。他受到创造灵魂的想法的启发，认为可以通过创造灵魂来寻回他的灵魂。他想继续进行治疗，针对与母亲的分离来做工作，这是阶段三的核心任务。

生活和治疗一样，都有起有伏，可以预料，保罗的抑郁又复发了。他患上了失眠症，但是他不再有自杀念头。他再次聚焦于他的抑郁是遗传的这一观点；因此，我把他介绍给了另一位精神病学家（这位同行感知能力非常强，是情感性精神障碍方面的专家）进行会诊，看有没有什么抗抑郁药可以帮到他。小剂量的阿莫沙平配以小剂量的赞安诺的确减轻了他的一些抑郁症状。同时，这段时间，他还为一位患有抑郁症并有自杀念头的女性朋友提供一些非正式的咨询，我将其解释为是他本人正在康复的强烈征兆。

治疗进行到三年零五个月的时候，保罗觉得在情绪上被困住了，想起过去他父亲曾把他关在酒窖里的这段经历。他最后的一幅积极想象作品（见彩图 XVII），名字叫"阿尼玛"，就是在这个时候完成的。他对它的描述是："一个女人被生物，即生物化学抑郁的黑粪池绑在了一根柱子上，她努力想要挣脱，准备逃走。"他认为她蓝色的身体代表的是他女性和无意识的一面，他的精神和灵魂正［从贝壳中］冉冉上升，即将在这个女人获得自由的时候与她结合。

治疗进行到三年零六个月的时候，保罗的阿莫沙平药量降到了他之前日服剂量的三分之一，感觉抑郁减轻多了，也自信多了。他开始写一篇短篇小说，经常去锻炼，努力工作以为秋季设立一些专业项目。同时，他与女朋友的感情也不断加深。此期间，他梦到他自己成为了一个女人，一切事情都很顺利：他作为她站在一个游泳池里，预定将嫁给一个男人。保罗觉得这个梦非常吉利，将它理解为代表着他的女性特质与他的男性特质的

结合。

　　两个月后，保罗把他写的那篇小说带来了。这篇小说讲的是一个男人（他自己）被一个邪恶的权威人物给绑架了，那个权威人物正准备对他采取同性恋行为，包括鸡奸。[8]逃脱之后，那个男人接纳了自己，也很爱自己。保罗觉得自己好像在写这篇小说的过程中重生了，以一种创造性的方式完成了充满恶意的父亲情结的死亡。

　　四周之后，保罗不再抑郁，开始谈论结婚，买一座新房子。然而，在接下来的两个月，他变得更加抑郁了，患上了失眠症，并有想要死去的念头，他要求入院治疗，这跟他与我治疗期间前几个月的态度大相径庭。上次那位生理学取向的精神病科同事接收保罗入院进行治疗，做了各种各样的测试以检查新的药物疗法是否能够帮助他。因此，除了他另外的两种药物阿莫沙平和赞安诺之外，还加入了左甲状腺素纳。这个治疗方案看起来对他更有效。保罗还决定不再跟我，而去跟那位精神病专家进行治疗。我理解并接受了他离开我的这一决定，因为这是他想要同母亲分离、跟他的父母情结分离的延续。这是一种自立的行为，既让他感觉与治愈的过程相分离，同时又让他感觉能够掌控治愈的过程。

　　距我们初次治疗近四年的时候，在我们最后一次面对面非正式会面中（我安排的），我告诉保罗我要搬到得克萨斯去了。他则告诉我说尽管他还时不时地会感到抑郁，但是他在心理上感觉比以往任何时候都要强大，再也不想自杀了。他刚完成与他人合编一本教材，非常热爱他的工作。保罗与那位织布女工的关系比以往都要亲密。他继续每两周去看一次那位精神病专家，第二年慢慢地减到每月或每两个月去看一次病。我们答应保持联系。

　　我最后一次与保罗联系是在我们第一次见面九年之后，是通过写信联系的。他告诉我说，他在工作中表现特别优秀，不久前与那位织布女工结婚了，目前正在考虑生孩子。他的抑郁发作次数很少，症状也很轻了。他有四年的时间没有进行任何的精神病治疗，也没有接受药物治疗，两年前就不再服用他的内科医生给他开的左甲状腺素纳了。保罗将他的抑郁彻底转化成了创造性的工作、生活和爱。时间证明，他的后自我死亡的蜕变——变成了一个更加健康和幸福的人——事实上是持久的。

　　保罗的自我死亡与转化经历使他最终能够把他的身份从一位精神病人转变为一个自由的人。他继续参加自我治愈，因此，将他与他的父母明显地区分开来。保罗生活的道路是敞开的，没有重重阻碍，他继续在工作中取得成功，拥有一段幸福的婚姻，过着令人满意的家庭生活。

　　我们用保罗的故事，作为我们在个体心理分析治疗中深入运用自我死亡与转化模式的结论。下一章，我们将对主要的危机点进行探究，并论述如何转化因危机点的爆发而产生的抑郁发作问题。

转
化
抑
郁

第四部分

改变之螺旋：象征性死亡与新生

第十章　危机点：自我死亡如何才能起作用

"我认为世界上最伟大的事物与其说是我们的驻足之地，不如说是我们前进的方向。"

——奥利弗·温德尔·霍姆斯

螺旋似乎象征着自我死亡与转化过程的总体本质。逆时针向下旋转的螺旋象征着退化、分裂、退行和集体化。顺时针向上旋转的螺旋表示的是进化、成熟、前行和个体化。这就是我对我们刚刚看到和读到的丽贝卡、加里、莎伦和保罗这四段转化旅程中出现的螺旋意象的理解。[1]我们现在来探究一下，在普通人的日常生活中，螺旋会出现怎样的扭曲和变换。

我们人类的一生就像是一条河流，这条河流有死水，有静静流淌的河段，还有那时不时出现的湍流和危险的漩涡。这些湍流和漩涡，都是自然而然出现的，也是危机出现的时刻。尽管这些危机点常常充满压力和绝望，但是它们也是变化和成长的良机。我们已经见证了自我死亡是如何让我们得以转化抑郁的，这一超个人的经历给我们带来了希望。同样，将我们的生活看作是更大的人类旅途中的一部分，这一旅途中既有平坦大道又有羊肠小径，这种看法为我们提供了另一有益的视角。这一视角涉及不断发展的人类生命周期；其重要的倡导者之一就是埃里克森（Erik Erikson）。[2]

当我们抑郁、绝望甚至想要自杀的时候，埃里克森的人类发展阶段理论将如何帮助我们呢？答案是通过给予希望。埃里克森把希望与婴儿期的信任与信心、与老年期的智慧与整合相联系。发展的观点与超个人的观点相结合，能够让我们跟随生命的步伐，把危机的出现视为超越和转化的机会。

人类的生命周期及其危机点为我们的一生提供了至少体验三次象征性死亡和新生的机会。这三个定期出现的时间是：（1）早年危机；（2）中年危机；（3）晚年危机。在这三个发展点的任何一个点上，我们都有机会实施自我死亡，经历一场转化，这场转化将会加强我们的感知能力，使我们与我们的独特本性联系更加紧密。

一、发展的危机点

从荣格学派的视角来看，婴儿是一个独特的个体，来自名为自性的整体的底层。由于胎儿处于一种无意识的状态，所以自我——作为一个潜在的实体——在出生的时候开始形成。之后，新生儿就处于意识的领域，面对着外在的环境，同时有着保证其自身情绪和身体滋养的需要。

从出生的那一刻起，自我就推动自体，但不论是自我还是自体都是基于自性的原型之上的，自性代表着心灵的中心和整体。随着自我与父母认同，内向投射父母，自性就会产生分裂。给予支持与滋养的父母鼓励孩子真正的自我和自体的发展——真实自我。然而，如果缺乏适当的滋养与支持——不论是溺爱过度还是关注不足——婴儿就会形成消极的母亲和父亲认同，其形成虚假自我的种子会就此播下。[3]

玛格丽特·马勒（Margaret Mahler）和她的同事坚持认为，心理自我的诞生——自己作为单独的个体的感觉——出现在两岁左右。[4]在儿童两岁至青少年这个成长阶段，积极的（健康的）和消极的（不健康的）自我方面，以及真实自我和虚假自我一直都在发展。根据埃里克森的发展蓝图[5]，第一阶段，信任与不信任的冲突（从出生至两岁），接下来依次是自主与害羞和怀疑的冲突（两岁至 3 岁）、主动与内疚的冲突（3 岁至 5 岁）、勤奋与自卑的冲突（6 岁至 12 岁）。

生命周期的前四个阶段会在青少年时期（13 岁至 19 岁）达到顶峰，其关键的心理任务就是建立同一性或经历同一性混乱。这是早年危机，是经历象征性死亡与新生的第一次机会。如果青少年个体在青春期不反抗父母，不脱离父母和他们的内向投射自我（虚假自我）的话，他们可能会经历情绪障碍，发展出一个分裂的自我。于是真实自我的种子会非常清晰地深埋于愤怒和内疚的秘密心灵土壤之中，通过虚假自我表现为抑郁和自杀的状态，同时也会表现为人格障碍。这一悲剧的场景在丽贝卡、加里、莎伦和保罗的个案史中都表现得非常明显。荣格主要处理的是中年危机——这一危机如今非常流行；现在随着"未来冲击"[6]的来临和儿童过快的成长速度，我们还得面对日益剧增的早年危机。

（一）早年危机

父母、教师和辅导老师都知道，青春期是正常心理发展过程中的第一个重大危机点。主要通过认同于父母和社会的外部集体规范而形成的自我，第一次遭到挑战，要求完全独立。尽管两岁时最初显露的自我状态允许同一性部分地与父母分离，但是青春期——及其生理、心理、社会和存在/精神上的巨变——却是个体自己完全分离的同一性涌现的时刻。

在把青春期描述为唯一正常的精神病的时候，安娜·弗洛伊德所暗示的是青春期是可预见的发生自我死亡的时间段。[7]然而，考虑到青少年的愤怒和叛逆本性，自我死亡——杀死自我，这一描述可能更为精确。具体来说就是，青少年必须象征性地杀死占主导地位的内向投射的父母自我，以及源自集体确立的规范的人格面具和自我意象。诺伊曼对它的描述如下：

> 在个体的正常生活中，象征性地杀死父母或与其同等的对象是发展的一个阶段，省略这一阶段不可能逃脱惩罚；很多时候，正如大量的发展［受阻］的案例告诉我们的那样，作为一个在［象征性地］"谋杀"父母面前退缩的"乖孩子"的好处，是以牺牲其后半生的独立这一危险的代价换来的。[8]

在自我演化（或更确切地说是变革）的青春期危机期间，青少年的心灵是非常脆弱的，因此任何强烈的情绪体验都有可能造成悲剧性的后果。例如，如果青少年谈恋爱了，其新的自我意象就会与这段感情纠缠在一起，所以一旦这段感情破裂了，他或她就会感到毫无价值。这一罗密欧与朱丽叶情结是导致青少年自杀的一个常见因素。一个其选择的人生目标遭到反对的青少年，也可能会产生重度抑郁或想要自杀的绝望（正如第八章莎伦的案例中清晰地展现的那样）。电影《死亡诗社》中就有一个让人痛心的例子。处于青春期的主角希望成为一名演员（真实自我），但是他的父母却想让他成为一名医生（虚假自我）。不堪这一两难境地的困扰，他自杀了，而事实上需要被杀死的其实是不真实的（因此也就是消极的）占主导地位的父母自我。他需要实施自我死亡而不是自杀。

教师、辅导老师和父母能够运用自我死亡与转化模式帮助青少年更加顺利地度过青春期的打击与挫折。比如，可以教导青少年认识到，如果他们在某些事情上，如在感情上或学校竞赛中失败了的话，他们只有一部分自我而不是全部的自我都受伤了。通过实施自我死亡，与他们自己的精神中心或自性建立联系，这样，青少年就能继续他们的自我实现之旅，而不是走上自我毁灭之歧路。

如果父母读到了本书，在读到这里时能够谨记，与父母自我认同的脱离是青少年发展其自身的自我感觉所必需的，那么父母和孩子双方都能更加有效地解决冲突。因此，青少年的自杀率也就有希望减少；同时，在针对青少年及其父母的教育工作的帮助下，青少年自我死亡与转化的广泛传播有望增加。这一希望是建立在抑郁会产生创造性的才能，并不是真的死亡而是象征性死亡和新生这一事实之上的。

　　在青年时期，自我和自我同一性会随着个体换上新的角色而成形，如发展事业、结婚、生儿育女。在埃里克森的理论中，青年时期，人们在一种与自身自我和他人的亲密感与孤独感的冲突中挣扎。之后，成年期是繁衍与自我关注和停滞的冲突，通常涉及工作和家庭。当个体抵达山巅和自我发展螺旋的顶峰的时候，会产生很大的成就感（很多时候，会产生自我膨胀）。然而，除了这一感觉之外，通常还会有某种东西仍然缺失的感觉。一个人无法再继续上行的那个点被称为中年危机。中年危机的发生是因为自我无法保持静止，如今则发现它只能在一个下降螺旋中走下坡路。但丁就是在此时开始了他《地狱篇》的写作，写的是其人到中年却迷失了路径，游荡到一片黑暗的森林，陷入心理和存在的地狱当中。

（二）中年危机

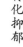

　　鼎盛时期代表着第二个重大的发展危机。对那些没有在青春期解决其大部分的真实自我与虚假自我冲突问题的人来说，中年危机更为严重。这一点在四个转化旅程中（第六章至第九章）都非常明显。换而言之，个体如果按照基于真实自我的个人神话的内在感觉来生活的话，其中年危机就不会那么严重。中年危机最大的危险就是个体将会从山顶摔下来或跳下来，屈服于自我毁灭过程。另一种选择则是个体渐渐地、富于建设性地放手或象征性地杀死其消极人格面具和自我形象（虚假自我），实施自我死亡，经历转化。

　　然而，如果个体面对中年危机拒绝做出积极的（自我—自性）同一性的改变，阴影就常常会通过尚未解决的父母情结而形成一种自杀情结，展现为一个有自杀倾向的自我。结果可能会像猫王的案例那样，以自杀告终。相反，如果个体做出了积极的同一性的改变，就像贝蒂·福特那样，就会产生自我整合感，而不是绝望（埃里克森最后一个发展阶段），并在其社会和自然环境中向健康完满迈进。

　　发展的视角鼓励你通过忍耐来培养希望。埃里克森的发展观是一个演化过程（一个上升和下降的螺旋），这一过程建立在朝向自主、主动、勤奋、同一性、亲密、繁衍和整合而发展的信任的基础之上。然而，在埃里克森的心理学当中，就像荣格的心理学一样，对所有的对立面都必须正视、接受，然后超越，这就产生了一个旋转的双螺旋心理模式。这同下降螺旋是截然相反的，下降螺旋建立在不信任之上，朝着羞愧与怀疑、内疚、自卑、同一性混乱、孤独、自我专注与停滞、反感与绝望发展，是不可能代替自性化过程的。参与自性化进程的个体会发展和表现出以下几大必备优点（与相关的基本美德相联系），这些优点与生命周期的八个阶段直接相关：驱力（希望）、自制（意志）、方向（目标）、方法（能力）、献身（忠诚）、归属（爱）、生产（关怀）、放弃（智慧）。埃里克森的理论中最后一个必备优点是放弃并不是偶然；我感觉他的意思是放弃自我和物质世界，他所描述的智慧则代表着灵魂、精神和自性的智慧。

（三）晚年危机

随着人的寿命不断延长，我们正在经历我们国家和整个世界的老龄化。越来越多的人将会步入老年，经历晚年危机，第三个可预见的发展转折点。在面对我们晚年的众多丧失，找到生命的新意义方面，自我死亡与转化也是一个非常有益的模式。在我们不得不放弃我们拼搏良久才获得和改进的家庭、工作人格面具（角色）和自我意象（同一性）的时候，就会出现晚年危机。孩子们长大离开，工作因为失败、能力不足或退休也没有了，配偶去世，我们患上了各种各样的疾病，最终我们要面对死亡。在直面这些离别、丧失和结局的时候，我们可以培养一种优雅感，通过整合（精神的完整感）和智慧表现出来，因为我们能够最后一次放弃自我，开始自然而然地重新与自性会合。否则，我们就会变得愤世嫉俗、厌恶和绝望。

自我死亡与转化这一概念与老年人特别相关。老年人中有许多都失去了人际关系和社会支持，他们特别容易受到疏离感和无能感的伤害，这使他们成为抑郁的主要易感人群。从统计数据来说，老年人的自杀率急剧攀升，特别是白种人。鉴于这一情况，各方应当共同努力通过教育宣传告知那些尚未退休的人们，他们旧的人格面具和占主导的自我意象必须象征性地死亡，然后才能经历一个健康的转化，进入他们自然生活的下一阶段。

作为尚未步入老年的成年人，我们可以学着为年迈的亲人提供更成熟的（因此，也就更加称职、更加令人满意的）家庭护理。把他们送入养老院，我们是在把自己同我们的过去和我们的未来隔绝开来。我们每一个人将来都会变老。除非我们提前多加了解老年自我的问题，否则当我们年老的时候，我们将不会知道如何在心理层面上处理年老这一问题。

生命的始与终同日出日落非常相似——都非常美丽，让人惊叹。如果我们能把这一对比当作一个超越的象征谨记心中，它可能会帮助我们更加悉心地照顾我们年幼和年老的亲人。让我们向生与死，和由此产生的生命的永恒轮回致敬。

二、离婚与死亡：重生契机

除了人生中那些重要的可预见的发展阶段外，抑郁还最有可能在我们突然失去爱人的时候出现，不管是因为离婚还是因为死亡，其实这两者对幸存者的影响是非常相似的。两者都代表着痛苦的离别，掺杂着破裂、空虚和无法挽回之感。在这样一种情感状态下，自我很容易就会螺旋下降进入重度抑郁和自杀的境地。自我死亡与转化能够帮助我们以一种健康而又富有成效的方式有效处理这些丧失。我们先来看一下与离婚相关的丧失，然后再探讨与爱人离世相关的丧失。

（一）离婚：分道扬镳

离婚其本质就是一次微型死亡。曾与配偶这一角色和同一性密切相关的人格面具和自我意象已经不在（通常都是很突然的，且是发挥效力的）。因此，我们哀悼的不仅仅是我们失去的那个人，而且还有我们的自我本身的某一部分，那一部分是由我们与失去之人的关系所界定的。在这一孤独又极度痛苦的自我死亡时期，有必要与我们自己的心灵中心或自性重建联系，以便转化我们的哀伤。

对那些孑身一人、感到抑郁、对世事无知无觉的离异男性而言，发挥超越功能的是其阿尼玛，即她必须成为自我死亡与转化的中心和动力。[9]毕竟，阿尼玛是其女性特质的原型——其同一性的一个方面，这一方面在婚姻破裂之后会格外受到困扰。事实上，最初令其陷入离婚的麻烦和混乱之中的常常就是他所投射的阿尼玛。很多时候，阿尼玛在其生活中显现为他的外遇对象，或他抛弃妻子而去追求的对象，或他接下来结婚的对象。阿尼玛问题会一直存在，直到人们在内心中正视这一问题。阿尼玛在男人的梦中显现为一个像女神一样的女人，这个女人看起来比较熟悉，但是却不是他生活中认识

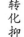

的人。有时，阿尼玛出现时身旁伴有一条代表着古老的治愈象征的蛇。当一个离异的男人梦到与这样一个阿尼玛形象结合，那他就是象征性地爱上了他自身女性的一面。内在结合开始发生：是自我死亡之后的一种重生与治愈经历。换而言之，这个男人象征性地杀死了他那过时的、消极的、受过伤害的配偶自我，转化成为一个整合得更好、以自性为导向的个体。他的内在结合为将来成功的外在婚姻提供了一个更好的基础。

对于一个离异的女人来说，超越的功能就是阿尼姆斯或男性特质的原型。在梦中，这一阿尼姆斯人物会以陌生人的形象出现，或是一个有点熟悉的男神形象，他还有可能与一条蛇或者风一起出现，或就是以一条蛇或者风的形象出现。[10]随着离婚后自我的分裂与破碎，与阿尼姆斯的联系与结合创造了一个新的与自性相交的轴，因而也就为那个女人创造了一个新的自我同一性，这一新的同一性使她能够独立生活，同时还有可能建立新的积极的恋爱关系。

假设离婚并不是双方共同决定的，发起离婚的那个人就会将其自身置于一种放逐者的角色，因此，他或她很有可能会感到内疚，然后导致抑郁。另一方面，被放逐的伴侣则会觉得被拒绝了，毫无用处，这也可能会导致抑郁。无论如何，双方都需要一段休眠或潜伏期。这种情况下的抑郁能够促进成长。孤独与寂寞能够让抑郁个体在其自身的黑暗或黑色期中经历一段孕育期，荣格的炼金术研究如是说。[11]从这一黑暗的浸润中产生了灵魂的导航之光，男人心中产生了振奋人心的女性力量，女人心中产生了活力焕发的男性精神力量。这一内在转化是自我实现或自性化之根本，这在四个治愈之旅中皆有显示（第六章至第九章）。

（二）死亡：终极丧失

因死亡而失去所爱之人的经历之所以如此痛彻心扉是因为它是终极的。不像离婚是在两个活着的个体之间进行，双方继续他们的生活，甚至有可能保持联系，而死亡则意味着人已不再存活于世上这一无法挽回的丧失。死亡使得活着的人变得特别容易受被遗弃和在这世上孤单一人这些想法——以及记忆——的影响。

在死亡本身过去之后，活着的人会经历一段长时期（3 个月至 18 个月）的退缩和哀伤状态，经常会认同于已离去的所爱之人以维持一种象征性的联系。有时，这会导致活着的人产生对逝者的内向投射，形成一种部分上（有时，几乎完全）与逝者相连的自我同一性。如果是一个儿童经历这种内向投射，他或她可能会形成一个虚假自我，这一虚假自我会一直逗留，并在成年期引发抑郁。当失去爱人的时候，这个人不得不多次经历自我死亡以放手这种虚假同一性。否则，这个人可能会真的自杀以陪伴逝者。诗人西尔维娅·普拉斯在几次自杀未遂之后终于成功自杀的悲剧故事，说明了这种想要通过自杀来达到一种神秘团聚的欲望。她第一次自杀未遂是用土把自己埋在她的地下室里——象征着回到大地母亲的怀抱——以便她的灵魂能够与她父亲在一起，她父亲在她还没进入青春期的时候就去世了。[12]

当我们因为死亡而失去爱人的时候，我们要在一定时候在心中放下这个人，否则我们会因为与逝者过度认同而阻碍到我们自己的发展。只有有了这一微妙的脱离过程，自我死亡与转化才会特别有效。象征性地杀死和放手逝者在我们内心的存在（比如说，通过透彻地探讨它），能够让我们超越这一巨大的丧失，继续活出我们自己的个人神话。

荣格说，个体在经受如此大的丧失之后会受伤，会陷入一种退缩的状态；这一内倾的黑暗海洋，他说，是"介于毁灭和新生之间的"。[13]个体的自我会与逝去的爱人认同，经历一种共生的象征性死亡体验。这是朝向无意识海洋［最初物质（Prima materia）或集体的——原型的——母亲的子宫］的退行，这一退行是获得重生的前提条件，重生则是基于在自我与自性之间建立一种新的联系。如此所产生的变化就是自我从属于自性，在这之后自性化进程才可以继续进行。

三、解析全球死亡问题

个人的自杀问题与集体的或全球的死亡密切相关。自从第二次世界大战之末的原子弹爆炸以来，集体或世界自杀——我称之为人类灭绝，成为一个任何时候都有可能发生的现实（见表10—1）。正如荣格60年前所预言的那样[14]：

让［人们——国家］聚集足够的毁灭武器，那么［其］心中的魔鬼很快就将难以阻挡这些武器注定的用处。众所周知，如果为数众多的轻武器聚在一块，那么它们将自己开火。

尽管裁减核武器取得了成功，但是如何制造大规模杀伤性武器的知识却永远不会消失，恐怖分子非常有可能会利用这一技术。荣格强调说，自我毁灭的问题，不管是个人层面还是世界层面，始于也终于个体，因为

"我们在同自己作战"。美国的总统、伊拉克的总统和一个恐怖分子,他们是单独的个体,但是如果这些单独的个体有某种邪恶的自杀计划的话,会毁灭整个地球,把所有其他的人也置于死地。正如纳粹德国所证明的那样,国家是很有可能追随一个发狂的领导人,采取威胁到种族存亡的自杀方案的。因此,自杀还是不自杀既是一个个人的问题,也是一个集体的问题;与人格面具和自我意象的斗争会给国家(即国家在国际社会中的角色和它的国家形象)和世界以及个体市民带来不幸。

地球上的整个人类大家族(还有地球上的所有动物、植物、海洋和矿物质)是在集体层面上与自性对等之物,是我们的中心和我们的整体。个体和国家必须要经历类似于自我死亡的过程(国家死亡)和转化,只有这样才能使人类充分发挥其创造潜能。以如此崇高的原则为目的意味着,比如,我们需要超越自私,停止用有毒气体、化学物质、垃圾和杀伤性武器来污染地球的生物圈。无须真正实施自杀和毁灭地球,我们只需经历一个象征的死亡—重生经历。[15]

表 10—1 预防人类灭绝

阶段	文化与人类家庭治疗
一	国家的阻抗与消极的投射(邪恶帝国) 现代的启示 丧失、失败感和痛苦(越南和阿富汗战争的失败) 核武器灭绝人类的威胁(集体自杀或人类灭绝) 建立信任和积极的国际关系 收回消极的投射 向服务于文化的退行(真实的国家) 邪恶帝国的死亡(虚假的国家) 国家死亡
二	相互依存的强大同盟 原型的积极和消极投射(死亡—重生斗争) 向服务于整个人类大家庭的退行 文化(国家)—整个人类大家庭之轴(联合国)
三	向服务于地球(世界)的退行 现实地看待地球,就像从宇宙空间来看待地球一样(死亡—重生经历) 把所有文化都视为是有价值的和相互依存的 地球(世界)—整个人类大家庭之轴 世界大社区/地球母亲的重生 整体感、普遍的目的和意义

沃尔曼（Benjamin Wolman）为人类作为一个整体所遭受的自我中心的问题提供了一种解释。他将这些归因于科技的发展、物质占有重要性的增加、人际暴力和家庭破裂发生率的不断增加和范围的不断扩大。在他对"自杀的反文化性"的描述中，他提到了内部的毒药，如酗酒和吸毒，以及外部的毒药，如工业污染和核武器。[16]他说道：

> 当人类学家列维－斯特劳斯被问及他是如何看待当代人性的时，他将现代人类与面袋里的蛆做了一番对比。随着蛆的数量增多，甚至在与同类进行身体接触之前，蛆不知怎地就能意识到对方的存在，并分泌毒素，远距离杀死对方。它们在自己所处的面粉中下毒，最终它们都将死亡。斯特劳斯博士说，类似的事情正在我们这个时代上演。

另外一些人则更担心我们当今的社会和科技的迅速变化引发个体之间愈来愈疏远这一情况，正如涂尔干预先警告我们的那样。[17]老年人固守现状，青少年则即将闯出自己的一片天，他们两类人最容易受到这种疏远的伤害。但是社会的各个部分之间都受到了影响。沃尔曼说道：

> 我们生活方式中固有的疏离、家庭关系的淡化、人际关系的去个性化、大众社会中个性的丧失可能是导致这么多人伤害他人和自己的主要，至少是重要的原因。[18]

我们作为个体能够为解决人类社会的这些难题做些什么呢？我们首先必须要更加觉察我们内心的活动。如果我们实施了自我死亡，因而超越了我们内心的自我毁灭情结，我们就可以开始在集体层面施加一些积极影响。如果有足够的人和国家经历了自我死亡和国家死亡与转化这一象征性的死亡—重生经历，人类整体就有希望了。

四、致个体与全世界：赋予希望的范式转化

个体超越自我毁灭所需的范式转化是让自我献身于更高的准则。这种范式转化是对行为和自我心理学家、生物医学取向的精神病学家和那些认为取得第一才是理想的个体的一项直接挑战。对这些人来说，我所提倡的过程代表着一个真正革命性的变化，而他们则很可能拒绝这一改变。尽管如此，这项改变必须——我相信也将会——被越来越多的人推行，直到全人类都受其感染。

一个新的范式要想生存下来，必须在其刚诞生的时候获得足够多的人的支持，以确保它在被科学调查和确认之前不会被扼杀。之后，这一理论需要更多的时间来发展，以达到能够取代之前早已确定的理论的程度。由荣格提出，经罗杰斯、马斯洛和科胡特等人发展的一个现代理论——自性心理学（self psychology），目前仍处于不断超越其他理论，如弗洛伊德的理论和后弗洛伊德的自我心理学家的理论的过程中。然而，它注定要在心理学中引起范式转换，借此，一个更高的、更加精神化的准则，即自性——而非自我——将会被当作是心灵名副其实的中心。

自我死亡与转化模式与《金花的秘密》（《太乙金华宗旨》）这一有着1 200年历史的中国古籍所描述的发展心灵完整性这一过程极其相似。[19]这一经典古籍的存在提醒我们，人类对转化内心世界的追求由来已久。据这本书而言，金花（即金华），或不朽的精神之躯的发展，取决于坚守道家之道，坚守对立二元的统一（阴和阳：黑暗的女性灵魂和明亮的男性精神）——这一方法将自我与对立面的冲突分离，以便其能够重新成为完整统一的大道的一部分。自我是道的一部分这一观点同荣格的自我归属于自性，同时作为自性的一部分这一观点几乎一模一样。金花的发展实际上映射的是人类的生命周期和整合与智慧的获得：自我从对立面的统一——自性（光明与黑暗、男性特质与女性特质）中诞生，然后出现了自我的象征性死亡（自我死亡），最后是回归统一体——自性。

因此，不论我们看的是古代哲学还是现代分析心理学，我们看到的是自我死亡与转化范式所传递的同样信息：消极的心理状态不一定会导致彻底结束生命的自杀；相反，它会导致象征性的死亡，而象征性的死亡则为后来的新生扫除了障碍。从这样一种积极观点来说，抑郁是获得希望、成长和蜕变的机会，而自杀则是一个悲剧性的错误。

转化我们的抑郁和痛苦，找到我们个体生命和作为人类家庭成员的意义，其方法既简亦难，但却是在我们能力范围之内的：自我死亡与转化。

后 记

"一旦找到其意义所在，痛苦便不再是痛苦了。"

——维克多·弗兰克尔

自我死亡与转化范式首先值得你从个人层面予以哲学关注。你必须深究你的内心以了解你如何看待你自己的生命和他人的生命，即便你和他们都患有重度抑郁，并且有自杀倾向。

总之，自我死亡与转化基于这样的信念，即每一个生命都是有其意义的。这一信念被维克多·弗兰克尔用优美的文字表述了出来，他坚持了"精神自由——是夺不走的——使生命充满意义，拥有目的"这一意念，克服了纳粹集中营中的巨大苦难。[1]弗兰克尔作为一名集中营囚犯的经历中最引人瞩目的部分之一就是预防自杀。运用尼采的"一个人知道为什么而活，就能忍受任何如何而活"这一格言，弗兰克尔会将注意力集中于某一个能够让饱受痛楚之人活下去的特定原因：比如说，见自己的爱人或写一本书。他说道：

> 将每一个体区分开来，赋予其存在以意义的这一独特性和唯一性，与创意工作的关系之深正如其与人类之爱的关系一样深。意识到自己的存在是不可取代的之后，它会让个体将其存在和其继续存在所承担的责任充分发挥出来。一个人如果意识到其对一个正深情地盼着他归来的人或对一份未完成的工作所承担的责任的话，他是永远不会放弃自己的生命的。他明白他是"为什么"而活，能够忍受几乎任何"生活"。

有时，每个人的生命都有其意义这一事实，受到了整个宇宙遍布意义这一发现的支持。最近我自己临床实践的一次经历就证明了这样一个发现。一个年轻的女大学生贝丝来我这里寻求治疗，她之前因重度抑郁症和有自杀念头而入院接受治疗，现在已经出院了。她的抑郁从来没有间断过，似乎永无止境。她自我同一性中的消极方面包括消极的父亲情

转
化
抑
郁

结和残酷的阿尼玛斯，以及各种否定一切的阴影形象和一个消极的母亲情结。

接受分析治疗到差不多九个月的时候，贝丝陷入了一个心灵黑洞当中，同时她还出现了功能失调，有一种人已死去的感觉。就是这种境况之下，她在一次面谈的时候走进我的办公室，说她刚刚看到自己窗外有一只黄蝴蝶。我对这一发现感到很吃惊，因为当时是冬天，通常是没有蝴蝶飞来飞去的。但是让我们两个都很震惊的是，就在她告诉我蝴蝶（她认为是一个吉兆）的那一时刻，一只黄蝴蝶出现在我办公室窗外，然后另一次黄蝴蝶也飞了过来，之后这两只蝴蝶就一起翩翩起舞，就好似在举行交配仪式一样。在我们充满敬畏，静静地盯着这两只蝴蝶很长时间之后，贝丝问道："我怎样才能把自己从抑郁的深井中拉出来？"在对她的问题做出回应的时候，我问她："蝴蝶是怎样从自己的茧中钻出来的？"

这件事情和这一问一答证明对贝丝是具有转化作用的。这次面谈之后，她心理上再也不会受抑郁麻痹了。一个积极的阿尼姆斯形象首次出现在她的梦中，她开始与男性建立正面肯定的感情关系。她最终找到了她失去的灵魂：蝴蝶，一个古老的象征着转化与重生的女神象征，即是其外在的显现。

于我而言，蝴蝶的出现是共时性的一个表现，表明意义贯穿整个存在的始终。马丁·布伯（Martin Buber）曾说过："长久以来毫无意义的事物是有意义的。世间万物都依内在变化而定；只有当内在变化发生之时，世界才会改变。"[2]

现在我们回到弗兰克尔，他曾告诉他在奥斯维辛集中营的难友们，"生命，无论何时何地，其意义都永存"，告诉他们一定不能丧失希望，而应当振作起来，坚信他们无望的挣扎和牺牲并没有减损生命的尊严和意义。弗兰克尔为我们所有人都树立了保罗·蒂利希（Paul Tillich）称为"存在之勇气"的榜样，存在的勇气在面对非存有之时需要"精神的自我肯定"。[3]自我死亡与转化过程是一种给予抑郁和自杀倾向个体以勇气和肯定的方式，同时也是对他们所迫切需要的生活的创造性的、具有治愈作用的回应。

最后，我的抑郁是引向新生之门。自我死亡需要牺牲——自我毁灭部分的象征性死亡和创造性的过程（如写这本书）——才能走向转化。我的生命如今有了目的和意义。我已经找到了我的圣地，而你，同样，也可以找到你的圣地。

"玄之又玄，众妙之门。"

———老子

"黑暗孕育了光明。"

———荣格

"我们必须熄灭蜡烛，扑灭火苗，重新将其点燃。
必须永远熄灭，永远重燃火苗。"

———T. S. 艾略特

转
化
抑
郁

注 释

序言

[1] Kast (1998)，123 - 145.

[2] 山姆去世后，他的诗集得以出版。参见 Weishaus (1974)，由斯特普尔（William Staple）作序，罗森写导言，斯奈德（Gary Snyder）作跋。

[3] Maslow (1980).

[4] Wilber (1980).

[5] 我这里用"放弃"一词，是佛教意味上的"放弃自我"，只有放弃自我，才能导向转化。参见 Wilber (1980)；Jung (1968a)，23 - 25。

[6] 我在上医学院的时候就已经开始研究自杀问题。参见 Rosen (1970，1976a)。

[7] 这一估算大致按照幸存者占自杀者百分之一的比率而得出。例如在 1990 年，从金门大桥上跳下的自杀者中有 20 位已知的幸存者，但幸存者或自杀者的实际数目是不得而知的。

[8] 这条引语以及本研究中的其他引语都引自 Rosen (1975)。

[9] Rosen (1976b).

[10] 如果想更全面地了解我关于治愈的哲学，参见 Rosen (1973，1977，1982，1992)；Reiser & Rosen (1985)。

[11] 关于这一句话，乔尔·维绍斯（Joel Weishaus）曾做出如下富于洞察的评述："'意识自我行为'是在自我不相信自己的灭亡的情况下做出的；因此自杀，与杀死自我不同，并不是真心愿意的行为，而是自我处在魔术师的状态之下。"

[12] 荣格甚至指出："阴影对应的是一个消极的人格，包含所有会令我们痛苦或遗憾的那些特质。"参见 Jung (1968b)，177。

[13] Goldman (1990).

[14] Ford & Chase (1988).

第一章

[1] 想要了解更多关于这个以及本章中其他历史信息的细节和探讨，参见 Menninger, Mayman, & Pruyser (1967)；Jackson (1986)。

[2] Jung (1963)，146 - 199.

[3] Schmale (1973).

[4] Engel (1962).

[5] Gut (1989).

[6] Storr (1989).

[7] Regier，Hirschfeld，Goodwin，et al.（1988）. 这几位作者指出，在六个月期间，美国人口中约有 3% 的人群患有重度（精神病性）抑郁，而在一生中，这一比率几乎翻了一倍，达到 5.8%。他们坚称，国家每年因重度抑郁花费超过 160 亿美元。在一生中，美国人口中 3.3% 的人群患有精神抑郁（轻度或神经症性抑郁）。双相障碍（躁狂—抑郁型病症）占总人口的 1.2%。他们发现，这三种障碍加在一起，在六个月期间的发病率是 5.8%，约 1 000 万人；而在一生中的发病率是 8.3%，即约有 1 400 万美国人一生中曾有过抑郁史。换句话说，临床上抑郁症是公共健康中的关键问题之一。

[8] Frank (1963)，314 - 315；Frank (1974).

[9] von Bertalanffy (1968).

[10] 三种主要的单胺类神经递质是：儿茶酚胺（去甲肾上腺素和多巴胺）以及吲哚胺（五羟色胺）。越来越多的证据支持这一概念，即不同形式的抑郁确实与这些生化复合成分中某一类成分的低水平相关。参见 Schildkraut，Green，& Mooney (1989)。然而，也有几个研究发现抑郁症病人身上儿茶酚胺的输出增多，而神经受体的活动减少，导致神经递质的功能缺乏，不管其实际含量水平如何。参见 Rush (1990)。

[11] Schildkraut，Green，& Mooney (1989).

[12] Ader (1981).

[13] 这项研究是由法齐·法齐（Fawzy Fawzy）及其合作者进行的，包括诺曼·卡曾斯，参见 Cousins (1989)，250 - 263。

[14] Cousins (1975).

[15] Gershon，Berrettini，& Goldin (1989)；Gershon，Hamovit，Guroff，et al. (1982)；Weissman，Kidd，& Prusoff (1982).

[16] Abraham (1927).

[17] Freud (1959).

[18] Kohut (1977).

[19] 本小节荣格的引语引自 Jung (1967a)，169 - 170，293，404，408，435。

[20] Odajnyk (1983).

[21] Steinberg (1984).

[22] Steinberg (1989).

[23] Jarrett & Rush (1985).

[24] Ferster (1973).

[25] Beck (1972).

转化抑郁

[26] Arieti & Bemporad (1978).

[27] Bowlby (1969，1973).

[28] Paykel，Myers，Dienelt，et al. (1969).

[29] Hirschfeld & Cross (1982).

[30] 支持这一理论的论述，参见 Bart (1974)。

[31] Engel (1977).

[32] Rosen (1989).

[33] 本小节弗兰克尔的引语引自 Frankl (1984)。

[34] Jung (1967b)，346；Jung (1969)，486 - 487.

[35] Maslow (1968).

[36] Fulghum (1988).

[37] Rosen (1987).

[38] Rosen (1989).

[39] Kast (1991)；Bloch (1959).

第二章

[1] Noyes (1968).

[2] Alvarez (1972)；Jaffe (1978).

[3] 有关非洲部落对待自杀的态度的研究以及与自杀相关的法律问题的普遍的历史信息的研究有 Kiev (1972) 和 Stengel (1973)。

[4] Ellis (1923).

[5] Durkheim (1951).

[6] 本小节的统计数据来自 Mishara，Baker，& Mishara (1976)；Peck，Farberow，& Litman (1985)。

[7] Chivian，Robinson，Tudge，et al. (1988).

[8] 是路易斯·迈赫迪 (Louise Mahdi) 令我对此产生了关注。

[9] Goethe (1957).

[10] Phillips (1974).

[11] Phillips & Caratensen (1986).

[12] Gould & Shaffer (1986).

[13] Freud (1959).

[14] Menninger (1938).

[15] Winnicott (1986)，173 - 182；Winnicott (1958，1965，1971).

[16] McAfee (1983).

[17] Jung (1973)，434；Jung (1975)，25，278 - 279.

[18] Klopfer (1961).

[19] Wheelwright (1987).

[20] Hillman (1973).

[21] French (1982).

[22] Menninger, Mayman, & Pruyser (1963). 引用的研究是 Dorpat & Ripley (1960)。

[23] Beck & Kovacs (1975)；Beck, Brown, Berchick, et al. (1990).

[24] Maltsberger & Buie (1974).

[25] Kast (1990).

[26] Humphry (1991).

[27] Schur (1972).

[28] Gibbs (1990).

[29] Quill (1991).

[30] 也许这些禁忌正在变化当中——青少年自杀的流行与乱伦之间有没有相关？看起来我们需要更多科学的研究以及更多的努力来提高我们对待这些痛苦和悲惨境况的意识。

[31] von Franz (1978)，1.

[32] Tabachnick (1973).

[33] Stephen (1972).

[34] Styron (1990).

[35] 体验到了对宗教的虔诚和对妻子的爱之后，斯泰伦极有可能发现他的阿尼玛（他内在的女性）爱着他，而他真实的自性（在自我—自性联结的基础上）也爱着她（他的阿尼玛和他的妻子）。他发现了自己的灵魂，再一次生气勃勃了。

第三章

[1] Beebe (1992).

[2] Morris & Beck (1976).

[3] 了解关于安慰剂的研究综述，参见 Cousins (1989)，125 - 153，231，328 - 336。卡曾斯引述亨利·比彻（Henry Beecher）博士的话语："痛苦或焦虑越深重，安慰剂的效果就越好。"卡曾斯自己从有关安慰剂的全部研究中得出结论：信念会影响生理。他还建议通过欢笑疗法（laughter therapy）来获得缓解疼痛的安慰剂疗效，他同时还指出，身体能够自己产生生物化学合成物激素内啡肽，而它有镇痛、自我麻醉的作用。

[4] Frank (1975).

[5] Engel (1961). 恩格尔指出，正常的哀伤过程典型来说包括以下三个阶段：（1）震惊、不相信；（2）发展对丧失的觉察，体验到悲伤、愤怒、内疚、抑郁、无助和无望；（3）延长的恢复期，在此期间进行最后的哀悼工作，痛苦的失落感已经克服，

重建健康安乐的状态。

[6] 关于这个的细节，以及有关抑郁症的其他重要的诊断分类，参见《心理障碍诊断与统计手册（第四版）》（DSM-IV，1994），大多数专业人员也是通过这一手册来了解抑郁症的诊断分类的。

[7] DSM-IV，317 - 366.

[8] Jackson (1986).

[9] 精神病学依据季节性模式区分码（Seasonal Pattern Specifier code）来对季节性情感障碍（SAD）进行分类。参见 DSM-IV，389 - 390；Wehr & Rosenthal (1989)。

[10] Schuckit & Montiero (1988)；Motto (1975). 匿名戒酒者协会（Alcoholics Anonymous，1987）也持有与莫托（Motto）相同的观点。

[11] Jung (1975)，623 - 625. 罗兰德的故事，是由埃比（Ebby）告诉威尔逊的，埃比是他们两位共同的朋友，在匿名戒酒者协会创立过程中罗兰德的故事是关键因素之一。

[12] 风险图式是由利特曼（Robert Litman，M. D.）提出的，但最初是用于自杀数字的比率（一般比率，风险＝10/100 000；低风险＝100/100 000；等等）。

[13] Beck & Kovacs (1975)；Beck, Brown, Berchick, et al. (1990).

[14] Reiser & Rosen (1985)，91 - 111.

[15] Stern, Mulley, & Thibault (1984). 表3—1 改编自这篇文章。

[16] Murphy (1975). 在对已自杀成功的个案进行的研究当中发现，酗酒的流行率为 23％～29％，情感或心境障碍的流行率为 58％～75％。参见 Rosen (1976a)；Murphy & Robins (1967)。

[17] Mendel (1975)，148.

[18] Menninger, Mayman, & Pruyser (1963).

[19] Mintz (1971). 他引用了古尔德的文章《成年生活的阶段》，提出了如此富于创意的观点。

[20] 有关电休克疗法的信息，我受惠于艾布拉姆斯（Abrams，1988）。为了缓解接受电休克治疗的病人经常会体验到的无法逃脱之厄运的感受，通常会采用轻度的麻醉剂、肌肉松弛剂以及输氧等方法，以确保病人在抽搐时不会伤害到自己。另外最新的一个革新就是实施单边的电休克疗法，也就是说对大脑不占主导地位的那一个半球施加电流，由此减少抽搐后的混乱感觉以及暂时的记忆丧失。尽管已经开展了多项研究，但电休克疗法如何发挥作用的机制还未完全被了解。有一种理论认为，电休克疗法增加了神经递质的活动，不是通过集中增加神经递质的生化激素的含量（另一种与此相对立的理论），而是通过增强神经受体的敏感性。亦可参见 Grahame-Smith, Green, & Costain (1978). 不管电休克疗法产生抗抑郁疗效的具体机制如何，很清楚的一点是重度抑郁严重损害身体的多种症状通常会得到迅速、急剧的改善。

[21] 由于电休克疗法比抗抑郁药物治疗发挥作用的时间更快，有时候会采用它来

对有强烈自杀倾向且抑郁症状严重危及生命的病人进行最初的治疗。

[22] Rush（1990）；Feighner（1986）；Feighner, Aden, Fabe, et al.（1983）.

[23] 左洛复（舍曲林）是最新的抗抑郁药之一，它是一种五羟色胺再摄取抑制剂，与百忧解（氟西汀）有关。它是一种轻度兴奋剂，只需要早晨口服一次。左洛复与百忧解的副作用相似，但副作用更少一些，其半衰期比百忧解更短，只需几天，而不是几周，因此它不会像百忧解一样在组织中蓄积而达到毒性水平。最后，它也不会有与自杀联系在一起的颇具争议的问题，而百忧解则受此问题的困扰。左洛复似乎是一种相对安全的抗抑郁药，例如，很难会出现用药过量的问题，但时间会证明一切的。另一种最新的五羟色胺再摄取抑制剂赛乐特（帕罗西汀）也是这种情况。

[24] Rosenthal & Blake（1989）.

[25] Christensen & Burrows（1990）；Krietsch, Christensen, & White（1988）.

[26] Frank（1963）.

[27] Rehm（1981）.

[28] 贝克（Beck, 1976）指出，抑郁是扭曲的消极思维的结果。认知疗法是一种短期的治疗方法（大约 12 次面谈），并能通过以下机制来促进病人改变：通过自我监控识别消极的思维模式，通过评价以及对自动思维及沉默假设的经验测试来改变思维模式，通过家庭作业和日常练习来掌握治疗中学到的技能。只有作为最后的应急方法才会采用药物治疗。单独采用认知疗法，减轻抑郁症状的效果比托弗尼尔（丙咪嗪）的疗效更好；它能够增强病人的自我概念，促使无望感的显著减少。参见 Rush, Beck, Kovacs, et al.（1982）。

[29] 根据人际心理疗法（IPT），抑郁症有三种结构过程：（1）症状的形成；（2）社会与人际关系；（3）人格。由于人际心理疗法也是一种短期治疗方法（典型而言大约 12~16 次面谈），所以它不会尝试去改变个体的人格。相反，它主要有两个目标：（1）缓解抑郁的症状并增强自尊；（2）帮助病人发展更为有效的策略来应对社交和人际问题。参见 Arieti & Bemporad（1978）；Klerman, Weissman, Rounsaville, & Chevron（1984）。

[30] 在弗洛伊德（Freud, 1959）心理动力学理论以及其他人如亚伯拉罕（Abra-ham, 1927）和科胡特（Kohut, 1977）的理论基础上，短期的分析性心理治疗（如经典的精神分析）按照以下原则来运作：

1. 抑郁症代表了一种应对过去和当前的人际关系方面的问题。

2. 早期消极的童年经历，特别是丧失，使个体有罹患抑郁症的倾向。

3. 抑郁是自尊受损和/或自我、超我以及理想自我之间冲突的结果，来自童年期冲突的愤怒指向内在的自己。

不管长期还是短期，精神分析理论都是基于以下假设来运作的：病人会在治疗中运用他们在治疗室外的生活中所使用的相同的应对机制，由于这样的应对机制是从重要的人际关系中学习的，因此最好是在人际的情境下进行治疗。参见 Strupp，Sandell，Waterhouse，et al.（1982）；Zaiden（1982）。

[31] 适应不良的人会发展出膨胀的或社会上不被接受的掌控目标，导致他们对自己、对自己的经历以及生活当中的重要事实做出错误的结论，他们可能甚至会不择手段地达到自身目标，由此伤害到自己和他人。如果他们成功地达到了目标——不切实际的目标，他们也只能获得短暂的解脱，而无助感又继续伴他们前行。当他们与其他人之间因这些模式而导致冲突时，冲突就会以抑郁的形式表现出来。从治疗方面来讲，重要的是这样的信念，病人的行为有着人际的和社会的意义，而病人的适应不良源自其不能有效地运用其人际或社会经验。参见 Nikelly（1971）。

[32] Shneidman（1985）.

[33] 里奇曼（Richman，1986）认为这两个目标最好是在家庭的框架下达成，在家庭中"才能最好地修复被干扰的心理整合和社会融合"。家庭治疗并不一定遵循某一套理论或技术，采取的程序取决于治疗师个人，且可以从各种心理学和社会学思想与流派中汲取知识。但家庭治疗确实有一个共同的目标，就是在家庭的情境下，帮助确诊的病人解决其抑郁症状以及自杀的意图。

[34] 这些不住院的门诊病人团体不会局限于某一种治疗方法；因此，通常会采用整合的系统模式。这些团体是支持性的、表达性的、分析性的（领悟导向）、认知的、人际的、心理教育式的，并且强调自我掌控。团体成员必须接受个体心理治疗，必要的话也接受药物治疗。五分之一的病人有过接受电休克疗法的历史。利用合作治疗师担任团体领导是非常重要的，因为他们能为这一极富挑战性然而有可能令人心力交瘁的工作提供相互的支持。参见 Billings et al.（1974）。

[35] 匿名戒酒者团体和戒毒互助团体要求其每一位成员遵从相同的治疗方案，这无疑是这一方法的最大弊端。它假定团体中的每一位成员基本上都有相同的问题，因此所有的治疗方案都指向共同的目标：立即戒除和永久戒除。它还指向一个共同的计划：康复的 12 个步骤。参见 Alcoholics Anonymous（1987）；Peynot（1985）。

[36] 存在主义疗法不像其他心理治疗流派，它不会试图去改变一个人，也不会假定一个人需要改变，或甚至有能力去改变。相反，治疗的目标是帮助个体发现领悟、方向，以及生命中的意义，同时找到方法以更为有效地应对生活当中的困难。参见 van Deurzen-Smith（1988）；Yalom（1980）。

[37] Frankl（1984）.

[38] 这一段话源自我于 1986 年 3 月 19 日在罗彻斯特大学医学院曾做过的一个报告，题目是"艾滋病的人性一面"。这个报告是医学院学生教学日活动"艾滋病：为 21 世纪做好准备"的一部分。

[39] Toolery（1978）.

[40] Koestler（1987）.

第四章

[1] Basler (1953).

[2] Menninger, Mayman, & Pruyser (1963).

[3] Mill (1960).

[4] Cameron (1942).

[5] James (1958).

[6] Rosen (1975，1976b).

[7] 要了解本小节的引语，参见 Jung (1968a)，3-4，8-10。

[8] Hall (1986)，14-15.

[9] Sandner (1987)；Sandner & Beebe (1984).

[10] Neumann (1969)，137，138，143.

[11] Jung (1968a)，31. 为了避免 Imago Dei 这个术语中带有的父权制的内涵，我选择采用 Supreme Being（至高无上的存在）这一表达。

[12] Jung (1969b)，259.

[13] Jung (1963)，196-197.

[14] Neumann (1959)；Edinger (1973).

[15] 本小节霍尔引语引自 Hall (1983)，28，39；Hall (1986)，39。

[16] Winnicott (1965).

[17] Jung (1968a)，16.

[18] Jung (1969a)，309. 在生命早期，灵魂—情结（soul-complex）是儿童的同一性的一部分（例如，表现为圣婴原型基础上的天真儿童）；后来，个体会与自己的灵魂隔离开来，变得抑郁并有自杀倾向。

[19] Woodman (1982).

[20] Jung (1967a)，328.

[21] Singer (1973)，333-343.

[22] Neumann (1969)，104-105.

[23] Kast (1988)，53-67.

[24] Neeld (1990).

[25] Grof (1972，1973).

[26] Henderson & Oakes (1971).

[27] 从金门大桥上跳下的幸存者（金门大桥可以代表一扇转化的门，以及一座联结两个领域的桥梁——天与地、天空与水中），都是朝里跳的，跳进了旧金山湾；这可以象征性地理解为跳进母亲的怀抱。此外，金子或金色，象征光明、和谐、统一和不朽。参见 Cooper (1982)，74。

[28] Maltsberger & Buie (1974).

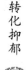

[29] Kris (1952).

[30] 在用了这个短语之后，我发现在汉德森的书中可以找到这个引语，参见 Henderson (1984)，16。

[31] 我用了两个短语［受惠于 Sally Parks (1980)］："为自性服务的退行"（与个体个人的存在有关）和"自体—自性轴"（与至高无上的存在有关）。

[32] Jung (1971)，448 - 450.

[33] 罗杰斯（Rogers，1977）也用了自我实现这一术语来表达相同的概念。

[34] Maslow (1970).

[35] Woodman (1980).

[36] Woodman (1982).

[37] 在 200 位参与这种类型的治疗达 46 个月的被试当中，只有 10 位被试尝试自杀，一位被试自杀成功，对于这类极端高风险的人群而言，这个纪录是非常了不起的。Billings, et al. (1974)；Rosen, et al. (1974)。

[38] Bauer (1982)，72.

[39] 在本书第六章至第九章所展示的，针对慢性抑郁症或自杀倾向个体的长期、深度心理治疗重点关注识别自我和阴影的消极及自我毁灭的成分。只有通过分析这些与死亡相关的方面，个体才能超越和转化它们。然而，不管这一分析的过程如何小心谨慎地进行，风险依然存在。当个体实施自我死亡时，他或她就处在危险及混乱的状态下，就有可能会有自杀的风险。

[40] Hillman (1973).

[41] Szasz (1963，1970).

[42] 精神病性的病人可以经历实际的自我死亡和转化；关于这一过程有许多成功的例子，要了解例证中的一个，参见 Perry (1953)。

[43] 荣格把此称为"人格面具的退行性修复"。参见 Jung (1966a)，163 - 168。

[44] Whitmont (1969)，306 - 309.

[45] Mudd (1990).

第五章

[1] Neumann (1971).

[2] Jung (1966b)，181.

[3] Jung (1969a)，134.

[4] 在这一领域最广为人知的工作是洛伦茨（Konrad Lorenz）做出的，其中小鹅仔在关键期把洛伦茨印刻为鹅妈妈。参见 Lorenz (1969)。

[5] Bowlby (1969，1973).

[6] Jung (1967a)，328.

[7] Lao-tzu (1985)，29.

[8] Jung（1971），425，460.

[9] Jung（1970），449.

[10] Hall（1986），39.

[11] Neumann（1971）.

[12] Singer（1973）.

[13] Jung（1969c），49.

[14] Storr（1980），24－25，52.

[15] Rosen（1992）.

[16] Jung（1971），425－426.

[17] James（1958）.

[18] 除了十字架和蛇之外，《原型象征目录》（Archetypal Symbol Inventory，ASI）中还包括蝴蝶（灵魂），它可以表征心灵的转化，还包括鱼，其意义就是转化。关于原型象征目录以及相关研究的探讨，参见 Rosen，et al.（1991）。

[19] Henderson & Oakes（1971），37.

[20] Kerenyi（1959）.

[21] Jung（1968b），144. 很有可能荣格认为昆达利尼瑜伽的发展非常重要，因为通过修炼，个体能够掌控、超越并转化以毒蛇为象征的能量和力量，而如果不面对这些能量并加以疏通的话，就会与邪恶及破坏性的行为有关。通过昆达利尼瑜伽，个体能够让这类能量和力量从最底层的基本层级（包括性与攻击性）通过七个层级的演变，最终到达最高的神圣层级。在这个超越个人的第七层级，个体内在和外在的至高无上的存在之白光是均衡的。

[22] 要了解我在这里以及整本书当中提出的象征性的解释，参见 Cirlot（1971）；Cooper（1982）；Matthews（1986）。

[23] Jung（1967b），282.

[24] Henderson & Oakes（1971），37.

[25] Campbell（1968）.

[26] Miller（1941）.

[27] Miller（1960）.

[28] 我知道这几乎是令人难以置信的过程，但它是真实的（例如，参见彩图 I）。我建议读者可以尝试一个实验：进行一次积极想象，眼见为实。首先，把你自己放在一个 3 岁到 5 岁的孩子的大脑框架当中。接下来，让你自己进入幻想的状态，也就是说，在冥想的森林中游荡，直到你开始做起白日梦来，然后打开梦境之门，把你的感受描画出来——让你的创造性灵感帮助你完成这个过程。

[29] 尽管四分式的图像解释方法在苏黎世荣格研究院被教授，但最近的一项实证研究并没有发现其效度，参见 Bergeron，D. P.，Rosen，D. H.，Arnau，R. C.，& Mascaro，N. Picture Interpretation and Jungian Typology. *Journal of Analytical*

Psychology，2002。因此，在使用的时候应该谨慎小心，且需结合其他方法并用。参见 Furth，G. M. *The Secret World of Drawings*. Boston：Sigo，1988；Schavieren，J. *The Revealing Image*. New York：Routledge，1980。

[30] Neumann (1963)，18－23.

[31] Beebe (1992).

第六章

[1] Jacobi (1967)，34.

[2] Maduro (1987).

[3] 关于医生与病人之间性接触的高度违反伦理的、破坏性的特性的探讨，参见 Rutter (1989)。

[4] Young-Eisendrath & Wiedemann (1987).

[5] 要了解更多关于顺时针和逆时针螺旋的讨论，参见 Cirlot (1971)。

[6] Jung (1967a)，316；Jung (1969c)，187；Leach (1984)，124－128；Shepard & Sanders (1985)，56－77，102－105.

[7] 乔尔·维绍斯提供了下面的思考：由于丽贝卡想要担任神职，那海绵就表征着给钉在十字架上的耶稣的那块海绵，里面含有醋，是残忍的骗局。

[8] 这句话让我想起了申戈尔德（Shengold，1989）描述的“灵魂谋杀”（soul murder）。

[9] Kane (1989).

[10] Monick (1987).

第七章

[1] von Franz (1981).

[2] 对我而言，海森堡的不确定原则意味着你一观察什么，你就改变了它。沃尔夫（Fred Alan Wolf）是这样诠释的：“观察就是干扰。”参见 Wolf (1981)，117。

[3] Woloy (1990).

[4] 多年以后，加里写信跟我联系，他提到接纳、拥抱和爱护自己是一个核心问题。他写道：“直到接受治疗，我才感觉到似乎存在一个核心，其深处是‘我’。而之前……我感觉没有联结……疏远。爱我自己意味着我作为一个核心而存在，并且值得去爱。”

[5] 这一原型和主题在两本经典著作中探讨过，一本旧一些，一本新一些。参见 Neumann (1963)；Welldon (1992)。

[6] 阿德勒把雌雄同体视为心理发展的转化象征。希尔曼对此做了引述，参见 Hillman (1983)，100－102。

[7] Jung (1968b)，144.

[8] de Waal (1989).

第八章

[1] 边缘型人格障碍的本质特征是自我意象、人际关系及心境的不稳定这一普遍的模式，通常在成年早期开始，在多种情境中都有表现。这类人通常有着不合适的强烈愤怒或缺乏对愤怒的控制。他们有冲动的倾向，尤其在做出潜在伤害自己的行为时特别冲动。边缘型人格障碍严重时一般会有重复出现的自杀的威胁、姿态或行为，或其他自残的行为。这一状况的特点还包括显著的、持久的同一性困扰，长期的空虚感以及疯狂地努力避免被抛弃，不管是真实的还是想象出的被抛弃。参见 *DSM-IV*，650-654。

[2] Woodman (1982).

[3] 这个例子说明治疗师的问题（反移情）会导向虐待式的评论，会伤害到病人，甚至导致病人终止治疗。

[4] Neumann (1963)，31-32，147-208.

[5] 与荣格本人以及经典的荣格学派学者不同，我和其他的后荣格学派学者认为女性也拥有阿尼玛或灵魂。参见 Castillejo (1974)，165-182；Kast (1986)，87-98。

[6] Jung (1969a), 69.

[7] Neumann (1963)，18.

[8] 有一些理论家声称边缘型人格障碍与冷漠的母亲排斥有极大的关联。参见 Ludolyn, Westin, Mosle, et al. (1990)。

[9] 韦德森（Wadeson, 1980）指出，病人所画的螺旋形状表征自杀倾向的状态。但她没有区分破坏性的（逆时针）螺旋和建设性的（顺时针）螺旋，正如西尔洛特（Cirlot, 1971）指出的。我认为这一区分是非常重要的，并且与自我死亡和转化过程有关。在对韦德森书中的画进行回顾时，那些自杀倾向的病人所画的螺旋，事实上大部分都是逆时针的。

[10] Jung (1967a)，207，251.

[11] Te Paske (1982)，70-100.

[12] 毒蛇是与转化、雌雄同体、创造力、繁衍、智慧以及治愈有关的。

[13] 当然，这里也有移情的含义。莎伦有机会对投射到我身上的过去的冲突做工作。例如，莎伦可以慢慢从我身上收回她关于父亲的投射，能够解决她的父亲—女儿情结，由此促进更为平等的关系。

[14] 我把这解释为她讨厌依靠我，像一个青春期的孩子，她想切断救生索，自己沉下去或游走。这个评论也预先告知了她与我之间治疗的终结，她想要找一位女性治疗师（一个健康的女性在外部世界的投射认同，她真实的自己）。

[15] Woloy (1990).

[16] 共时性就是有意义的巧合。参见 Jung (1969a)，417-519。

[17] 后来，我看到了一幅表现伊丝塔（掌管繁衍和爱的美索不达米亚女神，也是一位战神）的画，伊丝塔骑在一头狮子身上，似乎在庆祝她自底下永无回归之地的回归。参见 Cavendish（1984），89。

[18] 参见 Estés（1992）。

第九章

[1] 现在我会尝试新的抗抑郁药五羟色胺再摄取抑制剂中的一种，如左洛复或赛乐特。

[2] Te Paske（1982），111‑115.

[3] 在表 4—2 中以"为积极的自我服务的退行"进行了说明，它实际上是"为自我服务的退行"。

[4] Wadeson（1980），49‑50，98‑101.

[5] Meier（1989）.

[6] Jung（1961），117.

[7] 很有趣的是保罗自己想出了这个术语，而希尔曼把这一术语用于相同的活动。参见 Hillman（1983），49。

[8] 由于同性性行为的主题重复出现，特别是肛交（或这里是强奸），我怀疑保罗在童年的时候受到过性虐待。如果不是肉体上的乱伦，那么肯定就是心理上的。

第十章

[1] 之前已经指出，我对于螺旋形状的解释与韦德森的解释不同。韦德森会把它与自杀联系起来，并且像荣格一样，把它与心灵的内在活动相联系。安德鲁·塞缪尔斯（Andrew Samuels）则与我的观点契合，他把螺旋形视为心理发展的鲜活象征："在螺旋中，相同的元素相互之间在不同的地方互动，每一个交合之处都在上升［或下降］……螺旋还可以解释心灵的元素在环境的要求下是如何运作的。"参见 Samuels（1985），115；Wadeson（1980），49‑50，98‑101；Jung（1968b），28，179‑180，217。

[2] Erikson（1982）.

[3] Winnicott（1965）.

[4] Mahler，Pine，& Bergman（1975）.

[5] Erikson（1959，1982）.

[6] Toffler（1971）.

[7] 在精神错乱当中，个体的自我没有发挥作用；因此他或她失去了与现实之间的联系。安娜·弗洛伊德认为青春期就是正常的精神错乱期，她指出在这个时期，自我死亡从心理的发展方面来说是常规的。

[8] Neumann（1969），104‑105.

[9] Jung（1967a），266，437.

[10] 荣格提供了大量关于阿尼姆斯的范例，例如，风就是一个滋养与繁衍的媒介。参见 Jung (1967a)，225。

[11] Jung (1967b)，331.

[12] Alvarez (1972)，3 - 41.

[13] Jung (1967a)，293.

[14] Jung (1970)，82.

[15] 这也是 1992 年在巴西里约热内卢举行的地球峰会是如此重要的事件的原因，如果我们把这一峰会视为一种多元文化的团体治疗和全人类的家庭治疗的话。要让全世界所有国家都投身到拯救我们自己和地球母亲这一宏大目标当中，还有很长一段路要走。但是，即使在本书写作之时才开始这一过程，那未来也依然充满希望！

[16] Wolman (1976)，77 - 94.

[17] Durkheim (1951)；Meštrović (1992).

[18] Wolman, loc. cit.

[19] Wilhelm (1962).

后记

[1] Frankl (1984)，84，87 - 88，90 - 91.

[2] Buber (1953)，5.

[3] Tillich (1952)，46.

转化抑郁

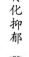

参考文献

Abraham, K. 1927. Notes on the Psycho-Analytic Investigation and Treatment of Manic-Depressive Insanity and Allied Conditions. *Selected Papers on Psycho-Analysis*. London: Hogarth Press.

Abrams, R. 1988. *Electroconvulsive Therapy*. Oxford: Oxford University Press.

Ader, R., ed. 1981. *Psychoneuroimmunology*. New York: Academic Press.

Alcoholics Anonymous. 1987. *The Twelve Steps of Alcoholics Anonymous*. New York: Harper/Hazelden.

Alvarez, A. 1972. *The Savage God: A Study of Suicide*. New York: Random House.

Arieti, S., and J. Bemporad. 1978. *Severe and Mild Depression*. New York: Basic Books.

Bart, P. 1974. *Depression: A Sociological Theory*. In Roman and Trice (1974).

Basler, R. P., ed. 1953. *The Collected Works of Abraham Lincoln*, Vol. 1. New Brunswick, NJ: Rutgers University Press.

Bauer, J. 1982. *Alcoholism and Women: The Background and the Psychology*. Toronto: Inner City Books.

Beck, A.T. 1972. *Depression: Causes and Treatment*. Philadelphia: University of Pennsylvania Press.

———. 1976. *Cognitive Therapy and Emotional Disorders*. New York: International Universities Press.

Beck, A.T. and M. Kovacs. 1975. Hopelessness and Suicidal Behavior: An Overview. *Journal of the American Medical Association* 234: 1146–1150.

Beck, A.T., G. Brown, R.J. Berchick, et al. 1990. Relationship Between Hopelessness and Ultimate Suicide: A Replication with Psychiatric Outpatients. *American Journal of Psychiatry* 147: 190–195.

Beebe, J. 1992. *Integrity in Depth*. College Station, TX: Texas A&M University Press.

Billings, J.H., D.H. Rosen, C. Asimos, and J. Motto. 1974. Observations on Long-term Group Therapy with Suicidal and Depressed Persons. *Life-Threatening Behavior* 4: 160–170.

Bloch, E. 1959. *Das Prinzip Hoffnung*. Frankfurt: Suhrkamp.

Bonjean, C.M. and D.J. Foss, eds. 1990. *Mental Health Research in Texas; Retrospect and Prospect*. Austin, TX: Hogg Foundation.

Bowlby, J. 1969. *Attachment and Loss: Attachment*. Vol. I. New York: Basic Books.

———. 1973. *Attachment and Loss: Separation*. Vol. II. New York: Basic Books.

Buber, M. 1953. *Good and Evil*. New York: Charles Scribner's Sons.

Cameron, N. 1942. *William James*. Madison: University of Wisconsin Press.

Cavendish, R. 1984. *An Illustrated Encyclopedia of Mythology*. New York: Crescent Books.

Cavener, J.O., ed. 1985. *Psychiatry*, Vol. 1. Philadelphia: J.B. Lippincott.

Chivian, M.O., J.P. Robinson, J.R.H. Tudge, et al. 1988. American and Soviet Teenagers' Concerns About Nuclear War and the Future. *New England Journal of Medicine* 319: 407–413.

Christensen, L. and R. Burrows. 1990. Dietary Treatment of Depression. *Behavior Therapy* 21: 183–189.

Cirlot, J.E. 1971. *A Dictionary of Symbols*. New York: Philosophical Library.

Cooper, J.C. 1982. *An Illustrated Encyclopedia of Traditional Symbols*. London: Thames and Hudson.

Cousins, N. 1975. *Anatomy of an Illness*. New York: W.W. Norton.

———. 1989. *Head First: The Biology of Hope*. New York: E. P. Dutton.

de Castillejo, I.C. 1974. *Knowing Woman: A Feminine Psychology*. New York: Harper Colophon Books.

de Waal, F. 1989. *Peacemaking Among Primates*. Cambridge, MA: Harvard University Press.

Diagnostic and Statistical Manual of Mental Disorders 1994, 4th edition (*DSM-IV*). Washington, D.C.: American Psychiatric Association.

Dorpat, T.L. and H.S. Ripley. 1960. A Study of Suicide in the Seattle Area. *Comprehensive Psychiatry* 1: 349–359.

Durkheim, E. 1951, (2nd edition, 1930), trans. J.A. Spaulding and G. Simpson. *Suicide*. Glencoe, IL: Free Press.

Edinger, E.F. 1973. *Ego and Archetype: Individuation and the Religious Function of the Psyche*. Baltimore: Penguin Books.

Ellis, H. 1923. *The Dance of Life*. Boston: Houghton Mifflin.

Engel, G.L. 1961. Is Grief a Disease?: Challenge for Medical Research. *Psychosomatic Medicine* 23: 18–22.

转
化
抑
郁

————. 1962. Anxiety and Depression—Withdrawal: The Primary Affects of Unpleasure. *International Journal of Psycho-Analysis* 43: 89–97.

————. 1977. The Need for a New Medical Model: A Challenge for Biomedicine. *Science* 196, 129–136.

Erikson, E. 1959. *Identity and the Life Cycle.* Psychological Issues Monograph. Vol. I. New York: International Universities Press.

————. 1982. *The Life Cycle Completed: A Review.* New York: W. W. Norton.

Estés, C.P. 1992. *Women Who Run With the Wolves.* New York: Ballantine Books.

Farberow, N.L. and E.S. Shneidman, eds. 1961. *The Cry for Help.* New York: McGraw-Hill.

Feighner, J.P. 1986. The New Generation of Antidepressants. In Rush and Altshuler (1986), 205–225.

Feighner, J.P., C.G. Aden, L.F. Fabe, et al. 1983. Comparison of Alprazolam, Imipramine and Placebo in the Treatment of Depression. *Journal of the American Medical Association* 249: 3057–3064.

Ferster, C.B. 1973. A Functional Analysis of Depression. *American Psychologist* 16: 857–870.

Flach, F.F. and S.C. Drghi, eds. 1975. *The Nature and Treatment of Depression.* New York: John Wiley & Sons.

Ford, B. and C. Chase. 1988. *Betty: A Glad Awakening.* New York: Jove Books.

Frank, J.D. 1963. *Persuasion and Healing: A Comparative Study of Psychotherapy.* New York: Schocken Books.

————. 1974. The Restoration of Morale. *American Journal of Psychiatry* 131: 271–274.

————. 1975. The Faith That Heals. *Johns Hopkins Medical Journal* 137: 127–131.

Frankl, V.E. 1984, 3rd edition. *Man's Search for Meaning.* New York: Simon & Schuster.

French, T.M. 1952. *The Integration of Behavior.* Chicago: University of Chicago Press.

Freud, S. 1959. Mourning and Melancholia. *Collected Papers,* Vol. 4. New York: Basic Books.

Fulgham, R. 1988. *All I Really Need to Know I Learned in Kindergarten.* New York: Ballantine Books.

Gershon, E.S., W.H. Berrettini, and L.R. Goldin. 1989. Mood Disorders: Genetic Aspects. In Kaplan and Sadock (1989), 879–887.

Gershon, E.S., J. Hamovit, J.J. Guroff, et al. 1982. A Family Study of Schizoaffective, Bipolar I, Bipolar II, Unipolar, and Normal Control Probands. *Archives of General Psychiatry* 39: 1157–1167.

参
考
文
献

Gibbs, N. 1990. Dr. Death's Suicide Machine. *Time,* June 18, 69–70.

Gilbert, P. 1984. *Depression: From Psychology to Brain State.* London: Lawrence Erlbaum.

Goethe, J.W., trans. B.Q. Morgan. 1957. *The Sufferings of Young Werther.* New York: Frederick Ungar.

Goldman, A. 1990. Thirteen Years After the Death of Elvis Presley New Evidence Points to an Inescapable Conclusion: Suicide. *Life* (cover story), June, 95–104.

Gould, M.S. and D. Shaffer. 1986. The Impact of Suicide in Television Movies: Evidence of Imitation. *New England Journal of Medicine* 315: 690–694.

Grahame-Smith, D.G., A.R. Green, and D.W. Costain. 1978. Mechanism of the Antidepressant Effect of Electroconvulsive Therapy. *Lancet* 1: 254–256.

Grof, S. 1972. Varieties of Transpersonal Experiences: Observations from LSD Psychotherapy. *Journal of Transpersonal Psychology* 4: 45–80.

———. 1973. Theoretical and Empirical Basis of Transpersonal Psychology and Psychotherapy: Observations from LSD Research. *Journal of Transpersonal Psychology* 1: 15–53.

Gut, E. 1989. *Productive and Unproductive Depression: Success or Failure of a Vital Process.* New York: Basic Books.

Hall, J.A. 1983. *Jungian Dream Interpretation: A Handbook of Theory and Practice.* Toronto: Inner City Books.

———. 1986. *The Jungian Experience: Analysis and Individuation.* Toronto: Inner City Books.

Henderson, J.L. 1984. Reflections on the History and Practice of Jungian Analysis. In Stein (1984).

Henderson, J.L. and M. Oakes. 1971. *The Wisdom of the Serpent: Myths of Death, Rebirth and Resurrection.* New York: Collier Books.

Hillman, J. 1973. *Suicide and the Soul.* New York: Harper Colophon Books.

———. 1983. *Healing Fiction.* Barrytown, NY: Station Hill Press.

Hirschfeld, R.M.A. and C.K. Cross. 1982. Epidemiology of Affective Disorders: Psychosocial Risk Factors. *Archives of General Psychiatry* 39: 35–46.

Humphry, D. 1991. *Final Exit: The Practicalities of Self-Deliverance and Assisted Suicide for the Dying.* New York: Carol/Hemlock Society.

Jackson, S.W. 1986. *Melancholia and Depression: From Hippocratic Times to Modern Times.* New Haven: Yale University Press.

Jacobi, J. 1967. *The Way to Individuation.* New York: Harcourt, Brace & World.

Jaffe, A. 1978. *Apparitions: An Archetypal Approach to Death, Dreams, and Ghosts.* Irving, TX: Spring Publications.

204

转
化
抑
郁

James, W. 1958. *The Varieties of Religious Experience.* New York: New American Library (A Mentor Book).

Jarrett, R.B. and A.J. Rush. 1985. Psychotherapeutic Approaches for Depression. In Cavener (1985), 1–35.

Jung, C.G. 1961. *Freud and Psychoanalysis. Collected Works* [*CW*]. Vol. 4. Eds. Read, H., M. Fordham, G. Adler, and W. McGuire, Trans. R.F.C. Hull. Princeton, NJ: Princeton University Press (Jung's publisher unless otherwise stated).

————. 1963. Ed. Jaffe, A. *Memories, Dreams, Reflections.* New York: Pantheon.

————. 1966a. *Two Essays on Analytical Psychology. CW.* Vol. 7.

————. 1966b. *The Practice of Psychotherapy. CW.* Vol. 16.

————. 1967a. *Symbols of Transformation. CW.* Vol. 5.

————. 1967b. *Alchemical Studies. CW.* Vol. 13.

————. 1968a. *Aion: Researches into the Phenomenology of the Self. CW.* Vol. 9,II.

————. 1968b. *Psychology and Alchemy. CW.* Vol. 12.

————. 1969a. *The Structure and Dynamics of the Psyche. CW.* Vol. 8.

————. 1969b. *Psychology and Religion: East and West. CW.* Vol. 11.

————. 1969c. *The Archetypes and the Collective Unconscious. CW.* Vol. 9I.

————. 1970. *Civilization in Transition. CW.* Vol. 10.

————. 1971. *Psychological Types. CW.* Vol. 6.

————. 1973. *C.G. Jung Letters.* Vol. I. Eds. Hull, R.F.C., H.G. Adler, and A. Jaffe.

————. 1975. *C.G. Jung Letters.* Vol. II. eds. (same as above).

Kane, E. 1989. *Recovering from Incest: Imagination and the Healing Process.* Boston: Sigo Press.

Kaplan, H.I. and B.J. Sadock, eds. 1989. *Comprehensive Textbook of Psychiatry.* Baltimore: Williams & Wilkins.

Kast, V. 1986. Trans. B. Matthews. *The Nature of Loving: Patterns of Human Relationship.* Wilmette, IL: Chiron Publications.

————. 1988. Trans. D. Dachler and F. Cairns. *A Time to Mourn: Growing Through the Grief Process.* Einsiedeln, Switzerland: Daimon Verlag.

————. 1990. Trans. D. Whitcher. The Threat of Suicide. *The Creative Leap.* Wilmette, IL: Chiron Publications, 31–49.

————. 1991. Trans. D. Whitcher. *Joy, Inspiration and Hope.* College Station, TX: Texas A&M University Press.

Kerenyi, C. 1959. *Asklepios: Archetypal Image of the Physician's Existence.* New York: Pantheon.

Kiev, A. 1972. *Transcultural Psychiatry.* Harmondsworth, England: Penguin Books.

参
考
文
献

Klein, D.F. and R.G. Gittelman-Klein, eds. 1976. *Progress in Psychiatric Drug Treatment*. Vol. 2. New York: Brunner/Mazel.

Klerman, G.L., M.M. Weissman, B.J. Rounsaville, and R.S. Chevron, eds. 1984. *Interpersonal Psychotherapy of Depression*. New York: Basic Books.

Klopfer, B. 1961. Suicide: The Jungian Point of View. In Farberow and Shneidman (1961), 193–210.

Koestler, A. 1987. *The Act of Creation: A Study of the Conscious and Unconscious in Science and Art*. New York: Dell.

Kohon, G., ed. 1986. *The British School of Psychoanalysis: The Independent Tradition*. New Haven: Yale University Press.

Kohut, H. 1977. *The Restoration of the Self*. New York: International Universities Press.

Kovacs, M. and A.T. Beck. 1978. Maladaptive Cognitive Structures in Depression. *American Journal of Psychiatry* 135: 525–533.

Krietsch, K., L. Christensen, and B. White. 1988. Prevalence, Presenting Symptoms, and Psychological Characteristics of Individuals Experiencing Diet-Related Mood Disturbance. *Behavior Therapy* 19: 593–604.

Kris, E. 1952. *Psychoanalytic Explorations in Art*. New York: International Universities Press.

Lao-tzu, 1985. *Tao Te Ching: The Book of Meaning and Life*. London: Arkana.

Leach, M., ed. 1984. *Funk and Wagnall's Standard Dictionary of Folklore, Mythology, Legend*. San Francisco: Harper & Row.

Lommel, A. 1967. *Shamanism: The Beginnings of Art*. New York: McGraw-Hill.

Lorenz, K.Z. 1969. Innate Basis of Learning. In Pribram (1969), 12–93.

Ludolyn, P.S., D. Westin, B. Mosle, et al. 1990. The Borderline Diagnosis in Adolescents; Symptoms and Developmental History. *American Journal of Psychiatry* 147: 470–475.

Maduro, R.J. 1987. The Initial Dream and Analyzability in Beginning Analysis. *Journal of Analytical Psychology* 32: 199–226.

Mahdi, L., S. Foster, and M.L. Little, eds. 1987. *Betwixt and Between: Patterns of Masculine and Feminine Initiation*. La Salle, IL: Open Court.

Mahler, M., F. Pine, and A. Bergman. 1975. *The Psychological Birth of the Human Infant: Symbiosis and Individuation*. New York: Basic Books.

Maltsberger, M.T. and D.H. Buie. 1974. Countertransference Hate in the Treatment of Suicidal Patients. *Archives of General Psychiatry* 30: 625–633.

Maslow, A. 1968, 2nd edition. *Toward a Psychology of Being*. New York: Van Nostrand Reinhold.

———. 1970. *Motivation and Personality*. New York: Harper & Row.

转
化
抑
郁

————. 1980. A Theory of Metamotivation: The Biological Rooting of the Value-Life. In Walsh and Vaughan (1980), 121–131.

Matthews, B., trans. 1986. *The Herder Symbol Dictionary: Symbols from Art, Archaeology, Mythology, Literature and Religion.* Wilmette, IL: Chiron Publications.

McAfee, J. 1983. Suicide and the False Self. In *Cave of the Mirror.* Unpublished thesis. C.G. Jung Institute (Zurich).

Meier, C.A. 1989. *Ancient Incubation and Modern Psychotherapy.* Einsiedeln, Switzerland: Daimon Verlag.

Mendel, W.M. 1975. *Supportive Care: Theory and Technique.* Los Angeles: Mara Books.

Menninger, K. 1938. *Man Against Himself.* New York: Harcourt, Brace, & World.

Menninger, K., M. Mayman, and P. Pruyser. 1967. *The Vital Balance: The Life Process in Mental Health and Illness.* New York: The Viking Press.

Meštrović, S.G. 1992. *Durkheim and Postmodern Culture.* Hawthorne, NY: Aldine de Gruyter.

Mill, J.S. 1960. *Autobiography.* New York: Columbia University Press.

Miller, H. 1941. *The Colossus of Maroussi.* New York: New Directions.

————. 1960. *To Paint Is to Love Again.* Alhambra, CA: Cambria Books.

Mintz, R.S. 1971. Basic Considerations in the Psychotherapy of the Depressed Suicidal Patient. *American Journal of Psychotherapy* 25: 56–73.

Mishara, B.L., D.H. Baker, and T.T. Mishara. 1976. The Frequency of Suicide Attempts: A Retrospective Approach Applied to College Students. *American Journal of Psychiatry* 133: 841–844.

Monick, E. 1987. *Phallos: Sacred Image of the Masculine.* Toronto: Inner City Books.

Morris, J.B. and A.T. Beck. 1976. The Efficacy of Antidepressant Drugs. In Klein and Gittelman-Klein (1976).

Motto, J. 1975. The Recognition and Management of the Suicidal Patient. In Flach and Drghi, eds. (1975), 229–255.

Mudd, P. 1990. The Dark Self: Death as a Transferential Factor. *Journal of Analytical Psychology* 35: 125–141.

Murphy, G.E. 1975. The Physician's Responsibility for Suicide. Parts I and II. *Annals of Internal Medicine* 82: 301–309.

Murphy, G.E. and E. Robins. 1967. Social Factors in Suicide. *Journal of the American Medical Association* 199: 303–308.

Neeld, E.H. 1990. *Seven Choices: Taking the Steps to New Life After Losing Someone You Love.* New York: Clarkson N. Potter.

Neumann, E. 1959. The Significance of the Genetic Aspect for Analytical Psychology. *Journal of Analytical Psychology* 4: 125–138.

————. 1963. *The Great Mother: An Analysis of the Archetype.* Princeton, NJ: Princeton University Press.

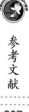

参
考
文
献

———. 1969. Trans. E. Rolfe. *Depth Psychology and a New Ethic*. New York: G. P. Putnam's Sons.

———. 1971. *Art and the Creative Unconscious*. Princeton, NJ: Princeton University Press.

Nikelly, A.G. 1971. *Techniques in Behavioral Change: Application of Adlerian Theory*. Springfield, IL: Charles C. Thomas, 21–32.

Noyes, R. 1968. The Taboo of Suicide. *Psychiatry* 31: 173–183.

Odajnyk, V.W. 1983. Jung's Contribution to the Understanding of the Meaning of Depression. *Quadrant* 16: 45–61.

Parks, S. 1980. *The Puer Aeternus and the Narcissistic Personality—Kindred Spirits*. Unpublished thesis. The Inter-Regional Society of Jungian Analysts.

Paykel, E.S., J.K. Myers, M.M. Dienelt, et al. 1969. Life Events and Depression: A Controlled Study. *Archives of General Psychiatry* 21: 753–760.

Peck, M.L., N.L. Farberow, and R.E. Litman. 1985. *Youth Suicide*. New York: Springer.

Peynot, M. 1985. Narcotics Anonymous: Its History, Structure and Approach. *International Journal of Addiction* 26: 1509–1523.

Perry, J.W. 1953. *The Self in the Psychotic Process*. Berkeley: University of California Press.

Phillips, D.P. 1974. The Influence of Suggestion on Suicide: Substantive and Theoretical Applications of the Werther Effect. *American Sociological Review* 39: 340–354.

Phillips, D.P. and L.L. Caratensen. 1986. Clustering of Teenage Suicides After Television News Stories About Suicide. *New England Journal of Medicine* 315: 685–689.

Pribram, K.H., ed. 1969. *On the Biology of Learning*. New York: Harcourt, Brace & World.

Quill, T.E. 1991. Death and Dignity: A Case of Individualized Decision Making. *New England Journal of Medicine* 324: 691–694.

Regier, D.A., R.M.A. Hirschfeld, F.K. Goodwin, et al. 1988. The NIMH Depression Awareness, Recognition, and Treatment Program: Structure, Aims, and Scientific Basis. *American Journal of Psychiatry* 145: 1351–1359.

Rehm, L.P. 1981. *Behavior Therapy for Depression*. New York: Academic Press.

Reiser, D.E. and D.H. Rosen. 1985. *Medicine as a Human Experience*. Rockville, MD: Aspen Publishers.

Richman, J. 1986. *Family Therapy for Suicidal People*. New York: Springer.

Roman, P. and H. Trice, eds. 1974. *Explorations in Psychiatric Sociology*. Philadelphia: F.A. Davis.

Rogers, C.R. 1961. *On Becoming a Person*. Boston: Houghton Mifflin.

———. 1977. *Carl Rogers on Personal Power*. New York: Delacorte.

Rosen, D.H. 1970. The Serious Suicide Attempt: Epidemiological and Follow-up Study of 886 Patients. *American Journal of Psychiatry* 127: 764–770.

———. 1973. Physician, Heal Thyself. *Clinical Medicine* 80: 25–27.

———. 1975. Suicide Survivors: A Follow-up Study of Persons Who Survived Jumping from the Golden Gate and San Francisco–Oakland Bay Bridges. *Western Journal of Medicine* 122: 289–294.

———. 1976a. The Serious Suicide Attempt: Five Year Follow-up Study of 886 Patients. *Journal of the American Medical Association* 235: 2105–2109.

———. 1976b. Suicide Survivors: Psychotherapeutic Implications of Egocide. *Suicide and Life-Threatening Behavior* 6: 209–215.

———. 1977. The Pursuit of One's Own Healing. *American Journal of Psychoanalysis* 37: 37–41.

———. 1987. Casualties of the Health Care System: Patients Depressed by Medicine's "Moral Dilemmas." *Pharos* 50: 19–20.

———. 1989. Modern Medicine and the Nature of the Healing Process. *Humane Medicine: A Journal of the Art and Science of Medicine* 5: 18–23.

———. 1992. Inborn Basis for the Healing Doctor-Patient Relationship. *Pharos* 55: 17–21.

Rosen, D.H., C. Asimos, J.A. Motto, and J.H. Billings. 1974. Group Psychotherapy with a Homogenous Group of Suicidal Persons. In Uchtenhagen, Battegay, and Friedman (1974), 201–212.

Rosen, D.H., S. M. Smith, H.L. Huston, and G. Gonzalez. 1991. Empirical Study of Associations Between Symbols and Their Meanings: Evidence of Collective Unconscious (Archetypal) Memory. *Journal of Analytical Psychology* 36: 211–228.

Rosenthal, E. and M.C. Blake, eds. 1989. *Seasonal Affective Disorders and Phototherapy*. New York: Guilford Press.

Rush, A.J., ed. 1982. *Short-term Psychotherapies for Depression*. New York: Guilford Press.

———. 1990. Recent Advances in Mood Disorders Research. In Bonjean and Foss (1990), 61–79.

Rush, A.J. and K. Altshuler, eds. 1986. *Depression: Basic Mechanism, Diagnosis and Treatment*. New York: Guilford Press.

Rush, A.J., A.T. Beck, M. Kovacs, et al. 1982. Comparison of the Effects of Cognitive Therapy and Pharmacotherapy on Hopelessness and Self-concept. *American Journal of Psychiatry* 139: 862–866.

Rutter, P. 1989. *Sex in the Forbidden Zone*. Los Angeles: J.P. Tarcher. (Revised edition in paperback, 1991, New York: Fawcett).

Samuels, A. 1985. *Jung and the Post-Jungians*. London: Routledge.

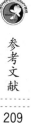

参考文献

Sandner, D.F. 1987. The Split Shadow and the Father-Son Relationship. In Mahdi, Foster, and Little (1987), 175–188.

Sandner. D.F. and J.A. Beebe. 1984. Psychopathology and Analysis. In Stein (1984), 294–334.

Schildkraut, J.J., A.I. Green, and J.J. Mooney. 1989. Mood Disorders: Biochemical Aspects. In Kaplan and Sadock (1989), 868–879.

Schmale, A.H. 1973. Adaptive Role of Depression in Health and Disease. In Scott and Senay (1973), 187–214.

Schuckit, M.A. and M.G. Montiero. 1988. Alcoholism, Anxiety and Depression. *British Journal of Addiction* 83: 1373–1380.

Schur, M. 1972. *Freud: Living and Dying.* New York: International Universities Press, 528–529.

Scott, J.P. and E.C. Senay, eds. 1973. *Separation and Depression: Clinical and Research Aspects.* Washington, D.C.: American Association for the Advancement of Science.

Shengold, L. 1989. *Soul Murder: The Effects of Childhood Abuse and Deprivation.* New Haven: Yale University Press.

Shepard, P. and B. Sanders. 1985. *The Sacred Paw: The Bear in Nature, Myth, and Literature.* New York: Viking.

Shneidman, E.S. 1985. *Definition of Suicide.* New York: John Wiley & Sons.

Singer, J. 1973. *Boundaries of the Soul: The Practice of Jung's Psychology.* New York: Doubleday.

Stein, M., ed. 1984. *Jungian Analysis.* Boston: Shambhala.

Steinberg, W. 1984. Depression: Some Clinical and Theoretical Observations. *Quadrant* 17: 7–22.

———. 1989. Depression: A Discussion of Jung's Ideas. *Journal of Analytical Psychology* 34: 339–352.

Stengel, E. 1973. *Suicide and Attempted Suicide.* Harmondsworth, England.

Stephen, B. 1972. Alvarez: Life Is the Only Argument Against Suicide. *San Francisco Chronicle,* May 22, p. 18.

Stern, T., A.G. Mulley, and G.E. Thibault. 1984. Life-threatening Drug Overdose: Precipitants and Prognosis. *Journal of the American Medical Association* 251: 1983–1988.

Stevens, A. 1983. *Archetypes: A Natural History of the Self.* New York: Quill.

———. 1993. *The Two Million-Year-Old Self.* College Station, TX: Texas A&M University Press.

Storr, A. 1980. *The Art of Psychotherapy.* New York: Methuen.

———. 1989. *Solitude: A Return to Self.* New York: Ballantine Books.

Strupp, H.H., J.A. Sandell, G.J. Waterhouse, et al. 1982. Psychodynamic Therapy: Theory and Research. In Rush (1982), 215–250.

转
化
抑
郁

Styron, W. 1990. *Darkness Visible*. New York: Random House.

Szasz, T.S. 1963. *Law, Liberty, and Psychiatry: An Inquiry into the Social Uses of Mental Health Practices*. New York: MacMillan.

————. 1970. *The Manufacture of Madness: A Comparative Study of the Inquisition and the Mental Health Movement*. New York: Dell.

Tabachnick, N. 1973. Creative Suicidal Crises. *Archives of General Psychiatry* 29: 258–263.

Te Paske, B.A. 1982. *Rape and Ritual: A Psychological Study*. Toronto: Inner City Books.

Tillich, P. 1952. *The Courage To Be*. New Haven: Yale University Press.

Toffler, A. 1971. *Future Shock*. New York: Bantam Books.

Toolery, K.M. 1978. The Remembrance of Things Past: On the Collection and Recollection of Ingredients Useful in the Treatment of Disorders Resulting from Unhappiness, Rootlessness, and the Fears of Things to Come. *American Journal of Orthopsychiatry* 48: 174–182.

Uchtenhagen, A., R. Battegay, and A. Friedman, eds. 1974. *Group Therapy and Social Environment*. Bern: Verlag Hans Huber.

van Deurzen-Smith, E. 1988. *Existential Counseling in Practice*. London: Sage Publications.

von Bertalanffy, L. 1968. *General Systems Theory*. New York: George Braziller.

von Franz, M.L. 1978. *Interpretation of Fairy Tales: An Introduction to the Psychology of Fairy Tales*. Irving, TX: Spring Publications.

————. 1981. *Puer Aeternus: A Psychological Study of the Adult Struggle with the Paradise of Childhood*. Santa Monica (now Boston): Sigo Press.

Wadeson, H. 1980. *Art Psychotherapy*. New York: John Wiley & Sons.

Walsh, R.N. and F. Vaughan, eds. 1980. *Beyond Ego: Transpersonal Dimensions in Psychology*. Los Angeles: J.P. Tarcher.

Wehr, T.A. and N.E. Rosenthal. 1989. Seasonality and Affective Illness. *American Journal of Psychiatry* 146: 829–839.

Weishaus, J., ed. 1974. *Bits & Snatches: The Selected Work of Sam Thomas*. Brooklyn: White Rose Press.

Weissman, M.M., K.K. Kidd, and B.A. Prusoff. 1982. Variability in Rates of Affective Disorders in Relatives of Depressed and Normal Probands. *Archives of General Psychiatry* 39: 1397–1403.

Welldon, E.V. 1992. *Mother, Madonna, Whore: Idealization and Denigration of Motherhood*. New York: Guilford Press.

Wheelwright, J.H. 1987. Old Age and Death. In Mahdi, Foster, and Little (1987), 389–411.

Whitmont, E. 1969. *The Symbolic Quest*. New York: G.P. Putnam's Sons.

Wilber, K. 1980. A Developmental Model of Consciousness. In Walsh and Vaughan (1980), 99–114.

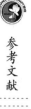

参
考
文
献

211

Wilhelm, R., trans. and ed. 1962. *The Secret of the Golden Flower: A Chinese Book of Life* (with commentary by C.G. Jung). San Diego: Harcourt, Brace, Jovanovich.

Winnicott, D.W. 1958. *Collected Papers: Through Pediatrics to Psychoanalysis*. New York: Basic Books.

———. 1965. *The Maturational Process and the Facilitating Environment.* New York: International Universities Press.

———. 1971. *Playing and Reality.* London: Tavistock.

———. 1986. Fear of Breakdown. In Kohon (1986), 173–182.

Wolman, B.B. 1976. The Anticulture of Suicide. In Wolman (1976), 77–94.

———. ed. 1976. *Between Survival and Suicide.* New York: Gardner Press.

Woodman, M. 1980. *The Owl Was a Baker's Daughter: Obesity, Anorexia Nervosa and the Depressed Feminine.* Toronto: Inner City Books.

———. 1982. *Addiction to Perfection: The Still Unravished Bride.* Toronto: Inner City Books.

———. 1985. *The Pregnant Virgin: A Process of Psychological Transformation.* Toronto: Inner City Books.

Wolf, F.A. 1981. *Taking the Quantum Leap.* San Francisco: Harper & Row.

Woloy, E.M. 1990. *The Symbol of the Dog in the Human Psyche.* Wilmette, IL: Chiron Publications.

Yalom, I.D. 1980. *Existential Psychotherapy.* New York: Basic Books.

Young-Eisendrath, P. and F. Wiedemann. 1987. *Female Authority: Empowering Women Through Psychotherapy.* New York: Guilford Press.

Zaiden, J. 1982. Psychodynamic Therapy: Clinical Application. In Rush (1982), 251–310.

转
化
抑
郁

图书在版编目（CIP）数据

转化抑郁：用创造力治愈心灵/（美）罗森（Rosen，D.）著；
张敏，高彬，米卫文译 . —北京：中国人民大学出版社，2015.2
（心灵花园：沙盘游戏与艺术心理治疗丛书/申荷永主编）
ISBN 978-7-300-20704-9

Ⅰ.①转… Ⅱ.①罗… ②张… ③高… ④米… Ⅲ.①抑郁
症—治疗 Ⅳ.①R749.405

中国版本图书馆 CIP 数据核字（2015）第 018164 号

心灵花园：沙盘游戏与艺术心理治疗丛书
主编　申荷永
转化抑郁
用创造力治愈心灵
［美］戴维·H·罗森（David H. Rosen）　　著
张　敏　高　彬　米卫文　译
Zhuanhua Yiyu

出版发行	中国人民大学出版社	
社　　址	北京中关村大街 31 号	邮政编码　100080
电　　话	010 - 62511242（总编室）	010 - 62511770（质管部）
	010 - 82501766（邮购部）	010 - 62514148（门市部）
	010 - 62515195（发行公司）	010 - 62515275（盗版举报）
网　　址	http://www.crup.com.cn	
经　　销	新华书店	
印　　刷	唐山玺诚印务有限公司	
规　　格	170 mm×240 mm　16 开本	版　　次　2015 年 7 月第 1 版
印　　张	15.25 插页 5	印　　次　2023 年 9 月第 6 次印刷
字　　数	239 000	定　　价　58.00 元